循证护理学基础与方法

主　编　王新田

编　委（按姓氏笔画排序）

马　彬（兰州大学循证医学中心）
王　倩（兰州大学第二医院）
王云云（武汉大学中南医院）
王新田（西北民族大学医学部）
田　旭（重庆大学附属肿瘤医院、罗维拉·维尔吉利大学护理学院）
达　瑛（甘肃省第三人民医院）
牟倩倩（四川大学华西医院）
豆欣蔓（兰州大学第二医院）
赵　霏（西北民族大学医学部）
胡凯燕（兰州大学循证医学中心）
葛玉荣（宁夏回族自治区人民医院/西北民族大学第一附属医院）
靳英辉（武汉大学中南医院）
路兴华（甘肃省第一人民医院）

科 学 出 版 社

北 京

内 容 简 介

本书将最新综合研究成果、全方位规划和设计集于一体，以围绕新概念、新知识、新理论、新方法、新技术的“五新”为核心，以“五新”“三基”“五性”“三结合”作为本书的编写原则和指导思想，突显循证护理学发展新动态和新方法。编写紧扣专业培养方案和教学目标，针对护理问题开展以创证和用证为基础的理念、概念、方法和技能的全过程教学。

本书是定位于护理学本科专业使用的教材，也可作为护理研究生、广大临床护理工作者和护理研究者、护理教学人员的参考用书。

图书在版编目（CIP）数据

循证护理学基础与方法 / 王新田主编 . —北京：科学出版社，2021.5

ISBN 978-7-03-066239-2

Ⅰ . ①循…　Ⅱ . ①王…　Ⅲ . ①护理学－高等学校－教材　Ⅳ . ① R47

中国版本图书馆 CIP 数据核字（2020）第 182476 号

责任编辑：胡治国　朱　华 / 责任校对：贾娜娜

责任印制：李　彤 / 封面设计：范　唯

科学出版社 出版

北京东黄城根北街 16 号

邮政编码：100717

http://www.sciencep.com

北京中石油彩色印刷有限责任公司 印刷

科学出版社发行　各地新华书店经销

*

2021 年 5 月第　一　版　开本：787 × 1092　1/16

2023 年 7 月第三次印刷　印张：15　1/2

字数：427 000

定价：88.00 元

（如有印装质量问题，我社负责调换）

前　　言

循证护理学1996年引入我国，对促进和改进我国的临床护理质量与学科发展发挥了重要作用。以证据为基础开展临床护理实践，基于证据的护理已受到世界性关注，这也是循证护理学的精髓与核心。美国国家医学院循证医学圆桌会议建议到2020年，90%的临床决策应以证据为基础，开展循证护理实践已成为全球护理界的共识，循证护理已经成为21世纪护理实践的标准。2010年美国医学会发布的《未来的护理：领导变革，提升健康》（*The Future of Nursing: Leading Change，Advancing Health*）报告强调，在护理领域开展循证实践是未来护理研究的核心内容，并建议护理专业的课程设置应将循证护理纳入其中，从教育方面提高护士的循证能力。

循证护理学的引入无疑是对传统护理教育模式和理念的挑战，国内循证护理学教育尚处于初级阶段，多项研究显示，88.0%的护理本科生对循证认知度不高，89.4%不知寻找和使用证据的途径和方法，71.2%的护理本科生不会评价文献质量、缺乏评判性评价等技能。阻碍护理本科生掌握循证知识最主要的因素是缺乏信息来源和专业课学习与指导。目前国内绝大多数本科院校循证护理学教学以选修课为主，没有统编的教学计划和教材。合理安排课程设置，完善教学大纲内容，培养和提高护理本科生循证意识与能力已成为当今护理教育研究的热点和方向。加强循证护理学教育迫在眉睫，设置和编写适合于护理本科生的规范、标准化的循证护理学教材势在必行。我校自2009年开设循证护理学课程，积累了10多年理论研究与实践教学经验，建立并形成了一整套科学、系统、成熟和完善的教学体系。

本教材是在2014年出版的《实用循证护理学》基础上的延续与扩展，是将最新综合研究成果、全方位规划和设计集于一体编写而成。编写宗旨是以围绕“五新”为核心，即新概念、新知识、新理论、新方法、新技术。编写理念是以“三基”为基础，即基本概念、基本理论和基本技能。体现循证护理学的“五性”，即思想性、科学性、先进性、应用实用性和可操作性。注重“三结合”，即理论与实践结合，原理与方法结合，阐述与案例结合。本教材以“五新”“三基”“五性”“三结合”为编写原则和指导思想，内容全面，方法具体，更加突显循证护理学发展新动态和新方法，编写紧扣专业培养方案和学科教学目标，具有护理学学科专业特色。从内容选择的深度、广度到编写方式等均做了全新的规划和设计，针对护理问题开展以创证和用证为基础的理念、概念、方法和技能的全过程教学，为读者提供拓展思维、开阔眼界、方便自学、易于实践的循证护理学实用教材及实践案例。

本教材分上、下两篇共12章。上篇为循证护理学的基础理论，共4章：第1章，循证护理学绪论；第2章，循证护理证据；第3章，护理量性研究证据的评价与报告规范；第4章，护理质性研究证据的评价与报告规范。下篇为循证护理学的基本技能，共8章：第5章，检索循证护理证据的技能；第6章，制作护理干预性研究系统评价/Meta分析的技能；第7章，制作观察性研究系统评价/Meta分析的技能；第8章，制作护理系统评价再评价的技能；第9章，Meta分析常用软件介绍、应用与实例分析的技能；第10章，制作护理质性研究系统评价/Meta整合的技能；第11章，制订护理实践指南的技能；第12章，循证护理实践与知识转化和证据应用的技能。根据教学规律和护理学生的学习特点，编写除注重科学性、系统性、先进性外，更强调实用性、应用性和可操作性。

本教材很荣幸地邀请到国内循证护理学和循证方法学研究与教学的资深专家及具有丰

富临床经验的护理专家和骨干参与编写。在撰写过程中多次交流讨论，相互磋商，集思广益，齐心合作，以科学严谨、认真负责的态度和极大的热忱推动了本教材圆满完成。本教材在编写出版过程中，还得到甘肃省护理学会、甘肃省循证护理学术委员会的支持。正是因为各位专家的辛苦付出和努力，本教材才得以顺利出版，在此向各位编委及所有支持和帮助本教材出版的人士表示最诚挚的感谢！循证在路上，研究无止境。限于编委能力，书中难免存在不足之处，敬请各位读者批评指正。

王新田
2020 年 8 月

目　录

上　篇

循证护理学的基础理论

第 1 章　循证护理学绪论

学习目标

1. 解释　循证护理学的基本概念及内涵。
2. 比较　循证护理与传统护理、护理研究、个性化护理和疾病护理的关系。
3. 理解　循证护理学的起源与产生背景、发展现状及循证思维对护理实践的影响。
4. 认识　循证护理（护士）面临的挑战和应具备的素质。

基于证据的实践已经得到全世界的关注，美国国家医学院循证医学圆桌会议建议到 2020 年，90% 的临床决策应以证据为基础。循证护理学（evidence-based nursing，EBN）的理念及方法已迅速得到全球护理界的广泛认可及应用。循证护理学以全球健康为宗旨，强调以护理实践特定的、具体化的问题为出发点，将科学研究的结论与临床情境、患者意愿与价值观、专业判断完美结合，促进直接、间接经验证据在实践中的综合应用，使传统经验式护理转变为科学化决策和专业化的护理实践，护理学科发生了革命性转型。

第一节　循证护理学的起源与产生背景

一、循证护理学的起源

1. “循证”概念产生　循证思想最早可追溯到中国清朝的考证学。“循”而非“寻”，“循”的基本字义是遵照、依照、沿袭。《庄子·天道》有循道而趋之说。“证”的基本字义是用人物、事实表明和判断或帮助判断事理的凭证或证据。“循证”简言之是遵循或根据证据的行动方法。“循”看起来是一种行为，一种实践活动。寻找证据为行为做支持，这种朴素的常识，因其符合科学发展的逻辑，成为循证的最初形态 。“循证”亦称为“实证”，即就某一专题对各国家所有相关文献进行检索、评价、筛选、汇总，形成系统评价报告，并将系统评价的结论提炼为可读性强、简洁易于传播的专业信息，将这一专业信息提供给实践中的卫生保健人员。《辞海》中，“实证”一词被定义为证明或推翻某一结论的证据、事实或信念。实证首先必须是被公众了解的现象，并获得公众的认同和接受的事实或原则，因此实证必须是可探知和可认同的。在“实证为基础的实践”中，实证指科研结果、临床经验及患者需求三者的完美结合。

2. “循证医学”与 Cochrane 协作网的产生与发展　循证医学是基于问题和需求的医学研究，是在医学实践过程中优化医学决策的标准和系统，是医学领域的创新思维和创新模式。20 世纪 80 年代，加拿大 McMaster 大学教育学家将建立于“证据规律”基础上的临床工作模式命名为循证医学（evidence-based medicine，EBM）。1990 年，*JAMA* 开辟“临床决策—— 从理论到实践”专栏，邀请全球著名流行病学家 David Sackett 撰写临床决策系列文章并展开讨论。同年，Gordon Guyatt 将经严格评价后的文献知识用于帮助住院医师做出临床决策，产生了有别于传统临床决策模式的新模式，并选用“evidence-based medicine”一词描述其特点。1992 年加拿大 McMaster 大学 Gordon Guyatt、Brian Haynes、David Sackett 等联合美国的医师成立了循证医学工作组，并在 *JAMA* 上发表了标志循证医学正式诞生的宣言文章《循证医学：医学实践教学新模式》。在英国流行病学家 Cochrane 的努力下，1993 年英国成立了国际 Cochrane

协作网（Cochrane Collaboration，CC），是国际公认提供高质量系统评价的独立非营利国际组织。1996 年，David Sackett 在 *BMJ* 上发表文章，定义循证医学是慎重、准确、明智地应用所能获得的最好研究证据来确定个体患者的治疗措施。2000 年更新为慎重、准确和明智地应用当前可得最佳研究证据，同时结合临床医师个人的专业技能和长期临床经验，考虑患者的价值观和意愿，将三者完美地结合在一起，制订出具体的治疗方案。2014 年，Gordon Guyatt 在第 22 届 Cochrane 年会上，进一步完善循证医学的定义，并指出，临床实践需结合临床医师个人经验、患者意愿和来自系统评价及合成的研究证据。历经 28 年的发展，循证医学及其提供的高质量证据已成为全球医疗卫生决策和实践的重要决策依据，具有跨时代的影响。Cochrane 协作网包括来自 120 余个国家的研究者、医药卫生人员、患者及卫生保健人员，现已发展成涵盖 42 个国家和地区的 Cochrane 中心的庞大网络，目前已成为世界卫生组织（World Health Organization，WHO）和世界各国循证决策与实践的证据库，是迄今 SCI 收录的唯一数据库文献，2018 年影响因子 7.755（2019 年发布），成为推动循证医学学科发展非常重要的新模式、平台和示范。2011 年，WHO 宣布 Cochrane 协作网获得世界卫生大会席位，并作为非政府组织与 WHO 正式建立战略合作伙伴关系，Cochrane 协作网在国际大平台上更深入地影响研究证据的生产及转化方式，促进全球信息交换与资源共享，提供可靠的证据，确保高质量的循证决策。

二、循证护理学的产生背景

随着循证理念的广泛传播与渗透，护理人员对循证概念的认识与理解越来越深入。循证医学不仅在医疗领域，在护理、公共卫生领域也发展了依据循证来决策的新理念，目前已发展为循证卫生保健（evidence-based health care）和循证科学（evidence-based science）。护理与医疗相比有其独立的专业特征，循证护理学正是借助于循证医学的理论与方法建立和发展起来的。1991 年加拿大 McMaster 大学的教授 Alba Dicenso 首次提出“循证护理”这一护理理念，其观点迅速得到普遍关注与研究。1992 年英国成立 Cochrane 中心，1993 年正式成立 Cochrane 协作网，是一个非营利性质的民间学术团体。1996 年英国约克大学成立全球第一个循证护理中心，首次提出“循证护理”（evidence-based nursing，EBN）的概念。随后澳大利亚 Joanna Briggs 循证卫生保健中心（Joanna Briggs Institute，JBI）成立，该中心是目前全球推广“循证护理”的最大机构。截至 2020 年，JBI 已在美国、加拿大、英国、南非、泰国、中国、新西兰等 34 个国家和地区建立了 70 余个协作实体机构，其官方期刊 *International Journal of Evidence-Based Health Care* 已被科学引文索引扩展版（Science Citation Index Expanded，SCIE）收录，2018 年影响因子 1.158（2019 年发布）。2009 年“evidence-based nursing”被 Medline 定为主题词，可在 MeSH 词表中检索，目前 Medline、Embase、CINAHL 等数据库已收录冠名的 evidence-based nursing，在医学界“evidence-based”期刊中护理学科期刊数量排名第三。循证护理学已成为循证医学的重要分支之一，其研究成果与证据应用对指导临床护理实践具有重要的现实意义。

第二节　循证护理学的基本概述

一、循证护理学的基本概念

随着循证护理学研究的不断深入与发展，不同时期和不同阶段对循证护理学的概念有着不同的认识与理解。

循证护理学的概念最早起源于 2000 年。循证医学创始人之一 David Sackett 教授在新版

《如何实践与讲授循证医学》（*Evidence-based Medicine：How to Practice and Teach EBM*）中依据循证医学的概念将循证护理学含义理解为慎重、准确、明智地应用当前获得的最佳研究依据，根据护理人员的个人技能和临床经验，考虑患者的价值观、愿望和实际情况，三者结合制订的完整护理方案。其核心思想是强调运用证据，更好地为患者服务。同年，Ingersoll对循证护理学定义为遵循证据的护理，即护理人员在护理实践中运用现有最新最好的科学证据。

全球第一所循证护理中心的主任英国约克大学 Cullum 教授和美国 Rochester 大学护理学院 Ingersoll 博士认为循证护理学是护理人员在计划其护理活动过程中，审慎、准确、明智（conscientious，explicit and judicious）地应用最佳科学证据，结合临床知识和经验（clinical expertise），参照患者需求和价值观（patient needs and values），在某一特定领域做出符合患者要求的护理决策过程。

1991 年，加拿大 Alba Dicenso 教授提出，循证护理学意为遵循证据的护理学，可定义为慎重、准确和明智地应用当前所能获得的最佳研究证据，护理专业技能和多年临床经验，考虑患者价值观与愿望，制订护理决策，其核心是以最佳证据为基础开展护理工作。

1996 年，Medline 中最早出现循证护理学的概念，其含义为借鉴循证医学的原理和方法，利用当前最好的证据为患者提供护理保健。

MeSH 中循证护理的其他键入词（同义词）包括求证护理（seek proof nursing）和实证护理（evidence-based nursing）。循证护理学是全面整合最佳可获得的科学知识与经验，提供护理保健的一种方法，要求实践者严格评价研究证据、临床指南及其他信息资源，以把握临床问题，采用高质量的干预措施用于护理实践，并对结局进行后效评价以便未来改进。

循证护理学是护理人员在计划其护理活动过程中将科研与临床经验、患者的需求相结合获取证据，作为临床护理依据的过程。循证护理学的内涵包括 4 个基本要素：①可利用的最佳护理研究证据；②护理人员的个人技能和临床经验；③患者实际情况、价值观和愿望；④应用证据的临床情境。在四要素中，“证据”为核心，“技能”为基础，“患者”为中心，分别体现了循证护理学的科学性、实践性、人文性和现代护理学发展的目标与方向。

二、循证护理学的基本要素

循证护理学是引导科学、有效开展临床护理决策的理念和方法，其内涵包括 4 个基本要素。

1. 最佳证据　最佳证据是指科研结果、临床知识与经验及患者的需求和价值观三者完美的结合，是护理人员需要不断更新和丰富的内在素质要求。

2. 护理人员的专业判断与能力　专业判断是指护理人员对临床问题的敏感性及应用丰富的临床知识经验、熟练的技能做出的专业决策。临床护理人员是实施循证护理的主体，对患者的护理问题的处理都是通过护理人员实施的，因此开展循证护理，护理人员应将敏感的护理问题、文献证据与临床实际情况相结合，作为解决护理问题的突破口。

3. 患者的需求和价值观　证据是否适合于患者应用并能解决实际问题，要结合患者的需求和愿望及价值观，是开展循证决策的核心。

4. 应用证据的临床情境　某一特定情境获得明显效果的研究结论并不一定适用于所有的临床情境，这与该情境的资源分布、医院条件、患者的经济承受能力、文化习俗和信仰等密切相关，因此在开展循证护理过程中，除考虑证据的科学性和有效性外，还应考虑实施情境，充分评估证据应用的实用性、可行性、适宜性和临床意义。

三、循证护理与传统护理、护理研究、个性化护理和疾病护理的关系

1. 循证护理与传统护理的区别 见表1-1。

表1-1 循证护理与传统护理的区别

区别要点	循证护理	传统护理
实践模式	基于证据	基于经验
证据来源	当前最佳的研究证据	护理人员的经验和直觉，护理规范
生产证据	倡导护理人员开展研究、为解决目前证据资源不能解决的问题提供方法和条件	缺乏开展研究、主动“生产证据”的意识、方法和条件
评价证据	重视证据评价并提供方法和控制	不重视质量评价
结局指标	更关注研究对象的最终结局（终点指标）	当前要解决的护理问题

2. 循证护理与护理研究的关系 见表1-2。

表1-2 循证护理与护理研究的关系

	循证护理	护理研究
区别		
概念不同	循证护理是护理人员在护理过程中，将科研结论与临床知识、经验、患者价值观、愿望与临床情境相结合做出护理决策的过程	护理研究是指从实践中发现需要研究的护理问题，通过科学方法有系统的研究和评价，直接或间接地用以指导实践的过程
特征不同	是（创证＋用证）二者结合的过程。充分利用现有证据创造二次研究证据；将最佳决策证据应用于护理实践过程	是开展原始研究（创证）过程，探索未知或验证假设并创建一次研究证据（原始研究证据）的过程
方法不同	创证和用证过程、方法和步骤	创证（原始研究证据）过程、方法和步骤
联系	循证护理是应用护理研究形成的证据，开展循证护理实践（用证）的过程。循证护理实践可形成新的研究问题，开展进一步的护理研究。护理研究是形成原始研究证据，是开展循证护理实践创证的过程（一次研究证据）	

3. 循证护理与个性化护理的关系 个性化护理是针对服务对象的种族、性别、年龄、病种、疾病的不同阶段以及个人文化程度、生活习惯、情感特征、家庭社会关系等多方面的不同，实施相应的针对性的护理。个性化护理强调循证护理依据的个体化应用，本身就是循证护理理念的核心思想，见表1-3。

表1-3 循证护理与个性化护理的关系

	循证护理	个性化护理
区别	循证护理基于证据，包括临床研究和基础研究成果，是科学的思维方法。循证护理为形成更加科学、规范、合理、人性化的护理提供理论基础	个性化护理以临床经验和直觉式护理模式占主导地位，护理工作中缺乏科学有效的临床证据作为支持，其要求基于科学证据的指导
联系	（1）循证护理的概念、实践程序和要素都强调患者个性化的需求 （2）个性化护理强调循证护理依据的个性化应用，而这本身也是循证护理理念的核心思想 （3）循证护理与个性化护理理念相通，目标相同，二者相辅相成、互为补充。二者的关系是宏观与微观、群体证据与个体应用的关系，二者实际上是一致的。循证护理强调临床实践应基于科学证据，促进证据使用的全球化，促进经验实践向循证实践转化和推广运用，有效护理使更多患者受益；同时也强调，护理决策应当本土化，即应用证据时应结合患者的具体情况做出明智、合理的个体化护理决策	

4. 循证护理与疾病护理的区别 见表 1-4。

表 1-4 循证护理与疾病护理的区别

区别要点	循证护理	疾病护理
护理模式	经验 + 研究证据	个人经验
关注点	患者（以人为中心）	疾病（以病为中心）
判效指标	终点指标（结局指标）	中间指标
时间人力需求	广泛协作，足够的时间和精力	个人操作

四、对循证护理学的错误认识

1. 误认为“循证护理”是“护理研究” 循证护理与护理研究是两个不同的概念，循证护理强调“来自外部研究证据（external evidence）”，是对他人研究的评价和运用，所提供的证据是科研结论、专家经验及患者愿望的综合体，是开展循证护理实践连续性和动态性的（创证和用证）过程，注重终末质量评审。护理研究多是指开展原始研究的创证过程，而原始研究强调创新性，所提供的原始研究证据是循证护理的证据之一，是循证护理的创证过程。循证护理是创证和用证的结合过程，包括护理研究并广于护理研究，二者具有不同的优势，适用条件不同，因此“循证护理”与“护理研究”是两个不同的概念。

2. 误认为循证护理是系统评价 /Meta 分析 国内最大的误解就是将循证护理误认为是系统评价 /Meta 分析，认为循证护理就是开展并实施系统评价 /Meta 分析。循证是创证和用证的过程，创证是创造和获得最佳证据的过程，用证是使用最佳证据做出临床决策的过程。循证护理是创造（生产和获得）护理证据和使用护理证据的过程，系统评价 /Meta 分析属于循证护理的二次研究证据内容之一，也是提供二次研究证据的方法及过程之一，也是循证护理的重要环节之一，并不是完整意义上的循证护理。Meta 分析是定量的系统评价，是证据合成的一种方法，其本质是一种统计学方法。早在 1996 年 Sackett 等就特别提出不要一提 EBM 就将其和 Meta 分析联系在一起，因此推之不要一提到循证护理就将其和 Meta 分析联系在一起。

3. 误认为循证护理证据是随机对照试验（randomized controlled trial，RCT）**研究的结果** 循证护理证据包括原始研究证据和二次研究证据，随机对照试验（RCT）属于原始研究，其研究结果所得出的研究结论是属于循证护理的原始研究证据之一，尽管被认为是干预效果评价的最佳证据（金标准），但循证护理证据不仅仅局限于随机对照试验，还包括观察性研究及二次研究证据等其他形式的证据类型，如系统评价是二次研究证据之一。因此循证护理证据误认为是随机对照试验（RCT）研究的结果是不妥的。

4. 误认为循证护理是开展原始研究 原始研究是护理人员组成研究小组根据事先确定的研究问题，设计科研方案、收集分析资料，并将该研究结果应用于临床护理工作中，指导护理实践。原始研究是循证护理创证过程和证据内容之一，从循证护理学的概念和步骤上分析，循证过程是产生新的研究问题的第一步，所以将循证护理简单类同于开展原始研究是极为不妥的。

5. 误认为循证护理可否认并忽视临床经验 根据循证护理学的含义理解：护理人员的经验是循证护理决策必需的四要素之一。随着循证护理实践在护理领域的应用与深入，护理人员对循证护理的认识越来越过分强调证据的应用，临床经验也是证据，只是“证据需分级和评审”，忽视和否认临床经验这种认识是错误的。

第三节　循证护理学的发展现状与展望

循证护理学的发展与澳大利亚 Joanna Briggs 循证卫生保健中心（Joanna Briggs Institute，JBI）的成立和循证护理学的研究及循证护理指南等相关机构的建立与发展密不可分。

一、全球循证护理学的发展现状

1. 全球循证护理机构的建立与发展　1996 年英国约克大学成立全球第一所循证护理中心，继后目前全球最大的推广循证护理的机构，澳大利亚 Joanna Briggs 循证卫生保健中心成立，下设涵盖美国、加拿大、英国、南非等 34 个国家和地区的 70 余个海外分中心协作实体机构。1998 年由英国医学杂志与加拿大麦克玛斯特大学主办《循证护理杂志》，对传播循证护理学的新理念和最新研究成果应用起到重要作用。2003 年加拿大安大略省注册护士学会（Registered Nurses' Association of Ontario，RNAO）成立全球权威的循证护理指南机构——加拿大安大略省注册护士学会最佳实践组织（RNAO-BPSO），主要致力于循证护理指南的制订、实施、评价和传播，享有国际护理界盛誉，尤其在最佳实践指南的采纳和应用方面取得了巨大成功。目前全球已有多个 BPSO 应用中心。2004 年 *World Views on Evidence-Based Nursing* 创刊，2018 年影响因子 2.5，显示了全球护理领域对循证护理的极大关注。2008 年 JBI 开始与 Cochrane 协作网合作，负责 Cochrane 护理领域（Cochrane nursing care filed）的工作。2010 年美国医学会发布的《未来的护理：领导变革，提升健康》（*The Future of Nursing*：*Leading Change*，*Advancing Health*）报告强调，在护理领域开展循证实践是未来护理的核心内容，并建议护理专业的课程设置应将循证护理纳入其中，从教育方面提高护士的循证实践意识。2012 年著名医学期刊《柳叶刀》（*Lancet*）第 5 期针对 ICN 的白皮书发表题为"护理实践的科学"（*Science for Action-based Nursing*）的编者按，并鼓励全球护理人员应"迈出大胆的步伐拥抱证据，通过研究，缩小知识与实践之间的差距"（*Closing the Gap*：*From Evidence to Action*），推出了"开展循证护理实践"的主题。开展循证护理实践已经成为全球护理人员的共识，循证护理已成为卫生保健系统和 21 世纪护理实践的标准。

2. JBI 循证护理与助产研究中心的发展　循证护理学的发展与 JBI 循证护理与助产研究中心的建立与发展密不可分，它的前身是 JBI 循证卫生保健中心。JBI 循证护理与助产研究中心（Joanna Briggs Institute for Evidence Based Nursing and Midwifery，JBIEBNM）是在澳大利亚皇家阿德莱德医院研究基金和南澳大利亚州健康委员会资助下，由南澳大利亚州阿德莱德大学的 Alan Pearson 教授于 1995 年发起，并于 1996 年 12 月全面运行的一个国际非营利性研发中心（Research and Development Centre，RDC），也是全球目前最大的推广循证护理的机构，隶属于阿德莱德大学健康科学学院，总部设在澳大利亚阿德莱德大学健康科学学院。2001 年，JBI 循证卫生保健中心成立了 JBI 循证卫生保健中心的第一个专科中心。2003 年，JBI 循证卫生保健中心在英国 Nottingham 大学和泰国清迈大学建立了循证护理与助产研究中心。2007 年 4 月向 Cochrane 协作网提出了建立 Cochrane 护理组的申请。2008 年，开始负责 Cochrane 协作网护理领域的工作。同年，JBI 循证卫生保健中心成立了 Joanna Briggs 基金并建立了官方网站（http：//www.joannabriggs.edu.au/），成立了 JBI 循证卫生保健中心管理委员会，由 Alan Pearson 教授担任执行主任。澳大利亚 JBI 循证卫生保健中心建立了循证护理全球协作网，截至 2020 年已成为遍布 34 个国家与地区，拥有 70 多个协作实体机构，旨在通过开展卫生保健领域证据的合成、转化和应用研究，提高卫生保健活动的可行性、适宜性、临床意义和有效性的循证护理研究、实践与推广中心。

二、我国循证护理学的发展现状与展望

1. 我国循证护理学的发展现状 循证护理学于20世纪90年代末引入我国，1997年3月华西医科大学附属第一医院成立了中国循证医学中心，1999年注册成为国际Cochrane协作网第14个也是亚洲唯一Cochrane中心。该中心对全院护士进行了循证护理普及培训并建立中文资料库。1997年香港大学、2004年复旦大学、2005年台湾阳明大学及2012年北京大学等相继成立JBI循证护理分中心，2012年复旦大学附属中山医院成立我国首个“澳大利亚循证护理中心，循证卫生保健中心的循证护理实践证据应用基地”，2015年北京中医药大学成立全球首家中医护理的澳大利亚JBI循证护理合作中心。同年北京中医药大学护理学院与加拿大安大略省注册护士学会最佳实践组织（RNAO-BPSO），即最佳实践指南正式成立，并成为中国第一家最佳实践指南研究中心，随后北京大学第一医院、中日医院、北京中医药大学东直门医院和兰州大学第二医院等相继与加拿大安大略省注册护士学会最佳实践组织（RNAO-BPSO）合作成立最佳护理实践应用中心。我国JBI循证护理分中心和RNAO-BPSO研究与应用中心的成立，对积极开展证据合成、传播和应用，将国外循证护理系统评价及最佳证据翻译并本土化，推动和落实循证护理实践的应用与发展具有重要的现实意义。

2. 我国循证护理学的研究现状与展望 分析中国循证护理学的研究现状，循证护理文献由最初理论阐述扩展为系统评价、教育、临床应用等多类型文献，研究广度及深度逐步扩展和增加，研究现状及证据生产仍处于初级阶段，系统评价和Meta分析、循证护理实践的发展仍然滞后，对临床专科护理、护理学基础、护理管理、社区护理、健康教育等多方面开展循证护理方法做了积极探讨与应用，但从文献分析，实践过程仍存在不少问题，建议严格遵守PRISMA（系统评价/Meta分析首选的报告条目，Preferred Reporting Items for Systematic Reviews and Mata-analyses）声明进一步规范实施和提高系统评价与Meta分析的文献报告质量，Meta整合论文数量逐年增长，其方法还需继续研究与发展。护理指南绝大多数是基于专家意见、教科书、传统治疗护理标准或传统医疗护理制度，指南的制定方法不符合指南制定的国际标准，题目范围过大、内容宽泛不详细，影响指南的可操作性，指导性较低。证据大多来源于JBI循证卫生保健中心的“证据总结”资料库，建议更多的循证护理证据翻译机构规范循证实践过程。循证转化护理专业组的建立及管理方法鲜有报道，知识转化及循证中医护理处于起步及初期阶段，研究相对较少，内容较局限，理论性研究多于实践性研究，机构合作欠缺，作者合作少，基金资助少，文献质量不高。国外不少护理院校已将循证护理教育列入护理本科生、研究生和在职护理人员的继续教育中，但我国循证护理教育发展相对缓慢，2008年循证护理学课程纳入护理研究生必修课程，至今循证护理学课程尚未纳入本科专业必修课程。加强循证护理师资培训与教材编写，合理规划课程设置并完善教学培养方案，改善教学条件，实施多元化的循证护理教学改革与发展，提高护理人员的循证能力，促进对循证护理学的正确理解和应用，推动循证护理在临床护理实践的发展刻不容缓。

在国际循证实践推进的大背景下，国内循证护理学的研究与发展呈现百花齐放、百家争鸣的可喜态势，2011年我国护理学已成为一级学科。推动护理研究的发展，深化专科护理建设，已成为我国护理学科建设的重点，循证护理将在我国护理学科建设中起到重要作用。展望我国循证护理学的发展，将从以下4个方面作为重点：①构建本土化的循证护理证据资源。②积极努力开展本土化高质量证据的研发。③采用规范标准的方法进行证据应用，专科护理实践融入循证护理理念和方法。④开展多层次循证护理培训，培养具有循证护理能力的临床护理人才，加强多学科合作和国际交流，促进循证护理在方法学和实践应用上的发展，仍是未来循证护理学的研究与发展方向。

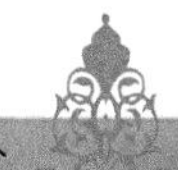

第四节 循证思维对护理实践和循证护理（护士）的影响与挑战

循证护理是基于护理问题研究和遵循护理证据的临床决策，其理念和思维对提升护理管理和护理实践水平有着深远的影响，主要表现在以下几个方面。

一、循证思维对护理实践的影响

1. 循证思维转变护理实践理念 开展循证护理实践，必须转变传统的单纯注重护理数量到患者价值这个评估指标上。传统护理实践按照程序化的方式开展常规任务工作，护理实践需要参考当前最佳证据并可能对患者价值产生更大的影响。

2. 循证思维构建护理核心竞争力 开展循证护理极大地促进了护理核心竞争力，主要表现在：①开展以患者为中心的护理。②组建多学科团队，例如医护技一体化的快速康复团队。③运用信息技术开展护理工作。④基于证据动态和不断更新的特性，开展持续护理质量改进。

3. 循证思维助推护理科研水平 护理科研论文撰写、课题申报、科研方案拟定和实施及成果总结，为基于当前最佳证据开展相关科研工作开拓新思路。

4. 循证思维促进护理创新 通过文献全面回顾，再评审某种护理措施是否具有创新性，可能成为创新研究的起点，循证实践利用已知去探索未知是护理创新的重要思路。

5. 循证思维提升护理管理水平 循证思维促进护理管理持续改进，循证实践的过程本身与PDCA循环具有相似性，循证实践是灵活动态、持续改进与循环往复的过程，循证实践每个环节或每个步骤具有明确的指南或条目帮助实践者科学规范地开展工作。

6. 循证思维促进开展优质服务 缺乏高质量的研究证据是临床护理工作面临的现实问题，诸多困惑问题只有通过循证研究与实践才是唯一正确解决护理问题的思路与途径。

二、循证思维和循证护理（护士）面临的挑战

（一）获取科学证据是发展循证护理的基础和关键

循证护理研究依据主要是指临床研究、基础理论和动物实验等依据，大样本随机对照试验（randomized controlled trial，RCT）被国际公认为防治性研究中最为可靠的依据，没有RCT时，其他研究结果如非随机但设计严谨的试验或多中心设计的非实验性研究结果以及专家的意见同样为证据来源，但这些证据的可靠性及科学性逐级降低，临床工作者的经验价值被认为是最小的。目前国内护理杂志发表的科研论文中严格随机对照研究的文章少见，阻碍循证护理的发展，提高护理科研能力是发展循证护理的基础和关键。

（二）培养和提高护理人员的整体素质是循证护理实践的前提和保障

国内一项调查四川成都各高校的208名4年级护理本科生的循证知识、态度、解决问题能力的结果显示，88.0%的护理本科生对循证的认知度不高，89.4%不知寻找和使用证据的途径，加强本科生循证素质，培养和提高护理人员的循证意识和能力势在必行。

1. 加强护理科研RCT的研究和创证用证的能力 RCT是一种特殊类型的前瞻性研究，通过比较干预组与对照组的结果来确定某项干预措施的效果和价值，拟定设计严谨的RCT研究方案，保证循证护理信息源的参考价值，增加循证护理资源的数量与价值。

2. 加强护理人员获取信息的能力 循证护理研究和实践信息来源主要是文献，包括各种专著、期刊、会议论文、科技报告、学位论文及其他内部刊物等，了解信息源的类型与分布可以迅速、全面地收集到所需信息。

3. 加强护理人员对证据的评判能力 合理收集资料并进行科学评价，要求护理人员应掌

握基本的流行病学与统计学知识及熟悉掌握临床业务技能，评判文献所采用的研究方法是否科学、结论是否精确、是否适用于本地患者的护理。

4. 加强护理研究人员与临床护理人员的合作能力 一线护理人员忙于临床工作，没有时间阅读大量文献及进行科研工作，获取信息、掌握信息，加强合作能力，充实信息源，为循证护理研究奠定基础。

护理工作者转变观念，护理管理者增强护士自主感，组织机构促进协作，健全激励体制，培养沟通、管理技能以及提供所用证据信息的能力，提高护理质量，落实循证护理能否有效开展，是循证护理和循证护士面临的新挑战。

知识强化与小结

随着循证理念的广泛传播与渗透和循证护理学的研究与深入，循证护理已得到护理界的广泛认可与应用，基于证据的护理实践已经得到全球的关注。护理理念由经验式传统护理转变为科学化决策和专业化实践，护理学科发生了革命性的转型。循证护理学是引领科学证据、有效开展临床护理决策的理念和方法。护理人员对循证护理的认识与理解越来越深，护理最佳证据、护理人员的专业判断与能力、患者的需求和价值观、应用证据的临床情境构成循证护理学内涵 4 个基本要素。走出对循证护理学认识和理解上的误区，正确认识和理解并区别循证护理与传统护理、循证护理与护理研究、循证护理与个性化护理和循证护理与疾病护理的关系，深刻认识到循证思维对更新护理理念、构建和促进护理核心竞争力、助推护理科研创新、提升护理管理水平、促进开展优质服务的影响。纵观循证护理学的发展历程，循证护理学与循证医学及循证卫生保健中心等相关研究机构的建立与发展密不可分，循证护理学发展至今，归功于澳大利亚 JBI 循证卫生保健中心和加拿大安大略省注册护士学会最佳实践组织（RNAO-BPSO）最佳护理实践研究与应用中心的发展。获取证据是开展循证护理的基础和关键，培养护理人员 RCT 研究、创证和用证能力、获取信息、证据评判及合作能力，提高护理人员的整体素质，是循证护理实践的前提和保障。开展循证护理实践已经成为全球护理人员的共识，循证护理已成为卫生保健系统和 21 世纪护理实践的标准。

（王新田 编，靳英辉、田 旭 审校）

复习思考题

1. 阐述循证护理学的概念与内涵。
2. 循证护理与传统护理、护理研究、个性化护理和疾病护理的关系如何？
3. 循证护理的核心是什么？你是如何认识和理解循证护理学内涵的？
4. 目前对循证护理学的认识与理解存在哪些误区？你是如何认识和理解的？
5. 循证思维对护理实践有何影响？
6. 在循证护理实践中护理人员要面临哪些挑战？

参考文献

胡雁，郝玉芳，2018. 循证护理学 [M].2 版 . 北京：人民卫生出版社：2-5.
黄秀敏，齐璇，2016. 循证护理与个性化护理 [J]. 中国护理管理，16（9）：1295-1296.
靳英辉，2017. 从文献学角度看国内循证护理发展 [J]. 河南大学学报（医学版），36（2）:25-29.
李幼平，李静，孙鑫，等，2016. 循证医学在中国的起源与发展：献给中国循证医学 20 周年 [J]. 中国循证医学杂志，16（1）：2-6.

李缘婷，郭东群，田莹，等，2020. 循证护理理论在临床实践中的应用进展 [J]. 护理实践与研究，17（3）：57-58.
梁涛，李春燕，孙丹丹，2017. 从护理研究到循证证据的演变 [J]. 中国护理管理，17（7）：878.
王浪，赵丽，李红，等，2018. 循证中医护理国内外发展现状的文献计量学及关联度分析 [J]. 护理研究，32.
王新田，2014. 实用循证护理学 [M]. 北京：科学出版社 .
文进，2017. 对循证护理实践的再认识 [J]. 中国护理管理，17（7）：877.
杨奕婷，朱雪娇，2020. 护理本科生循证实践能力现状及教学对策 [J]. 护理研究 . 34（11）：1944-1945.
喻佳洁，李琰，陈雯雯，等，2019. 循证医学的产生与发展：社会需求、学科发展和人文反思共同推动 [J]. 中国循证医学杂志，19（1）：108-112.
张慧，田旭，卞薇，等，2016. JBI 循证卫生保健中心简介 [J]. 中国循证医学杂志，16（12）：1477-1480.
朱蓉，高静，叶艳，等，2016. 我国循证护理教育的发展现状及思考 [J]. 循证护理，2（4）：215-217.
Eddy DM，1990. Practice policies：where do they come from[J]. JAMA，263（9）：1265，1269，1272. passim.doi：10.1001/jama.263.9.1265.
Evidence-Based Medicine Working Group，1992. Evidence-based medicine：A new approach to teaching the practice of medicine[J]. JAMA，268（17）：2420-2425.
Labrague LJ，McEnroe-Pettite D，Tsaras K，et al，2019. Predictors of evidence-based practice knowledge，skills，and attitudes among nursing students[J].Nurs Forum，54（2）：238-245.
Pearson A，Wiechula R，Court A，et al，2005. The JBI model of evidence-based Health care[J]. Int J Evidence Based-Health，3（8）：207-215.
Sackett DL，Rosenberg WM，Gray J A，et al，1996. Evidence based medicine：what it is and what it isn' t [J].BMJ，312（7023）：71-72.doi 10.1136/bmj.312.7023.71.
Sackett DL，Straus SE，Richardson WS，et al，2000. Evidence-based medicine：how to practice and teach EBM [M]. 2nd ed. London：Churchill livingstone.
Simpson B，1996.Evidence-based nursing practice：the state of the art[J]. Can Nurse，92（10）：22-25.

第 2 章　循证护理证据

学习目标

1. 认识　与“证据”相关的概念和证据分级体系的演进过程。
2. 阐述　循证护理证据的概念、分级方法和 GRADE、JBI 证据的强度及其推荐级别。循证护理证据的分类。一次研究证据和二次研究证据的概念和来源。
3. 理解　循证护理证据的特征性。
4. 详述　“6S”金字塔模型证据分级及各层证据资源的来源。

循证护理是遵循证据的护理，高质量证据是循证护理的核心。基于证据的循证研究已成为护理科研和临床实践中不可缺少的部分，正确认识各种证据是循证护理的基础，正确收集证据、评价证据和使用证据是循证护理的前提和条件。

第一节　证据概述

自 20 世纪 90 年代提出循证护理的理念以来，以证据为基础的护理实践更加关注证据的评价、整合、等级和证据推荐意见等科学规范证据（包括指南、最佳实践方案等）的临床应用，正确认识证据是循证护理的核心和前提基础。

一、证据内涵的思考与认识

（一）什么是证据

1. 科学证据　通常指对自然界某种现象的观察，或是在实验室或者某种控制条件下开展实验后所得的结果。

2. 证据的普遍形式　表现：①数字。②专家观点。③专业化知识，通常是经过严格训练后获得的知识。④个人经历或例子。⑤档案记录。⑥其他证据。

3. 证据的定义　包含两点，一是判定事实的依据。二是可获得的事实与信息的一个集合，用来表明一个信念或论点是否为真或令人信服。

4. 医学证据　医学证据指从临床经验、观察性研究或临床试验得来的任何资料或信息，这些资料或信息在某种程度上与理解某一病症与某一疾病的诊断、治疗或预防的临床决策有关。

（二）如何理解证据

1. 证据三视角　证据三视角包括：①全球视角。②全方位视角。③全过程视角：是指从预防、诊疗到护理、预后、康复生命周期的关注。

2. 证据层次性　利大于弊的肯定证据、弊大于利的否定证据及利弊不明确的证据，提示证据具有层次性。

3. 最佳证据　证据取决于特定问题的种类，随机对照试验（RCT）的 Meta 分析可谓之最佳证据，若问题是“护士如何看待自己在促进患者满意度中的作用”，则质性研究同样认为是最佳证据，因此最佳证据可以是定量、定性，甚至是二者的结合。

4. 证据只是循证决策的要素之一　证据只是循证决策的要素之一，决策者必须清楚：①证据

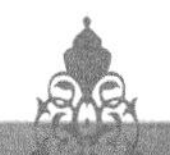

本身既不等于也不构成决策。②循证决策不能确保决策方案就一定会取得好的结局。③基于证据的决策从逻辑上比没有证据的决策更科学、可行且有效，因其提供了对决策方案更完善的理解。

（三）与“证据”相关的概念

1. 证据体（evidence body）　循证医学强调“证据体”的概念，即证据体是由多种研究方法、多种来源的证据构成，而非仅仅由某一种研究所获得的证据构成。

2. 证据等级（hierarchy of evidence）　证据具有等级性，证据的等级系统包括证据的质量等级和推荐级别。

3. 证据质量（quality level of evidence）　证据质量是指在多大程度上能够确信效果评估的正确性。系统评价产生的证据，应标注其质量等级，而临床实践指南和证据总结等资源则应标注证据的推荐级别。

4. 证据强度（strength of evidence）　证据强度也是论证强度，指研究结果的真实性和可推广应用性。就干预性试验来说，研究设计、方法、对象、干预、结局不同，研究的真实性也不同。

5. 推荐强度（strength of recommendation）　是指在多大程度上能够确信遵守推荐意见利大于弊，并从不同使用者的角度分别制订证据级别和推荐强度标准，通过对证据的分级和评价，研究者对应用结果的可行性提出推荐性意见。

二、证据分级体系的演进

随着循证方法学研究的成熟与完善，证据分级体系的演进经历了不断探索和不断超越的过程，但目前全球尚无完全统一的证据分级系统。证据分级概念最早于 20 世纪 60 年代由美国社会学家 Campbell 和 Stanley 首次提出，将随机对照研究的质量设定为最高，并引入了内部真实性和外部真实性的概念。

1. CTFPHE 证据分级标准及推荐意见　医学证据分级始于 20 世纪 70 年代，1979 年，加拿大定期体检特别工作组（Canadian Task Force on the Periodic Health Examination，CTFPHE）首次对研究证据系统分级并给出推荐意见，基于试验设计良好的 RCT 级别最高，专家意见级别最低。采用了这种证据分级的方法，提出了首个 CTFPHE 证据分级标准及推荐意见医学证据分级体系。

2. David Sackett 证据分级标准及推荐级别　1986 年，CTFPHE 成员之一，David Sackett 针对 1979 年标准的以上不足，提出了该证据分级系统的完善版，首次对 RCT 提出质量标准，如大样本 RCT 优于小样本 RCT，并且将推荐级别与证据质量相对应撰文提出了证据的五分法，但该标准未区分队列研究与病例 - 对照研究，也未纳入专家意见。

3. AHCPR 证据分级与推荐强度　1992 年，美国卫生保健政策研究所（Agency for Health Care Policy and Research，AHCPR，现更名为 Agency for Health Care Research and Quality，AHCRQ）制订的临床实践指南，将随机对照试验的 Meta 分析作为最高级别的证据，这是首次将 Meta 分析列入证据的分级中，见表 2-1。

表 2-1　1992 年 AHCPR 证据分级与推荐强度

证据级别	定义	推荐强度
Ⅰa	随机对照试验的 Meta 分析	A
Ⅰb	至少 1 项随机对照研究	
Ⅱa	至少 1 项设计良好的非随机对照研究	B
Ⅱb	至少 1 项设计良好的准实验性研究	
Ⅲ	设计良好的非实验性研究，如对照研究，相关性研究和病例研究	C
Ⅳ	专家委员会报告，权威意见，临床经验	

4. NEEBGDP 将证据等级及推荐强度 1996 年，英格兰北部循证指南制定项目组（North of England Evidence-Based Guidelines Development Project，NEEBGDP）将证据等级及推荐强度均分为 3 级，将设计良好的 RCT 及其系统评价或 Meta 分析均作为最高级证据，非对照研究或共识的专家意见列为最低级证据。

5. 英国牛津大学循证医学中心新版证据分级体系 1998 年 David Sackett 、Rob Phillips 等制定了一系列证据分级和推荐意见系统并于 2001 年 5 月发表在英国牛津循证医学中心的网络上，该系统首次在证据分级基础上提出了分类概念，涉及诊断、治疗、病因、预后、干预、危害、经济学分析 7 个方面，成为循证医学教学和循证临床实践中公认的经典证据分级系统，也是循证教科书和循证期刊使用最广泛的证据分级系统。2011 年牛津循证医学中心发布新版证据分级体系包括诊断、预后、干预、危害 4 个方面。目前应用较广泛的英国牛津大学循证医学中心证据分级系统，将证据按照质量等级分为 5 级（1、2、3、4、5），并按照推荐等级分为 4 级（A、B、C、D），图 2-1。

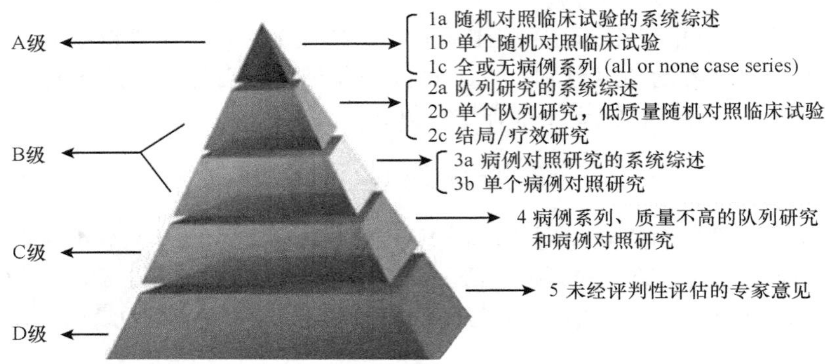

图 2-1 牛津大学循证医学中心的证据分级系统

6. SIGN 证据分级和推荐强度 2001 年苏格兰院际间指南网络（Scottish Intercollegiate Guidelines Network，SIGN）在 AHCPR 标准的基础之上进行完善，发布了更详细的证据分级和推荐强度，此标准中证据等级与推荐级别均为 4 级，将 SR、RCT，Meta 分析共同作为最高级别的证据。

7. “新九级标准”证据等级金字塔 2001 年，美国纽约州立大学州南部医学中心推出证据等级金字塔，又称为“新九级标准”，首次将动物研究和体外研究纳入证据分级系统，拓展了证据范畴，图 2-2。

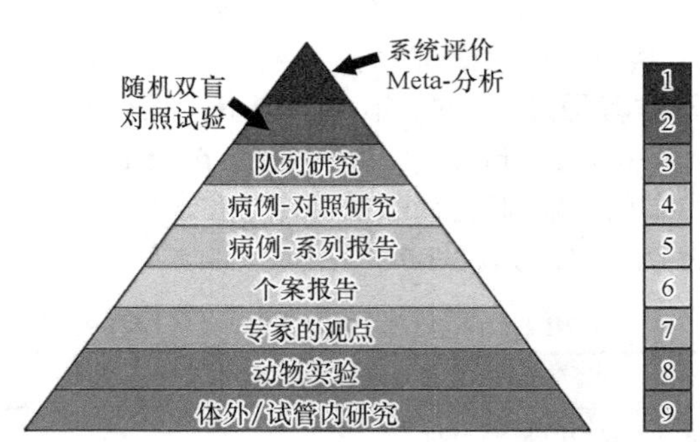

图 2-2 “新九级标准”证据金字塔

8. WHO 等级证据分级 2003 年，WHO 提出等级证据分级，首次提出高质量的观察性研究也可作为高质量证据，而具有严重缺陷的 RCT 也会作为极低质量证据。此系统虽尚未彻底摒弃原有的“研究设计类型”，但已开始不严格按照设计类型判断证据质量，为以后的证据分级体系提供了新思路，也为 GRADE 系统的提出奠定了基础。2003 年的 WHO 等级证据分级，见表 2-2。

表 2-2　2003 年 WHO 证据分级标准

证据等级	描述
高质量	无严重缺陷的 RCT 或具有极强因果关联且无严重方法学问题的观察性研究
中质量	在设计或实施过程中存在缺陷的 RCT 或半实验性研究设计，具有很强的、一致性好的因果关联且无明显混杂的观察性研究
低质量	设计或实施过程中存在极其严重缺陷的 RCT，或无严重方法学问题的观察性研究
极低质量	设计和实施过程存在极其严重缺陷的 RCT 或观察性研究

9. “6S” 金字塔模型　2009 年 Dicense 等在 2007 年加拿大 McMaster 大学 Brain Haynes 教授提出的“5S”模型基础上更新为“6S”金字塔模型，见图 2-3。

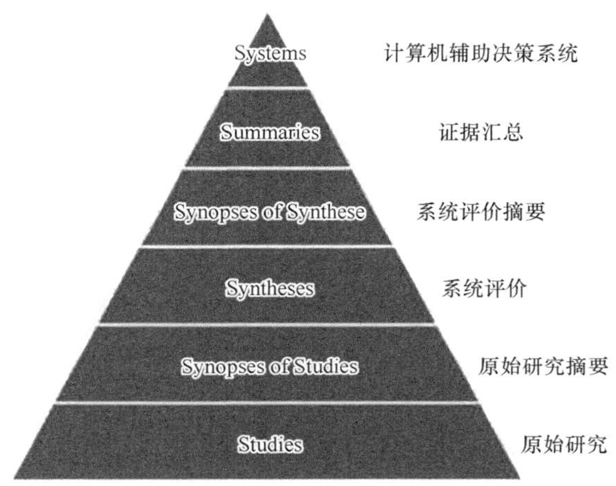

图 2-3　“6S”金字塔证据分级模型

纵观全球证据分级推荐体系的历史与现状，其发展经历了从局部到整体，即从重视研究设计类型到重视证据总体。从 CTFPHE 首先将专家意见纳入，到“证据金字塔”将动物研究和体外研究作为最低级别证据纳入分级，体现了证据分级体系的多元化和研究问题及适用领域的扩大。

三、GRADE 证据分级系统

1. GRADE 证据系统体系　WHO 于 2004 年推出证据的 GRADE（Grades of Recommendations Assessment Development and Evaluation）系统，是目前全球最常用统一的证据质量分级和推荐强度标准的分级系统，已被世界 100 多个循证卫生保健组织及学会采纳和应用，该临床证据体系发展趋向成熟，全球趋向统一，适用领域逐步扩大，成为评价干预性研究证据的全球标准之一。GRADE 工作组是由 19 个国家和国际组织合作成立的，针对现存证据分级与推荐意见标准的不足，由临床指南专家、循证医学专家、各权威标准的主要制定者以及证据研究者等成员协作。GRADE 工作组综合研究设计类型、研究质量（偏倚风险）、研究结果（精确性、一致性）及间接性来评价证据质量，并提出“证据体”概念，强调对证据总体进行评价；将推荐意见简化为两级，不再与证据分级对应；分别从医生、患者和政策制定者的角度形成推荐意见；同时适用于系统评价、指南制定、卫生技术评估等方面。

2. GRADE 系统与其他证据分类分级标准比较　GRADE 系统优势为：①由国际指南小组

制定，具有代表性。②界定了证据质量和推荐强度。③评价不同干预（治疗）方案的重要结局。④不同级别证据的等级与降级有明确、综合的标准。⑤从证据评级到推荐意见强度全过程透明。⑥认可价值观和意愿。⑦推荐意见强度，从临床医生、患者、政策制定者角度做了明确实用诠释。⑧适用于系统评价、卫生技术评估及指南开发。

3. GRADE 系统证据质量等级 随着 GRADE 系统的推广与普及，2003 年后 JBI 基于对证据多元性的认识，制订了“JBI 证据等级系统”，并于 2006 年、2010 年、2014 年进行了更新改版，2014 年 JBI 根据 GRADE 系统及 JBI 循证卫生保健模式制订了 JBI 证据预分级及证据推荐级别系统，该系统适用于护理学及其他卫生保健领域。本文主要介绍 2014 年版 JBI 证据推荐级别系统。

（1）GRADE 系统证据的质量等级：见表 2-3。

表 2-3 GRADE 证据的质量等级

证据等级	具体描述	研究类型
高（high）	非常确认真实的效应值接近效应估计值	RCT、升高二级的观察性研究
中（medium）	对效应估计值有中等程度的信心，真实值有可能接近估计值，但仍存在二者大不相同的可能性	质量降低一级的 RCT 质量升高一级的观察性研究
低（low）	对效应估计值的确信程度有限：真实值可能与估计值大不相同	质量降低二级的 RCT 观察性研究
极低（very low）	对效应估计值几乎没有信心，真实效应值很可能与估计值大不相同	质量降低三级的 RCT 质量降低一级的观察性研究 系列病例观察、个案报道

GRADE 证据系统的推出，突破了以往单纯按照研究设计划分证据质量等级的局限性，综合考虑系统评价纳入研究的偏倚风险、发表偏倚、不一致性、间接性、不精确性（随机误差）、效应量、剂量 - 反应关系及混杂因素等，分级原则首先将来自随机对照试验的系统评价结果初定为高质量证据，来自观察性研究的系统评价结果初定为低质量证据，然后按照 GRADE 的证据降级和升级原则，即降低质量的因素和升高质量的因素，进行升级或降级后，最终将证据划分为“高、中、低、极低”4 个等级，如果 RCT 中存在可能降低证据质量的因素，则降为中等质量；如观察性研究中有增加证据质量的因素，则上升为中等质量。

（2）GRADE 系统证据推荐强度：见表 2-4。

表 2-4 GRADE 系统证据推荐强度

推荐强度	具体描述
支持使用某项干预措施的强推荐	评价者相信干预措施利大于弊
支持使用某项干预措施的弱推荐 反对使用某项干预措施的弱推荐	利弊不确定或无论高低质量的证据均显示利弊相当
反对使用某项干预措施的强推荐	评价者确信干预措施弊大于利

GRADE 系统适用于对 RCT 和观察性研究的系统评价进行证据等级判断，但其局限性并未涉及质性研究、经济学评价、诊断性试验、描述性研究等设计，对来自专业共识的系统评价也无法进行证据质量评级，也不主张对单项研究进行质量分级。

4. GRADE 质性研究证据的分级 2010 年，GRADE 工作组针对定性系统评价中纳入研究质量不一，结论互相矛盾等问题，开发了针对定性系统评价证据的分级 CERQual（Confidence in the Evidence Reviews of Qualitative research）工具。该工具从 4 个方面评价定性系统评价证据：① 方法学局限性（methodological limitations）；② 相关性（relevance）；③ 结果一致性（coherence）；④ 数据充分性（adequacy of data），并用高、中、低、极低 4 个等级表示系

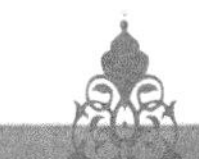

统评价证据级别。CERQual 工具最早开发于挪威知识转化中心的 Claire Glenton Lewin 教授联合 Cochrane 协作网、Campbell GRADE 工作组和世界卫生组织（WHO）等国际相关机构制定的定性系统评价分级系统，旨在为国际指南小组使用定性系统评价证据提供支持（图 2-4）。

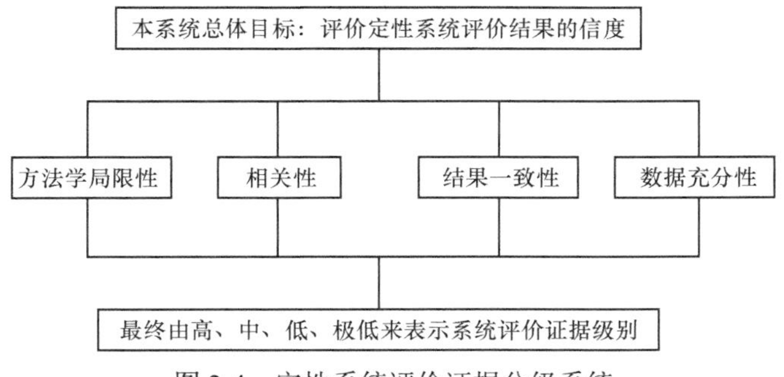

图 2-4　定性系统评价证据分级系统

第二节　循证护理证据的概述

根据护理学科的属性和特点，只要经过规范严格的质量评价，无论是随机对照研究还是质性研究提供的证据对临床护理实践都具有重要指导意义，建立证据多元化的观念对护理学科的发展尤为重要。

一、循证护理证据常用的证据分级系统

1. 英国牛津大学循证医学中心证据分级系统　目前应用较广泛的英国牛津大学循证医学中心证据分级系统，将证据按照质量等级分为 5 级，见表 2-5。

表 2-5　英国牛津大学循证护理证据分级

证据的分级	研究类型
Ⅰ级	强有力的证据来自严谨的随机对照试验（RCT）的系统评价
Ⅱ级	强有力的证据来自适当样本量的合理设计的 RCT
Ⅲ级	证据来自非随机但设计严谨的试验
Ⅳ级	证据来自多中心或研究小组设计的非实验性研究
Ⅴ级	专家意见（传统经验式护理）

2. 澳大利亚 JBI 循证卫生保健中心证据分级系统　JBI 认为循证卫生保健领域证据的来源是多元化的，干预性研究、观察性研究、质性研究、经济学评价、诊断性试验、预后研究、专业共识、专家意见均可提供有深刻价值和意义的证据。目前，该证据分级系统已在 JBI 及其 50 多个全球分中心的多项循证资源内广泛应用，因此在采纳 JBI 证据分级系统的同时，进一步考虑证据的多元性。2003 年之后，JBI 基于循证护理证据的多元性等特点，提出了证据的 FAME：可行性（feasibility，F）；适宜性（appropriateness，A）；临床意义（meaning of clinic，M）；有效性（effectiveness，E）结构，并分别于 2006 年、2010 年进行了更新。2014 年 JBI 根据 GRADE 系统及 JBI 循证卫生保健模式制订了 JBI 证据预分级（pre-grading 或 pre-division）及证据推荐级别系统，该系统适用于护理学及其他卫生保健领域。

3. JBI 2014 版干预性研究证据预分级　预分级出现在对单篇文献质量进行严格评价（critical appraisal）之后，对纳入的单项研究按照其设计类别，包括有效性研究（实验性设

计、类实验性设计、观察性研究）、质性研究、诊断性试验、预后研究、经济学评价 5 个设计类别进行预分级，分为 Level 1 ～ 5 五个等级。目前，该证据预分级系统广泛应用于 JBI 及其 50 多个分中心所构建的多项循证资源，包括证据总结（evidence summary）、最佳实践信息册（best practice information sheet）和推荐实践（recommended practice）等，可通过预分级，实现对证据的快速分类，见表 2-6。

表 2-6　JBI 2014 版干预性研究证据预分级

证据等级	设计类型举例	描述
Level 1	RCT 实验性研究	1a- 多项 RCT 的系统评价 1b- 多项 RCT 及其干预性研究的系统评价 1c- 单项随机对照试验（RCT） 1d- 准随机对照试验
Level 2	类实验性研究	2a- 多项类实验性研究的系统评价 2b- 多项类实验性研究与其他低质量干预性研究系统评价 2c- 单项前瞻性有对照组的类实验性研究 2d- 前后对照、试验回顾性对照的类实验性研究
Level 3	观察性 - 分析性研究	3a- 多项队列研究的系统评价 3b- 多项队列研究及其低质量观察性研究的系统评价 3c- 单项有对照组的队列研究 3d- 单项无对照组的观察性研究
Level 4	观察性 - 描述性研究	4a- 多项描述性研究的系统评价 4b- 多项横断面研究 4c- 病例系列研究 4d- 个案研究
Level 5	专家意见、基础研究	5a- 对专家意见的系统评价 5b- 专家共识 5c- 基础研究、单项专家意见

4. JBI 2014 版证据推荐级别　GRADE 系统适用于对 RCT 和观察性研究的系统评价进行证据等级判断，但其局限性在于并未涉及质性研究、经济学评价、诊断性试验、描述性研究等设计，对来自专业共识的系统评价也无法进行证据质量评级，也不主张对单项研究进行质量分级。根据证据质量、利弊关系、患者价值观和意愿及是否合理利用资源，由指南构建组通过讨论和共识后，将推荐强度分为“强推荐和弱推荐”两个级别，见表 2-7。

表 2-7　JBI 2014 版证据推荐级别

推荐级别	判断标准	表达式举例
A 级推荐：强推荐	1. 明确显示干预措施利大于弊或弊大于利 2. 高质量证据支持应用 3. 对资源分配有利或无影响 4. 考虑了患者的价值观、愿望和体验	卫生保健专业人员应该为社区 2 型糖尿病患者提供血糖控制自我管理方式方面的书面信息
B 级推荐：弱推荐	1. 干预措施利大于弊或弊大于利，证据尚不够明确 2. 有证据支持应用，尽管证据质量不够高 3. 对资源分配有利或无影响，或有较小影响 4. 部分考虑或并未考虑患者的价值观、意愿和体验	卫生保健专业人员可向社区 2 型糖尿病患者演示胰岛素注射笔的使用方式

5. JBI 2014 版质性研究证据预分级　JBI 证据预分级系统具有以下优势：①有利于在 GRADE 分级之前对不同设计类型的单项研究进行预分级，体现证据的多元性。②将量性研究、质性研究分别进行预分级，从多元主义的哲学观出发，认同质性研究与量性研究同等重要的价值，避免以往认为质性研究等级低于量性研究的偏见。③有利于检索证据时根据研究设计

快速定位文献。④有利于对单项研究文献进行快速筛选和分类、质量评价，构建JBI的证据汇总、最佳实践信息册、推荐实践等实用性强的循证资源。⑤保留传统的按单项研究设计分级的思路，有利于开展教育和培训、理解和应用。

证据预分级系统与GRADE证据分级系统并不矛盾，是在应用GRADE进行证据质量分级之前的预分级。在制作系统评价和临床实践指南时，应采用GRADE五级系统对证据划分质量等级，见表2-8。

表2-8 JBI 2014版质性研究证据预分级

证据等级	研究设计举例	描述
Level 1	混合设计研究的SR	多项质性研究或混合设计研究的系统评价
Level 2	质性研究的Meta整合	多项质性研究或混合设计研究的整合
Level 3	描述性质性研究、现象学研究、扎根理论研究、人种学研究等	单项质性研究
Level 4	专家意见的SR	专家意见的系统评价
Level 5	单项专家意见	专家意见

6. JBI的证据FAME结构 2014年更新版JBI证据预分级及证据推荐级别系统，见表2-9。

表2-9 2014 JBI的证据FAME结构（JBI FAME Scale）

证据的FAME结构	描述
证据的可行性（feasibility，F）	开展该项的成本效果如何？开展该项所需的资源是否具有可及性？是否有足够的经验和能力开展该实践
证据的适宜性（appropriateness，A）	该实践方式是否在文化中接受？该实践方式是否在大多数人群中转化或应用？该实践方式是否适合于各种不同的场合
证据的临床意义（meaning of clinic，M）	应用该实践是否与患者的积极体验相联系 应用该实践是否不会导致患者出现不良体验
证据的有效性（effectiveness，E）	应用该实践是否获益 该实践是否有安全性

二、循证护理证据的特征性

正确认识循证护理证据的特征，掌握实践的方法，是推动循证护理实践的根本。循证护理证据具有以下4个特征。

1. 证据的等级性 证据具有等级性，因此每项证据都应该标注其等级及来源。从2009年提出证据的6S金字塔，到目前应用较广泛的英国牛津大学循证医学中心证据分级系统的5个质量等级，4个推荐等级和2004年国际GRADE工作组推出了证据分级系统，推荐意见简化为“强、弱”两级，突破了从研究设计角度考虑证据质量的局限性，综合考虑研究设计、研究质量、研究结果的一致性和证据的直接性，为未来发展和向其他领域拓展留下了空间。

2. 证据的多元性 随着对护理复杂性、人文特征性认知的不断深入，证据的多元性也成为共识，虽然RCT结果的可参考性最强，但类实验性研究、队列设计和病例对照设计这些观察性研究、描述性研究、质性研究的结果经过质量评价后的证据也具有重要价值，专业共识和专家意见经过评价后，也可成为证据的来源。

3. 证据的情境相关性 我国大部分证据资源来源于西方，因此开展循证护理实践，必须评估证据的情境相关性，即证据应用是否在客观条件和成本上具有可行性、是否体现公平性、医护人员和患者的接受度如何，一味套用国外的证据，势必使循证护理实践失去本土化发展的土壤。

4. 证据的动态性 证据不是一成不变的，指南、流程等要定期更新，一般 3 ～ 5 年 1 次。开展循证实践不能将证据固化，更不能认为证据是不可推翻的，例如 2010 年美国心脏学会的心肺复苏指南就更新了心肺复苏流程，即将 2005 年指南中的 A-B-C 流程更改为胸外心脏按压 - 开放气道 - 人工呼吸（C-A-B）的流程。

第三节 循证护理证据的种类和来源

一、循证护理证据的种类

循证护理证据按研究方法分为两类。

1. 原始研究（primary research）证据 原始研究证据即一次研究证据，是指研究者直接对研究对象获得的第一手数据进行统计学处理、分析、总结所实施的研究过程所得的证据。通常研究者所发表的论文等都属于这一类研究证据。主要包括量性研究的随机对照试验、队列研究、病例 - 对照研究、横断面研究、前 - 后对照研究、叙述性研究和质性研究等研究证据。

2. 二次研究（secondary research）证据 二次研究证据也称次级研究证据，是尽可能全面收集某一问题的全部原始研究，进行严格评价、整合处理、分析总结后所得出的综合结论，是对多个原始研究再加工后得到的更高层次的研究结果。主要有系统评价、临床实践指南、临床决策分析、临床证据手册、临床技术评估、卫生经济学研究等二次研究证据。专门提供护理二次证据的机构和组织主要有澳大利亚 Joanna Briggs 循证卫生保健中心和英国约克大学循证护理中心等。

（1）系统评价（systematic review，SR）：系统评价是一种全新的文献综合评价方法，是循证医学的金标准，是循证医学中最常见的一种研究方法，是循证实践证据获得的有效方法，是开展循证实践的重要工具和核心。

（2）临床实践指南（clinical practice guidelines，CPG）：临床实践指南是针对特定的临床情况，收集、综合和概括各级临床研究证据，系统制订出帮助医务人员做出恰当处理的指导性意见，一般由卫生行政主管部门组织制定和监督执行。

（3）临床决策分析（clinical decision analysis，CDA）：临床决策分析是临床工作者针对具体患者，遵循国内外最先进的证据，结合卫生经济学观点和患者的护理和处理的过程。这是一种定量权衡利弊，选择最佳方案和措施的分析方法，研究临床决策过程各环节的一般规律，分析影响决策的各个因素，探讨做出正确决策的方法和按照正确决策的一般规律对已有的临床决策进行分析评估。

（4）《临床证据手册》（*Handbook of Clinical Evidence*，HCE）：临床证据手册是由专家对各种原始研究和二次研究证据进行严格评价汇总撰写，对临床工作人员应用证据具有指导意义。如《临床证据》（*Clinical Evidence*）就是由英国医学杂志出版集团与美国内科医师学会联合开发出版的，主要针对临床常见病、多发病有无证据及证据强度评价的一部临床证据手册，是目前全球最权威的循证医学临床证据。

（5）卫生技术评估（health technology assessment，HTA）：卫生技术评估是用于疾病预防、干预、康复、促进健康、提高生存质量和生存期的技术手段。卫生技术评估是对卫生技术的技术特性、安全性、有效性（效能、效果和生存质量）、经济学特性（成本 - 效果、成本 - 效益、成本 - 效用）和社会适应性（社会、法律、伦理等）进行系统、全面地评价，为各层决策者提供合理选择卫生技术评估的证据。

（6）卫生经济学（health economics）研究：卫生经济学是应用经济学的原理和分析方法来解决卫生事业中的问题，希望用最小投入得到最大产出的一门学科，是经济学中比较新的分支学科，是解决常态下的医疗资源合理配置和突发事件的应变能力。

二、循证护理证据常用的证据来源

（一）"6S"证据金字塔模型分类分级和证据来源

1. Systems　计算机辅助决策系统（computer aided decision system）是医院内部电子信息系统与证据知识库高度整合的产物，提供循证决策支持和个性化患者服务，消除医务人员面临查阅时间、检索技能和意愿上的障碍。此系统国外已取得一定发展，但未得到广泛使用，国内尚处于探索阶段，未见使用这类产品的报道，相对较为成熟的系统主要有以下3个。

（1）BMJ最佳临床实践（BMJ best practice）：英国医学杂志出版集团推出的计算机决策支持系统，其可以做到根据患者症状、特定的药物或其他临床问题进行检索，快速访问药物剂量、配伍禁忌及不良反应等，以及提供基于证据的干预方案，供医务人员和患者讨论决策。

（2）整合Up To Date计算机决策支持系统：包括荷兰威科集团开发的Ovid MD和Up To Date临床顾问。Up To Date临床顾问包括内科学、儿科学、急诊医学和护理等24个学科。有研究表明Up To Date能缩短住院时间、降低并发症的发生率和病死率，提高临床决策有效性，改进医疗质量。

（3）美国Zynx Health公司的系列产品：其中Zynx Care直接与护理相关，该产品将循证证据及推荐整合到医院的信息系统之中，以协助护理人员进行循证决策。该系统可根据患者情况，主动向医务人员提示当前最佳的医疗护理干预方案及相应的证据。

2. Summaries　证据汇总（summary of evidence）主要包括循证知识库和基于证据的循证临床指南（evidence-based clinical guidelines），是以系统评价为依据的证据汇总。

（1）循证知识库：包括Up To Date，BMJ Best Practice，Essential Evidence Plus，Medscape Reference等，其中BMJ Best Practice涵盖了大量护理信息。

（2）指南库：临床实践指南（clinical practice guideline，CPG）是临床实践最重要的参考依据。目前，诸多国家都建立了相应的循证指南库，以便临床实践者随时查找、参照。在现有的指南库中，美国NGC以其拥有数量众多的高质量指南、完善的检索和独特的指南比较功能而最受推崇，一般作为指南及检索的首选。

3. Synopses of synthese　系统评价摘要（synopses of systematic reviews）通常表现形式是系统评价文摘库、循证医学/护理期刊、临床实践指南等，如ACP Journal Club、Cochrane疗效评价文摘库、循证护理系列期刊和JBI COnNECT+证据总结资料库。

4. Syntheses　系统评价/证据合成（systematic reviews /evidence synthesis）指基于原始研究的系统评价/Meta分析。syntheses主要包括：①发表在各期刊上的系统评价/Meta分析。②数据库中循证医学数据库或模块：CDSR，PubMed（Clinical Queries中的"Systematic Reviews"。Cochrane系统评价资料库（Cochrane Database of Systematic Reviews），常简称CDSR或Cochrane Reviews）。CDSR是现有的各种系统评价中撰写格式最为规范、学术审核最严谨、质量保证措施十分完善的高质量的系统评价，目前涉及基于随机对照试验的干预类、诊断准确性、方法学、质性、预后5种类型的系统评价。CDSR包括系统评价全文资料库（completed reviews）和研究方案（protocols）两部分。Completed reviews收集了由Cochrane系统评价各专业组完成的系统评价全文。③JBI系统评价：JBI循证卫生保健中心的系统评价资源以护理、老年、助产、康复、心理等主要关注领域。④Campbell系统评价：Campbell协作网系统评价主要关注社会学领域。

5. Synopses of studies　原始研究摘要（synopses of studies）是以studies为研究对象和基础，与syntheses不同的是，syntheses是对原始研究进行系统评价/Meta分析，而synopses of studies是对原始研究进行阅读、整理归纳和分析，再结合自己的经验和观点，进行评论，即传统的文献综述。2001 年英国学者 Pettigrew 对 synopses of studies 和 syntheses 做了清晰的比较，两者在研究问题的提出、检索相关文献的方法、原始文献的选择、原始文献质量的评价和研究结果的合成方面均有所不同。目前，最常用的原始研究摘要资料来源是美国内科医师学会杂志俱乐部（ACP Journal Club），资料获取方法见“证据摘要”部分。

6. Studies 若以上二次研究资源检索结果不能回答所提出的临床护理问题，则需检索以收录原始研究资源为主的数据库。Studies 代表原始研究，其主要特点是数量庞杂，包含信息量大，也正因如此，原始研究证据的质量无保障。对于护理专业的原始研究检索而言，常用的数据库将在下述介绍。

（二）循证护理证据常用的数据库

循证护理证据不仅仅限于随机对照试验和 Meta 分析，还包括所有能够解答临床护理问题的外部证据。考虑到护理学科的特征性，循证护理证据的来源除了以上循证实践常用的数据库之外，更加强调以下数据库对循证护理证据具有重要而实用的价值。

1. PubMed/Medline 数据库

（1）PubMed 数据库：PubMed 数据库是由美国国家医学图书馆（National Library of Medicine，NLM）的国家生物技术信息中心（National Center for Biotechnology Information，NCBI）开发，用于检索 Medline、Pre-Medline 等数据库检索系统。收录 1950 年以来 70 多个国家（含 43 种语种）近 5000 种生物医学期刊，涉及基础医学、临床医学、药理学、精神病学、心理学、兽医学、牙科学、护理学及卫生教育和卫生服务治理等。其中约 90% 为英文刊物，78% 有英文摘要。PubMed 检索平台以医学文献信息为中心，涵盖护理学等其他与医学相关的学科信息，护理人员可从中获得最新、最有价值的文献，为护理人员查找护理信息提供了极大的方便。互联网免费向公众开放，网址：https://pubmed.ncbi.nlm.nih.gov/。

（2）Medline 数据库：是由美国国家医学图书馆制作的，内容涉及生物医学的各个领域，包括临床医学、牙科学、教育学、健康服务管理学、护理学、毒理学、营养学、药学、实验医学、精神病学、医学工程、病理学以及兽医学。其数据来源为三个印刷本索引：《医学索引》（*Index Medical*）、《牙科文献索引》（*The Index to Dental Literature*）和《国际护理索引》（*The International Nursing Index*），收录世界范围内的期刊 9075 种，1100 万条记录，其中 75% 是英文文献。Medline 中的每条款目都对应一条书目记录或引文出处，该库中不含全文，但其中半数以上的题录附有作者本人撰写的文摘。

2. Cochrane 图书馆 Cochrane 图书馆（Cochrane Library，CL）作为 Cochrane 协作网的主要产品，是获得高质量循证证据的重要检索系统，是临床研究证据的主要来源。Cochrane 图书馆以光盘形式向全国发行，是循证医学重要的资料库，该库收集了对各种健康干预措施的系统评价（包括全文评价和研究方法），还收集了系统评价质量评估摘要、临床对照试验资料、系统评价方法等，护理人员可以从中获取最新、最有价值的系统评价资料，对护理科研与临床工作都将起到指导作用。其网址为：http：// www. cochrane library.com/。

3. CINAHL 数据库 CINAHL 数据库（Cumulative Index to Nursing and Allied Health Literature，CINAHL）即护理和联合保健文学数据库，与护理研究密切相关，其网址为：http：// www. cinahl. com/，是目前全球最大的护理及相关健康领域文献数据库，包含大量与护理相关的书籍，是查找护理文献最综合和最有效的数据库。CINAHL 主要收录护理及医学辅助学科的文献，包括运动训练、听力学、心肺技术、口腔卫生、急救、健康信息、医疗辅助、医学、实验室技术、职业疗法、物理治疗和康复、放射技术、呼吸疗法、社会健康服务和外科技术；此外还包括部分有关生物医学、替代疗法、消费者健康、妇女健康、男性健康等内容，收录自 1982 年以来的有关期刊、书籍、论文及报告等文献。Medline 数据库也包括护理文献，但 Medline 没有 CINAHL 数据库护理资源多。CINAHL 和 Medline 两者都是从大量卫生保健学科中索引文章，如物理治疗、职业治疗、呼吸疗法、饮食疗法及营养学，重要的是在攻克护理问题上CINAHL用的索引词汇比Medline的更加精确。Medline和PubMed都是可以免费使用的网络资源，而CINAHL则需要订阅。该库完整收录了来自美国职业治疗学会（American Occupation Therapy Association，AOTA）及美国糖尿病学会（American Diabetes Association，ADA）的出版物及1300多种期刊，同时包含许多最常被使用的CINAHL索引当中的权威性期刊及逾4000种护理相关期刊、论文以及研讨会论文索引摘要，是护理学研究领域不可或缺且应用最广泛的数据库。

4. 护理人员专用数据库（Nursing Consult） 此数据库（http：//www.nursing consult.com/）包括最新的临床咨询、药物信息、护理图片、临床实践指南等内容，可供用户下载。临床护士可以通过该网站获得最新的护理知识。Nursing Consult数据库是由循证护理（evidence-based nursing）、参考书（books）、期刊（journals）、药物（drugs）、护理实践指南（guidelines）、患者教育（patient-education）、护理新知（clinical updates）、图片（images）、护理新闻（news）9个系统组成，其中护理实践指南可以通过主题字母顺序、专科分类、患者年龄、发布机构、关键词搜索进行文献检索。

5. Embase数据库 Embase数据库的前身为著名的荷兰医学文摘，现是由Elsevier公司提供的目前全球最大最具权威的生物医学与药理学文摘数据库。Embase收集内容广泛，不仅包括基础医学和临床医学，还包括生物医学工程、卫生经济学、医学管理、法医学等与医学相关的许多领域，但药学和药物是该数据库关注的重点内容。Embase数据库不仅包含了所有Medline的记录，同时涵盖了Medline数据库上无法检索到的约2 900种期刊。其中，Embase与Medline收录期刊的重叠率约为34%，实际文献的重叠率根据不同的专题会有差异，据报道在一些特殊领域的重叠率为10%～75%。有关研究结论认为一个全面的检索最低需要检索这两个数据库。Embase网址：http：//www.embase.com/，在Embase数据库高级检索界面，为用户提供了11个方面的检索限制选项。

6. 澳大利亚JBI循证卫生保健数据库 JBI循证卫生保健数据库分为证据获取、证据评价和证据应用3个版块，其中证据获取版块目前可以检索到证据总结、循证推荐实践、系统评价和用户信息页等。证据评价版块为用户提供JBI在线评价软件对证据进行质量评价。JBI所有的循证资源全部汇总在临床在线网络（Clinical Online Network of Evidence or Care and Therapeutics，JBI COnNECT+）。

7. 临床证据（Clinical Evidence）**数据库** Clinical Evidence是由美国内科医学会和英国医学杂志出版集团联合主编的最佳研究证据集。网址：http：// www.ovid.com。每6个月更新一次，网络版可免费查询。主要针对临床具体问题提供实用的证据或有无证据及证据强度评价的临床证据精粹，是目前全球最权威的循证临床证据。

8. 英国护理文献索引（British Nursing Index，BNI） BNI是收录护理和产科学文献的数据库。

9. CNKI数据库 CNKI（中国知网）是以中国学术期刊电子杂志社编辑出版的《中国学术期刊（光盘版）》全文数据库为中心的数据库，目前已经发展成为"CNKI数字图书馆"。收录资源包括期刊、博士论文、会议论文、报纸等学术资料，覆盖理工、社会科学、农业、医学等广泛学科范围，数据每日更新，支持跨库检索。

10. SinoMed 中国生物医学文献服务系统（SinoMed），网址：http：// www.sinomed.ac.cn/。该系统由中国医学科学院医学信息研究所/图书馆开发研制。其涵盖资源丰富，能全面、快速地反映国内外生物医学领域研究的新进展，功能强大，是集检索、开放获取、个性化服务为一体的数据库。

11. VIP数据库 VIP中文科技期刊数据库（新版）（《维普中文科技期刊数据库》）网

址：http：//qikan.cqvip.com/。VIP 是我国第一个中文科技期刊全文数据库，是中国科技文献保障系统的重要组成部分，是我国科技工作者进行科技查新和科技查证的必备数据库，也是目前国内最重要的学术、科研、人力资源评价数据库。全库包含 14 500 种期刊，5700 万篇文章，1983 种核心期刊，35 个学科，457 个二级学科，全库文章都可以阅读并下载。现推出 7.0 版，功能更加强大，并提供维普手机 APP 版。目前该库已拥有 7000 余家大型机构用户，是我国数字图书馆建设的核心资源之一。内容覆盖医药卫生、农业科学、化学工程、经济管理、政治法律、哲学宗教、文学艺术等 35 个学科大类，457 个学科小类。

12. CEBM/CCD 数据库 CEBM/CCD 是由中国循证医学 /Cochrane 中心组织建立和更新的中文发表的临床干预性随机对照试验和诊断试验数据库，内容包括系统评价数据库、临床对照研究数据库、循证医学方法学数据库、卫生技术评估数据库、卫生经济学评价数据库、循证医学与临床实践数据库、循证医学各种相关知识与信息。

（三）循证护理证据常用期刊

1. 常用的循证期刊 ①《循证护理杂志》（*Evidence-based Nursing*，EBN）：1998 年加拿大与英国皇家护士学院和 BMJ 联合主办共同创刊了《循证护理杂志》季刊。该期刊是一个提供与护理相关的最佳研究和最新证据的高质量国际性杂志。其网址：http：//www.ebn.bmj.com/。②《循证护理》：是我国护理学专业唯一循证护理期刊。③《中国循证医学杂志》。④《循证医学》。⑤《中国循证儿科杂志》。⑥《中国循证心血管医学杂志》。

2. 常用的护理期刊

（1）常用的外文护理期刊主要有：①《美国护理杂志》（*American Journal of Nursing*）：设有护理实践、护理研究、教育信息等栏目，可提供数 10 个著名护理学期刊链接。②《整体护理实践》（*Holistic Nursing Practice*）。③《国际护理研究杂志》（*International journal of Nursing Studies*）。④《护理学进展》（*Progress in Nursing*）。⑤《应用护理研究》（*Applied Nursing Research*）。⑥《澳大利亚高级护理杂志》（*Australian Journal of Advanced Nursing*）。⑦《计算机信息护理学》（*Computer Information Nursing*）。⑧《老年病护理》（*Senile Disease Care*）。⑨《美国执业护士杂志》（*Journal of the American Academy of Nurse Practitioners*）。⑩《国际护理评论》（*International Nursing Review*）等。

（2）常用的中文护理期刊主要有：①《中华护理杂志》（*Chinese Journal of Nursing*）；②《中国护理管理》（*China Nursing Administration*）；③《护理学杂志》（*Journal of Nursing*）；④《护理研究》（*Nursing Research*）；⑤《实用护理杂志》（*Journal of Practical Nursing*）；⑥《护士进修杂志》（*Nursing Refresher Magazine*）等，在国内护理学期刊中占有重要地位。

上述期刊收录的文献，研究方法较为科学、结论可靠，为护理学可提供重要的证据。

（四）循证护理证据重要网站

1. 循证护理中心重要网站 ①澳大利亚乔安娜·伯格循证护理助产研究中心（Joanna Briggs Institute for Evidence-Based Nursing and Midwifery，JBIEBNM），循证护理中心网站是当今国际上公认的学术研究性网站。②英国约克大学循证护理中心（The University of York Center for Evidence-Based Nursing），网址 http：//www.york.ac.uk，该网站主要介绍教育、培训、健康调查和社区服务方面的信息，侧重于护理人员培训的循证护理研究。③复旦大学循证护理中心网站。

2. 护理学会网站 ①美国护理学会（American Nurses Association，http：// www.nursingworld.org），可获取各种护理信息及其所链接的护理网站和电子期刊信息。②美国护理信息学会（American Nursing Informatics Association），该学会主要致力于建立护理管理标准。③美国整体护理学会（American Holistic Nurses Association），该组织为一世界性的组织，主要为从事整

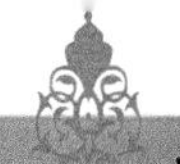

体护理的护士提供支持和教育。④美国护理管理（American Association of Manage Nurses）。该学会主要致力于建立护理管理标准。⑤英国护理学会（British Nurses Association），该组织重点关注与护理信息有关的内容，如会议信息、出版物信息等。⑥其他护理学会等，如加拿大安大略省注册护士学会（Registered Nurses' Association of Ontario，RNAO）、德国护理学会、加拿大护士学生学会、中华护理学会、中国协和医科大学护理学院。

3. 远程教育

（1）国外远程护理教育主要有：①美国继续教育学会：提供各种护理学习课程和有关护理学的 Mailing List 的列表，其护理论坛相当活跃。②护理世界（http：//www.nursing world.org）：该站点的宗旨是帮助护理工作者，学习交流传播护理知识，为护理科学研究者和护理学生提供相关的医学和护理信息。③美国护理大学学会：提供家庭护理继续教育远程护理教育。④加拿大虚拟护理学院等网站提供的远程护理教育。

（2）国内远程护理教育主要有：①天津医科大学护理学院与加拿大渥太华大学护理学院合作的远程教育网络。②中国医科大学护理网络教育。③西安交通大学护理学院网络教育。④武汉大学护理本科远程教育等，为我国发展远程护理教育进行了有益的探索和创新。

（五）临床实践指南（guidelines for clinical practice）数据库

目前，国内外常用的指南数据库主要有：①中国临床指南文库。②医脉通：进入临床指南后可按照疾病进行检索，注册后可免费下载，不仅有国内指南，也有国际上较为常用的指南。③中国临床指南检索网。④美国国家指南文库（National Guideline Clearinghouse，NGC）。⑤英国国家临床指南中心：是由英国国家卫生和优化研究所（Nationality Institute Clinical Excellence，NICE）。⑥国际指南协作网（Guidelines International Network，GIN）。⑦加拿大医学会临床实践指南文库：加拿大安大略省注册护士学会网站，公布了超过40份的指南，且均聚焦护理领域的问题，可免费下载。⑧苏格兰院际间指南网络（Scottish Intercollegiate Guidelines Network，SIGN）。⑨新西兰指南研究组（New Zealand Guidelines Group，NZGG）。⑩世界卫生组织（World Health Organization，WHO）等。

尽管绝大多数的与护理有关的研究与实践进展都发表在护理学术期刊上，但是在医疗卫生的任何领域，最重要的进展还是发表在最重要的综合期刊上，如国际上最重要的四大医学期刊，《英国医学杂志》（*BMJ*）、《新英格兰医学杂志》（*New England Journal of Medicine*）、《柳叶刀》（*Lancet*）、《美国医学会杂志》（*JAMA*），这些刊物之所以吸引了如此之多的重要发现，是因为其具有较好的传统、声望和较大的发行量。这些刊物介绍的进展比较注重于卫生保健，护理人员选择和阅读期刊时，无论如何不该忽视这些期刊。

知识强化与小结

循证护理方法学发展迅速，证据更新不断完善，证据分级体系的演进和推荐经历了不断探索和超越的过程。证据分级概念最早于20世纪60年代由美国社会学家 Campbell 和 Stanley 首次提出，将随机对照研究的质量设定为最高，并引入了内部真实性和外部真实性的概念。WHO 于 2004 正式推出了全球统一的证据质量分级和推荐强度标准的 GRADE 系统，是目前最常用的证据分级系统，成为评价干预性研究证据采纳和应用的国际标准之一。循证护理是遵循证据的护理，高质量的研究证据是循证护理的核心。对证据内涵的认识是学习和理解证据的基础。循证护理证据的等级性、多元性、情境相关性和动态性是护理证据的重要特征。循证护理证据分级系统有英国牛津大学循证医学中心证据分级系统和澳大利亚循证卫生保健中心（JBI）证据分级系统。基于护理证据多元性特征，

JBI 为循证护理证据提出了证据的 FAME（可行性、适宜性、临床意义、有效性）结构。GRADE 系统及 JBI 循证卫生保健模式制订了适用于护理学及其他卫生保健领域 JBI 证据预分级及证据推荐级别系统。循证护理证据的种类有原始研究证据（一次研究证据）和二次研究证据。证据的“6S”金字塔模型分类与内容是指导当前用证最系统、最全面的标准。专门提供护理二次证据的有澳大利亚 JBI 循证卫生保健中心和英国约克大学循证护理中心等机构和组织。护士寻找最佳证据时预先分析回答此问题所适合的研究类型，侧重查找合适的文献，不可忽视护理学科人文性及证据多元性特征，质性研究结果同样是循证护理证据的来源。

（王新田、达　瑛、路兴华 编，田　旭 审校）

复习思考题

1. 什么是证据？什么是循证护理证据？如何理解和认识循证护理证据的特征？
2. 证据的分级依据是什么？循证护理证据是如何分级的？
3. 如何理解 GRADE 及 JBI 证据水平和推荐级别？
4. 阐述“6S”金字塔模型证据分级及各层证据和循证护理证据资源的主要来源。

参考文献

拜争刚，刘少堃，黄崇斐，等，2015. 定性系统评价证据分级工具 -CERQual 简介 [J]. 中国循证医学杂志，15(12)：1465-1470.

成磊，胡雁，2016. 证据应用在循证护理实践的研究现状 [J]. 护理学杂志，31（3）：101-105.

胡雁，郝玉芳，2018. 循证护理学 [M].2 版 . 北京：人民卫生出版社：94-102.

梁涛，李春燕 . 孙丹丹，2017. 从护理研究到循证证据的演变 [J]. 中国护理管理，17（7）：879.

孙文茜，赵晨，高维洁，等，2016. 循证护理实践中的证据检索方法及资源 [J]. 中国循证心血管医学杂志，8（3）：263-266.

王春青，胡雁，2015. JBI 证据预分级及证据推荐级别系统（2014 版）[J]. 护士进修杂志，30（11）：964-967.

王新田，2014. 实用循证护理学 [M]. 北京：科学出版社：11-18.

王新田，侯婕，杨克虎，2011. 护理质性研究对循证护理的影响探讨 [J]. 护理学报，1（3A）：46-48.

文进，2017. 对循证护理实践的再认识 [J]. 中国护理管理，17（7）：876.

张薇，李小娟，邓宏勇，2020. 中医临床证据分级和推荐体系发展现状 . 中国中医药信息杂志，27（5）：133-134.

张薇，许吉，邓宏勇，2019. 国际医学证据分级与推荐体系发展及现状 [J]. 中国循证医学志，19（11）：1373-1377.

Atkins D, Best D, Briss PA, et al, 2004. Grading quality of evidence and strength of recommendations[J]. BMJ, 328(7454)：1490-1494.

Balshem H, Helf M, Schunemann, HJ, et al, 2011. GRADE guidelines：3. Rating the quality of Evidence[J]. J of clinical Epidemiology, 64（4）：401-406.

Campbell DT, Stanley JC, 1963．Experimental and quasi experimental desings for research[M]．Chicago：Rand McNally College：1-84.

Gordon G, Andrew D O, Elie A A, et al, 2011．GRADE guidelines：Introduction-GRADE evidence profiles and summary of findings tables[J]. Journal of Clinical Epidemiology, 64(4)：383-394.

GRADE- CERQual project group．GRADE-CERQual Home[EB/OL]. [2017-06-11]．http：//www．cerqual．org/.

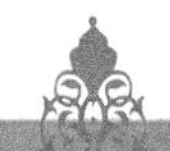

Guyatt GH, Oxman Ad, Vist GE, et al, 2008.GRADE：An emenerging consensue on rating quality of evidence and strength of Recommendation [J] .BMJ, 336（7650）：924-926.

Pearson A, Jordan Z, 2010. Evidence-based health developing countries[J]. Int J Evidence-Based Health, 8（2）：97-100.

Puntillo KA, 1992. Acute pain management：operative or medical procedures and trauma, Part 1. Agency for Health Care Policy and Research[J]. Clinical Pharmacy, 11 (4)：309-331.

第 3 章　护理量性研究证据的评价与报告规范

学习目标

1. 阐述　Cochrane 协作网的偏倚风险评估工具内容、观察性研究的质量评价工具 NOS 和 AHRQ 量表、JBI 循证卫生保健中心不同类型研究文献质量评价的工具及内容。
2. 比较　随机对照试验 CONSORT；观察性研究 STROBE 条目清单；护理量性研究不同设计研究报告及 JBI 量性研究系统评价的报告内容与规范。
3. 理解　护理量性研究证据的评价内容及开展循证护理证据评价的意义。

第一节　护理量性研究证据的评价概述

以证据为基础开展临床护理实践是循证护理学的精髓与核心，由于原始研究（一次研究）文献存在质量等各种问题，直接影响二次研究的证据综合。只有严格把关并对其进行方法学质量评价与分析筛选，才能获取最可靠、最真实和最严谨的相关研究证据。护理原始研究是循证护理创证过程的一次研究证据，但如何才能从不同的研究设计类型、差异的研究结果中评价分析筛选出最佳最可靠的证据，值得循证护理者再思考和重新审视。护理证据多元性，循证护理证据评价具有复杂性，护理量性和质性研究对护理证据有着同等重要的价值，本章介绍护理量性研究证据的评价与报告，有关质性研究证据的评价与报告将在第 4 章介绍。

一、护理量性研究证据的评价意义

护理量性研究证据是护理原始研究证据内容之一，是循证护理创证过程的重要环节，其质量评价意义如下。

1. 护理量性研究证据评价是制作系统评价 /Meta 分析（创证）的必要步骤　系统评价是对原始研究的二次综合分析与评价，对原始研究系统评价得出的结论是否可靠，取决于纳入原始（一次）研究结果是否真实，质量是否可靠。只有对纳入的原始研究进行严格质量评价，才能降低偏倚风险，确保系统评价的可靠性和真实性。

2. 护理量性研究证据评价是开展循证护理（用证）的重要过程　护理证据的评价是循证护理实践能力的再现，低质量的证据不但不能成为证据转化的有利条件，反而会降低研究结果的价值或误导决策。

3. 护理量性研究证据评价为确保提高护理质量安全性和有效性提供科学依据　在循证护理中，评价文献真实性是为了去伪存真，从大量的文献中寻找真正科学性、可靠性、有实用价值的证据，为确保提高护理质量与患者安全提供科学可靠的依据。

4. 护理量性研究证据的评价为卫生政策制定者提供可靠依据　通过对文献进行严格评价可为卫生行政部门决策者制定政策提供真实可靠的依据，避免错误证据误导，确保政策制定的正确性、准确性。

二、护理量性研究证据的评价基本内容

护理量性研究证据的评价不是依评价者的主观感觉、临床或研究经验来判断，而是依据科学、规范的评价标准。文献证据评价可从文献的真实性、重要性和适用性 3 个方面进行评价。

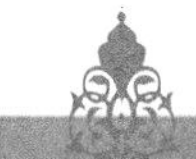

1. 真实性　早在 1963 年，社会学家 Campbell 就提出文献质量评价中存在内在真实性和外在真实性的判别方法。

（1）内在真实性：是指研究实验中系统误差（偏倚）减少的程度。对于 RCT 研究而言，偏倚主要来源于 4 个方面：①选择性偏倚（selection bias）；②实施偏倚（performance bias）；③测量偏倚（detection bias）；④失访偏倚（attrition bias）。

（2）外在真实性：指研究结果是否可以应用于研究对象以外的其他人群，即结果的使用价值与推广应用条件，因此在护理原始研究的质量评价中，对研究真实性的评价一直是证据整合中最重要的环节。

2. 重要性　循证护理最高级别的证据（系统评价 /Meta 分析）已成为临床护理实践的重要信息来源。追根溯源，Meta 分析的质量取决于纳入原始研究的设计质量。因而对护理原始研究文献进行质量评价，是循证护理研究的基础和必不可少的关键环节。

3. 适用性　护理研究文献质量是对本研究的临床意义、干预或处理的有效性、情境相关性等方面进行评价。在护理研究中，是否满足实际临床需求条件、是否满足临床情境设计、护理干预是否确实有效等均应作为质量评价的依据。

第二节　护理量性研究证据的评价与案例分析

一、Cochrane 协作网随机对照试验文献的质量评价

在临床护理实践中，RCT 是评估干预效果的最佳研究证据。与其他任何方法相比，RCT 对于临床治疗和护理卫生保健等干预具有更重要和更直接的影响。

（一）Cochrane 协作网偏倚风险评估工具

Cochrane 协作网制作的 *Cochrane Handbook* 中推荐对随机对照试验采用 ROB 偏倚风险评估工具（Cochrane Risk of Bias），其内容主要针对：①随机方法是否正确；②是否实施分配隐藏；③实施过程是否采用盲法；④结果测量是否采用盲法；⑤是否存在不完整数据所致偏倚；⑥是否存在选择性报告所致偏倚；⑦是否存在其他类型的偏倚。这 7 个方面对随机对照试验进行质量评价，见表 3-1。

表 3-1　Cochrane 协作网偏倚风险评价工具

评价条目	评价内容描述	具体评价问题
随机分配方法	详细描述产生随机分配序列的方法，有助于评估组间可比性	随机化分配序列的产生是否正确
分配方案隐藏	详细描述隐藏随机分配序列的方法，从而帮助判断干预措施分配情况是否可预知	分配方案是否有效地隐藏
盲法	描述对受试者或试验人员实施盲法的方法，以防止他们知道受试者的干预措施，提供判断盲法是否成功的相关信息	盲法是否完善
测量盲法	指对研究对象、护理人员、参与疗效评价的医护人员以及统计分析人员均施盲，避免由于知晓分配组别而造成的在结果测量方面上产生误差	盲法是否完善
数据完整性	报告每个主要结局指标的数据完整性，包括失访和退出的数据。明确是否报告以上信息及其原因，是否采用 ITT 分析	结果数据是否完整
选择性报告	描述选择性报告结果的可能性及情况	研究报告是否提示无选择性报告结果
其他偏倚	除以上 6 个方面，是否存在其他引起偏倚的因素？若事先在计划中提到某个问题或因素，应在全文中作答	研究是否存在引起高度偏倚风险的其他因素

（1）选择性偏倚（selection bias）风险评估：随机序列的产生（random sequence generation），属于选择性偏倚，即随机化，指研究者将实验对象分配至试验组和对照组时，采用何种方法才能保证每个研究对象被分配至试验组或对照组的概率完全相同。将随机方法质量和对选择性偏倚的影响分为 3 个等级：①如随机方法使用随机数字表或计算机软件或大样本时采用抛硬币法、抽签、掷骰子法等方法在纳入受试者前用于产生分配序列，则产生选择性偏倚的可能性小。②只提到“随机”分组，但未描述具体随机方法，导致无法判断其方法正确与否，则存在选择性偏倚的可能性中等。③如使用不恰当或不充分的随机方法如入院日期、住院顺序、住院证号、身份证尾号或其他的号码按照单双号等分配入组，则存在选择性偏倚的可能性高。

（2）分配隐藏（concealed allocation）风险评估：分配隐藏也称隐蔽分组（allocation concealment），同样属于选择性偏倚（selection bias），指采用一定的方法对研究对象进行分组后，使试验实施者和研究对象自己将被分在试验组或对照组的不可预知性。在临床试验中，即指对符合纳入标准的患者，负责入组的医护人员不知道将患者分在何组，从而保证患者进入试验组或对照组的机会均等。隐藏分组质量和评估对选择性偏倚的影响分为 3 个等级：①隐藏分组使用控制中心的电话或传真进行分组告知，或用编码的药物容器或序列编号的、密封的不透光的信封等方法分组，则产生选择性偏倚的可能性小。②如只提到隐藏分组，但未描述其实施过程和方法，导致无法判断其方法正确与否，则存在选择性偏倚的可能性中等；③如未采用隐藏分组或使用错误的方法分组和保存分配方案，则存在选择性偏倚的可能性高。

（3）实施偏倚（performance bias）风险评估：实施偏倚是指参与试验的有关人员知道受试者接受何种干预措施后，有意无意地影响试验（如心理暗示或由此产生的心理效应）产生的不真实的结果。盲法（blind method）是用于避免实施偏倚的方法，是对研究对象和护理人员施盲，使其不知晓护理组别的分配程序，目的在于有效地避免受试者或研究者由于知道自己所处组别（如试验组或对照组）而产生的心理暗示或主观偏见。针对患者和参与者的盲法属于实施偏倚，主要发生在护理干预措施的实施阶段。实施偏倚风险分为 3 个等级：①使用双盲或模拟剂或使用没有必要实施盲法的测量指标，则发生实施偏倚的可能性小。②对于主观资料或心理暗示特别敏感的疾病，仅用单盲或自称实施盲法，但未描述如何实施盲法及实施盲法对象，则存在实施偏倚的可能性中等。③如未采用任何盲法且使用主观指标或非劣效检验或等效检验未隐藏试验目的，则存在实施偏倚的可能性高。

（4）测量偏倚（detection bias）风险评估：针对结果测量者的盲法属于测量偏倚，测量偏倚主要发生在结局指标的测量评估阶段，也主要指对研究对象、护理人员、参与疗效评价的医护人员以及统计分析人员均施盲，避免由于知晓分配组别而造成在结果测量方面上产生误差。测量偏倚风险分为 3 个等级：①使用三盲或模拟剂或采用没有必要实施盲法的测量指标，则发生测量偏倚的可能性小。②对于主观资料或心理暗示特别敏感的疾病，仅用单盲或自称结果测量阶段实施盲法，但未描述如何实施盲法及实施盲法对象，则存在测量偏倚的可能性中等。③如未采用任何盲法并且使用主观指标或非劣效检验或等效检验未隐藏试验目的，则存在测量偏倚的可能性高。

（5）不完整结果资料（incomplete outcome data）偏倚风险评估：也称缺失数据偏倚或减员偏倚（attrition bias）或失访偏倚（attrition bias），是指在试验随访的过程中，由于试验对象迁移、外出、死于非终点疾病或拒绝继续参加观察等而造成的数据缺失。是否最初所有纳入的试验对象均获得结局指标数据，或者缺失数据是否对研究结果的真实性产生影响，或者是否对缺失数据采用恰当的方法进行估算等方面均会导致失访偏倚的产生，并影响其程度大小。采用敏感性分析（ITT 分析）可减少此类偏倚的产生。不完整结果资料偏倚风险根据结果测量指标、不完整结局资料占总数的比例及样本含量大小分为 3 个级别：①如果所有受试者都完成了试验，没有失访、退出、改变组别，并且也没因不良反应未完成所有试验计划或使用病死率、不良反应率作为结局测量指标，则不完整结果资料偏倚风险小。②如失访率或因各种原因退出的比例不大于 15%，无论是否使用 ITT 分析，则存在不完整结果资料偏倚的可能性中等。③若失访率或因各种原因退出的比例＞ 20%，无论是否使用 ITT 分析，则存在不完整结果资料偏倚的可能性高。

（6）选择性报告偏倚（selective reporting bias）风险评估：产生在研究结果报告的阶段，对于"阳性结果"或某些与对照组效果相比有显著性差异的护理措施，报告的可能性更大。而"阴性结果"或与对照组差异不显著的护理措施，不报告或少报告均会产生选择性报告偏倚。如严格按照试验计划书，对主要和次要结局指标均进行完整报告，会减少此类偏倚的产生。选择性报告结果可能对研究结果整体发生影响，也可能对一项或几项测量指标发生影响，可从几个方面发生：①选择性漏报。②为某一个结果选择资料，主要是指对一个有不同测量时间点测量的结果，如选择其中最大的效应量或最小的效应量或有统计学显著性的结果进行报道。

（7）其他偏倚（other bias）：是指在试验的过程中，其他可能造成研究结果内在或外在真实性发生误差的因素。如是否存在与试验设计相关的偏倚风险、是否存在研究者的利益冲突等。

（二）Cochrane 协作网偏倚风险评价的具体标准与案例分析

1. Cochrane 协作网偏倚风险评价的具体标准（表 3-2）。

表 3-2　Cochrane 协作网偏倚风险评价的具体标准

评价条目	评价结果	评价内容描述
随机分配方法	正确（是）	◆采用随机数字表、计算机产生随机数字、抛硬币、掷骰子或抽签等方法
	不正确（否）	◆按患者生日、住院日或住院号等的末位数字的奇数或偶数 ◆交替分配方法 ◆根据医师、患者、实验室检查结果或干预措施的可获得性分配患者入组
	不清楚	◆根据干预措施的可获得性 ◆信息不详、难以判断正确与否
分配方案隐藏	完善（是）	◆中心随机，包括采用电话、网络和药房控制的随机 ◆按顺序编号或编码的相同容器 ◆按顺序编码、密封、不透光的信封
	不完善（否）	◆公开随机分配序列，如列出随机数字 ◆未密封、透光或未按顺序编号的信封 ◆交替分配 ◆根据住院号、生日等末位数字的奇数或偶数
	不清楚	◆未提及分配方案隐藏 ◆提供的信息不能判断是否完善，如使用信封，但未描述是否按顺序编码、密封、不透光
盲法	正确（是）	◆没有采用盲法，但结果判断和测量不会受影响 ◆对患者和主要研究人员采用盲法，且盲法不会被破坏
	不正确（否）	◆未采用盲法或盲法不完善，结果判断或测量会受影响 ◆对患者和主要研究人员采用盲法，但盲法可能被破坏 ◆对患者和主要研究人员均未采用盲法，可能导致偏倚
	不清楚	◆信息不全，难以判断是否正确 ◆文中未提及盲法

续表

评价条目	评价结果	评价内容描述
测量盲法	正确（是）	◆对结果测量者采用盲法，未对患者和主要研究人员采用盲法，但不会致偏倚 ◆未采用盲法或盲法不完善，结果判断或测量会受影响
	不正确（否）	◆对主要测量人员采用盲法，但盲法可能被破坏 ◆对主要测量人员均未采用盲法，可能导致偏倚
	不清楚	◆信息不全，难以判断是否正确 ◆文中未提及盲法
数据完整性	完整（是）	◆无缺失数据；缺失数据不影响结果分析（生存分析中缺失值） ◆组间缺失的人数和原因相似 ◆缺失数据不足以对效应值产生重要影响；缺失数据采用恰当方法赋值
	不完整（否）	◆组间缺失的人数和原因不平衡 ◆缺失数据足以对效应值产生重要影响 ◆不恰当应用简单赋值
	不清楚	◆信息不全，难以判断数据是否完整（缺失人数或原因未报告） ◆文中未提及数据完整性问题
选择性报告	无选择性报告（是）	◆有研究方案，且系统评价关心的方案中预告指定的结果指标（主要和次要结果）均有报告 ◆没有研究方案，但所有期望的结局指标，包括在发表文献中预先指定的指标均有报告
	有选择性报告（否）	◆未报告所有预先指定的主要结局指标 ◆报告的一个或多个主要结局指标采用预先未指定的测量和分析方法 ◆报告的一个或多个主要结局指标未预先指定 ◆系统评价关心的一个或多个结局指标报告不完善，致不能纳入 Meta 分析 ◆未报告重要的结局指标
	不清楚	◆信息不全、难以判断
其他偏倚	无（是）	◆纳入研究无其他偏倚来源 ◆至少存在一种重要偏倚风险
	有（否）	◆与使用的研究设计方案相关的偏倚 ◆研究提前终止（数据原因或正规终止原因） ◆基线明显不平衡 ◆声称有欺骗行为 ◆其他问题
	不清楚	◆信息不全，难以判断是否存在重要偏倚 ◆发现的问题是否导致偏倚，理由或依据不足

Cochrane Handbook 中详细描述了评价标准，以评价临床试验对随机序列的产生是否存在“低风险”或“高风险”或“不清楚”表示文献对偏倚评估未提供足够的或不确定的信息。若文献中描述了合理的随机序列产生方法，如查随机数字表、计算机产生的随机序列、抛硬币或掷骰子及抽签等方法均可判断为“是”，而使用了不恰当的就诊顺序、门诊号、患者生日、病历号、身份证号的单双号方法则为“否”；如果没有充分的信息判断随机序列为“是”或“否”，则为不清楚。同法判断其他评估内容如分配隐藏、盲法、不完整数据、选择性结果报告和其他偏倚。针对每个纳入研究，对上述 7 条做出“是”的判断则为“低风险偏倚”，对上述 7 条做出“否”的判断则为“高风险偏倚”，对上述 7 条缺乏相关信息偏倚情况不能确定“是”或“否”则为“不清楚”。评估结果最终以“是”“否”“不确定”表示，其中“是”代表低风险偏倚；“否”代表高风险偏倚；“不确定”代表不确定风险偏倚（图 3-1）。此评估工具对每一条的判断均有明确标准，减少了评估者主观因素的影响，保证评估结果有更好的可靠性。针对每项偏倚进行评估后，采用图表的方式对整篇 RCT

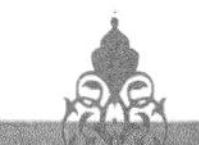

研究进行质量评价（图3-1）。

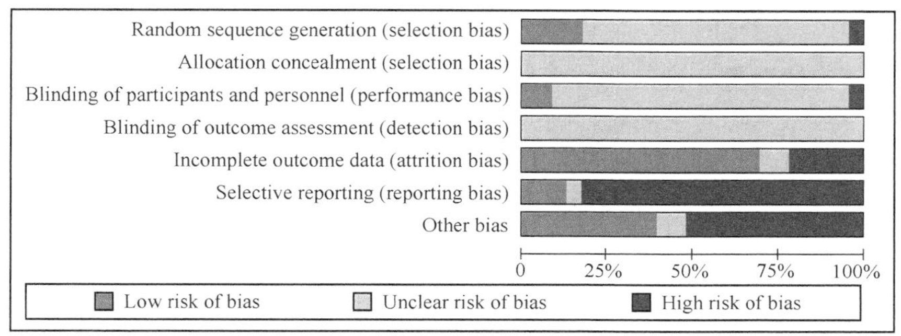

图3-1　RCT风险偏倚评估结果

2. Cochrane协作网偏倚风险评价与案例分析

现依旧以“阳国兴，杜光会，等，2018. 健康教育在慢性胃炎护理干预效果的随机对照试验. 中国循证医学杂志，18（8）：812-815.”为例，具体对其各方面的偏倚实施评估。

（1）随机分配方法：文中指出“研究对象选择2016年2月至2017年6月我院确诊的142例慢性胃炎患者，随机分为两组。对照组：给予常规治疗和一般护理。试验组：在对照组常规治疗和一般护理的基础上，进行健康教育干预。”文中仅提到分组的方式为“随机”，但并未描述具体的随机方式，最终判定结果为“不确定”。若文中未提及“随机分组”，判定结果为“高风险”；若提及“随机”且描述的随机具体方法正确，判定为“低风险”。

（2）分配方案隐藏：通读全文，并未发现描述有关如何告知患者分组的信息，判定结果为“不确定”。若文中明确描述告知患者分组方式为“不透明信封”等前述方法，判定结果为“低风险”；若文中明确描述未告知患者分组情况，判定为“高风险”。

（3）盲法：针对患者和参与者的盲法通读全文，并未发现描述对患者实施盲法的信息，判定结果为“不确定”。

（4）测量盲法：通读全文，并未发现描述对结果数据采集者实施盲法的信息，判定结果为“不确定”。

（5）数据完整性：通读全文，并未发现描述有患者退出试验的信息，判定结果为“不确定”。

（6）选择性报告：文中结果显示，在总有效率、护理满意度、疾病知识知晓度和护理质量方面，试验组数据均高于对照组。但并未提及有未报告的数据，判定结果为“不确定”。

（7）其他偏倚：护理干预过程中，并未有任何利益冲突，判定结果为“低风险”。

本篇文献的质量评价结果如图3-2所示。

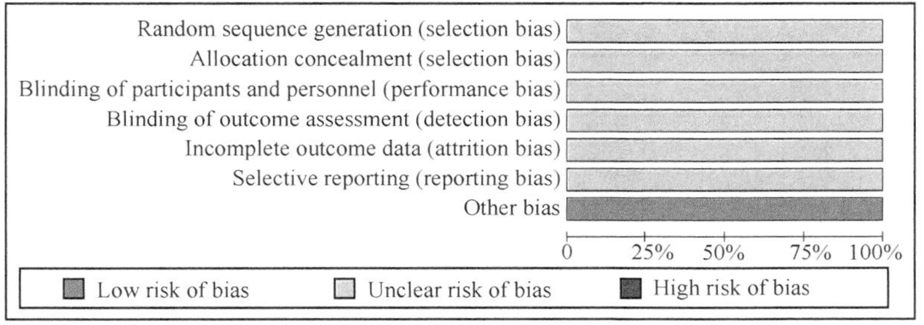

图3-2　偏倚风险评估结果

二、观察性研究文献的质量评价与案例分析

1. 观察性研究的质量评价工具 观察性研究包括队列研究、病例 - 对照研究和横断面研究三大类，因为这三类研究受偏倚影响的程度依次增加，目前尚无通用的评价工具。其中，适用于队列研究、病例 - 对照研究的质量评价工具主要有纽卡斯尔 - 渥太华量表（Newcastle-Ottawa Scale，NOS）、英国牛津大学循证医学中心文献严格评价项目（Critical Appraisal Skill Program，CASP）清单，适用于横断面研究的质量评价工具主要为美国卫生保健质量和研究机构（Agency for Health Care Research and Quality，AHRQ）评价标准，观察性研究中的描述性研究仍无适宜的质量评价工具。

（1）NOS 量表：NOS 量表通过 3 个项目 8 个条目内容评价队列研究和病例 - 对照研究，具体包括研究人群选择（selection）、组间可比性（comparability）、暴露（exposure）评价或结果（outcome）评价。NOS 文献质量评价采用星级系统的半量化原则，每颗星 1 分，满分为 9 颗星。质量评价标准低质量：0 ～ 3 分；中质量：4 ～ 6 分；高质量：7 ～ 9 分。得分＞ 5 分（5 颗星）判定为较高质量文献。队列研究和病例 - 对照研究评价标准，见表 3-3、表 3-4。

表 3-3　队列研究的 NOS 评价标准

项目	条目 #	队列研究的 NOS 评价标准
研究人群选择	暴露组的代表性如何（1 分）	①真正代表人群中暴露组的特征 *；②一定程度上代表了人群中暴露组的特征 *；③选择某类人群，如护士、志愿者；④未描述暴露组来源情况
	非暴露组的选择方法（1 分）	①与暴露组来自同一人群 *；②与暴露组来自不同人群；③未描述非暴露组来源情况
	暴露因素的确定方法（1 分）	①固定的档案记录（如外科手术记录）*；②采用结构式访谈 *；③研究对象自己写的报告；④未描述
	确定研究起始时尚无要观察的结局指标（1 分）	①是 *；②否
组间可比性	设计和统计分析时考虑暴露组和未暴露组的可比性（2 分）	①研究控制了最重要的混杂因素 *；②研究控制了任何其他的混杂因素 *（此条可以进行修改用以说明特定控制第二重要因素）
暴露评价或结果评价	研究对于结果的评价是否充分（1 分）	①盲法独立评价 *；②有档案记录 *；③自我报告；④未描述
	结果发生后随访是否足够长（1 分）	①是（评价前规定恰当的随访时间）*；②否
	暴露组和非暴露组的随访是否充分（1 分）	①随访完整 *；②有少量研究对象失访但不至于引入偏倚（规定失访率或描述失访情况）*；③有失访（规定失访率）但未行描述；④未描述随访情况

注：#. 给分条目；*. 给分点

表 3-4　病例 - 对照研究的 NOS 评价标准

项目	条目 #	评价标准
研究人群选择	病例确定是否恰当（1 分）	①恰当，有独立的确定方法或人员 *；②恰当，如基于档案记录或自我报告；③未描述
	病例的代表性（1 分）	①连续或有代表性的系列病例 *；②有潜在选择偏倚或未描述
	对照的选择（1 分）	①与病例同一人群的对照 *；②与病例同一人群的住院人员的对照；③未描述
	对照的确定（1 分）	①无目标疾病史（端点）*；②未描述来源

续表

项目	条目#	评价标准
组间可比性	病例和对照的可比性（2 分）	①研究控制了最重要的混杂因素*；②研究控制了任何其他的混杂因素*（此条可以进行修改用以说明特定控制第二重要因素）
暴露评价	暴露因素的确定（1 分）	①固定的档案记录（如外科手术记录）*；②采用结构式访谈且不知访谈者是病例或对照*；③采用未实施盲法的访谈（即知道病例或对照的情况）；④未描述
	采用相同方法确定病例和对照组暴露因素（1 分）	①是*；②否
	无应答率（1 分）	①病例和对照组无应答率相同*；②描述了无应答者的情况；③病例和对照组无应答率不同且未描述

注：#. 给分条目；*. 给分点

（2）CASP 清单：CASP（2004）除了制订了针对随机对照试验的质量评价清单外，也制订了针对观察性研究的评价清单，主要包括队列研究与病例 - 对照研究。CASP 清单用于评价队列研究的清单包括 12 个问题，其中前 2 条是筛选问题，后 10 条是细节问题；1 ～ 7 条和 10 ～ 12 条均用“是”、“否”及“不知道”判定。用于评价病例 - 对照研究的清单包括 11 个问题，其中前 2 条是筛选问题，后 9 条是细节问题；1 ～ 6 条和 9 ～ 11 条均用“是”、“否”及“不知道”判定。

（3）AHRQ 横断面研究评价标准：美国卫生保健质量和研究机构对横断面研究（cross sectional study）的质量进行了推荐，AHRQ 横断面研究评价标准包括 11 个条目，包括：①是否明确了资料的来源。②是否列出了暴露组及非暴露组的纳入及排除标准。③是否给出了鉴别患者的时间阶段。④如果不是人群来源的话，其研究对象是否连续。⑤评价者主观因素是否掩盖了研究对象的其他方面情况。⑥描述了为保证质量而进行的评估。⑦解释了排除分析任何患者的理由。⑧描述如何评价及控制混杂因素的措施。⑨如果可能，解释了分析中是如何处理丢失数据的。⑩总结患者的应答率和数据收集的完整性。⑪ 如果有随访，查明预期的患者不完整数据所占的百分比或随访结果。分别用“是”、“否”和“不清楚”作答，回答“是”得 1 分，满分 11 分。质量评价标准，低质量：0 ～ 3 分；中质量：4 ～ 7 分；高质量：8 ～ 11 分。

2. 观察性研究的质量评价与案例分析

（1）队列研究 NOS 量表质量评价与案例分析：现以“向玉萍，曾玲，等，2020. 甲状腺功能减退与房颤发生风险关系的 Meta 分析 . 中国循证医学杂志，20（5）.”为例，具体分析其偏倚风险评估，见表 3-5。

表 3-5　纳入队列研究 NOS 量表质量评价

纳入研究	研究人群选择				组间可比性	结果评价			总分
	暴露组代表性	非暴露组代表性	暴露因素确定	研究时尚无要观察的结局指标	是否控制混杂因素	盲法独立评价	随访时间足够长	随访完整性	
Komatsu 2018	1	1	1	1	0	1	1	1	7
Jaimes 2017	1	1	1	1	2	1	0	1	8
Worku 2015	1	1	1	1	2	1	1	1	9
Kim 2014	1	1	1	1	2	1	1	1	9
Selmer 2012	1	1	1	1	2	1	1	1	9

（2）横断面研究 AHRQ 量表质量评价与案例分析：现以“黄嘉膂，林嘉盈，等，2019. 膳食模式与精液质量参数相关性的 Meta 分析 . 国际生殖健康 / 计划生育杂志，38（5）.”为

例，具体分析其偏倚风险评估，见表 3-6。

表 3-6 纳入横断面研究 AHRQ 量表质量评价

研究	AHRQ 质量评价条目											评分
	1	2	3	4	5	6	7	8	9	10	11	
Vujkovic（2009）	★	★	★	★	★	★	★	★	★	★	★	11
Gaskins（2012）	★	★	★	★	★	★	★	★	★	★	○	10
Gutillas-Tolin（2015）	★	★	★	★	★	★	★	★	★	★	○	10
Orzylowska（2016）	★	★	★	★	○	★	★	○	★	★	○	8
Karayiannis（2017）	★	★	★	★	★	★	★	★	★	★	○	10
Jurewicz（2018）	★	★	○	★	★	★	★	★	★	★	○	9
EJrat（2018）	★	★	★	★	★	★	★	★	★	★	○	10

注：★表示该条目存在，计 1 分；○表示该条目不存在或不清楚，计 0 分

三、Joanna Briggs 循证卫生保健中心不同研究类型文献的质量评价与案例分析

澳大利亚 JBI 循证卫生保健中心发展针对实验性研究的质量评价工具，包括以下几种。

（一）干预性研究文献的质量评价与案例分析

1. 随机对照试验质量评价与案例分析

（1）随机对照试验质量评价：根据 Joanna Briggs 循证卫生保健中心 2016 年 11 月最新修订的，针对干预性随机对照试验的质量评价工具进行评价。该工具共包括 13 个条目，从随机化、对照、盲法的实施、研究对象的随访、结局指标收集及分析等方面全面评价 RCT 的研究质量。评价结果分为“是”“否”“不确定”“不适用”共 4 项（见表 3-7）。

表 3-7 JBI 对随机对照研究质量评价量表

评价项目	是	否	不确定	不适用
（1）研究对象分配是否真正采取了随机化分组？				
（2）分组方案是否采取了分配隐藏？				
（3）试验组和对照组基线是否具有可比性？				
（4）是否对研究对象采取了盲法？				
（5）是否对干预者采取了盲法？				
（6）是否对结果测评者采取了盲法？				
（7）除了要验证的干预措施，各组接受的其他措施是否相同？				
（8）随访是否完整，如不完整，是否采取措施处理？				
（9）是否将所有入组的研究对象均纳入结果分析中？				
（10）是否采用相同的方式对各组研究对象的结局指标进行测评？				
（11）结局指标的测评方法是否可信？				
（12）资料分析方法是否恰当？				
（13）研究设计是否合理？在研究实施和分析过程中是否有偏离标准 RCT 处？				

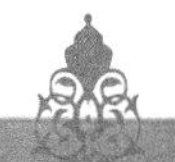

（2）随机对照试验案例分析

现依旧以"阳国兴，杜光会，等，2018. 健康教育在慢性胃炎护理干预中效果的随机对照试验 . 中国循证医学杂志，18（8）：812-815."为例，具体分析其偏倚风险评估结果为：①文中仅提到"随机"，未具体描述随机方法。②文中未明确提及执行或未执行分配隐藏。③文中描述"两组患者在性别、年龄、病程等基线特征方面差异无统计学意义（$P>0.05$）"。因而试验组和对照组基线具有可比性。④文中未提及对研究对象实施盲法。⑤文中未提及对干预者实施盲法。⑥文中未提及对结果测评者实施盲法。⑦文中描述"对照组：给予常规治疗和一般护理。试验组：在对照组常规治疗和一般护理的基础上，进行健康教育干预"。⑧文中未提及有失访病例。⑨文中未提及有缺失的数据。⑩文中描述结局指标测量的方法，两组均一致。⑪ 文中描述"护理满意度采用四川省护理质量控制中心统一制定的患者对护士满意度调查问卷，评价患者对护理人员操作技能、服务水平和服务态度的满意度""疾病知识知晓度使用四川省老年医学会消化专业委员会制定的慢性胃炎调查问卷，评价患者对慢性胃炎的发病机制、病因、治疗要点和注意事项的知晓度""护理质量采用 WHQQL-36 评分表，评价患者的心理状况、睡眠质量、运动情况和日常饮食情况。"说明结局指标的测评方法可信。⑫ 文中描述"统计分析采用 SPSS 20.0 软件进行统计分析。计量资料以$\bar{x}\pm s$表示，计数资料以百分比（%）表示。两组间的差异采用 t 检验和卡方检验进行比较。$P<0.05$ 时差异有统计学意义。"说明资料分析方法恰当。⑬ 根据文中描述，可以判断研究设计合理。本文献最终的偏倚风险判断结果见表 3-8。

表 3-8　该文献偏倚风险评价结果

评价项目	是	否	不确定	不适用
（1）研究对象分配是否真正采取了随机化分组？		√		
（2）分组方案是否采取了分配隐藏？		√		
（3）试验组和对照组基线是否具有可比性？	√			
（4）是否对研究对象采取了盲法？			√	
（5）是否对干预者采取了盲法？			√	
（6）是否对结果测评者采取了盲法？			√	
（7）除了要验证的干预措施，各组接受的其他措施是否相同？	√			
（8）随访是否完整，如不完整，是否采取措施处理？			√	
（9）是否将所有入组的研究对象均纳入结果分析中？			√	
（10）是否采用相同的方式对各组研究对象的结局指标进行测评？	√			
（11）结局指标的测评方法是否可信？	√			
（12）资料分析方法是否恰当？	√			
（13）研究设计是否合理？在研究实施和分析过程中是否有偏离标准 RCT 处？	√			

2. 类实验性研究文献的质量评价　很多非随机试验设计，如类实验性研究也可为有效性护理干预的评价提供重要的参考依据。

（1）类实验性研究偏倚的产生：类实验性研究（quasi-experimental studies），也称半实验研究，是指采用外部变量估计因果关系影响大小的研究，而这些外部变量是研究者所不能控制的。其与实验性研究设计相近，但是缺少了研究法三个特点之中的一种或两种，如未能进行随机分组和（或）没有对照组，其目的也在于评判干预措施的效果。

（2）类实验性研究的优点：在护理实践中，当无法严格控制干扰变量而不能采用实验性研究来探讨因果关系时，如观察手术后某种护理措施对患者恢复的疗效情况，此时若对术后患者采用随机安慰剂对照试验，显然是不合适的，对于无对照的试验，效果的判断更是难于完全归因于干预措施，因而结果不如实验性研究的可信度高。进行类实验性研究时，由于每项非随机研究设计均存在一定程度的偏倚，单纯地将这些研究结果累加可能会加重这种偏倚。类实验研究可能存在的偏倚有：①选择偏倚；②实施偏倚；③测量偏倚；④发表偏倚；⑤失访偏倚。在对类实验性研究文献进行质量评价时，应从以上几个方面进行开展偏倚风险评估。

（3）类实验性研究文献质量评价方法：案例系列（case series）文献质量评价。JBI 循证卫生保健中心 2016 年对案例系列研究修订的质量评价量表共包括 10 个条目，评价结果同样采用“是”“否”“不确定”“不适用”4 项进行记录，见表 3-9。

表 3-9　JBI 对案例系列研究质量评价量表

评价项目	是	否	不确定	不适用
（1）案例系列研究是否有明确的纳入标准？				
（2）是否以标准可靠的方式对病例系列研究中所有参与者进行测量？				
（3）是否应用有效的方法来确定病例系列中所有参与者的情况？				
（4）案件系列研究中是否纳入连续的参与者？				
（5）案件系列研究中是否完全包含参与者？				
（6）是否清楚地报告了研究参与者的人口统计数据？				
（7）是否明确地报告了参与者的临床信息？				
（8）是否清楚报告了病例的结果或随访结果？				
（9）是否明确地报告了网站 / 诊所的人口统计信息？				
（10）统计分析方法是否适当？				

（4）案例报告（case report）研究质量评价：案例报告是针对一例或几例具有共性的案例进行回顾性分析。澳大利亚 JBI 循证卫生保健中心（2016）对案例报告文献的质量评价工具包含 8 个评价项目（表 3-10）。评价者需对每个评价项目做出“是”“否”“不确定”“不适用”的判断，并最终经过小组讨论，决定该研究是纳入、排除，还是需获取进一步的信息。结果同样采用“是”“否”“不确定”“不适用”4 项进行记录。

表 3-10　JBI 对案例报告研究质量评价量表

评价项目	是	否	不确定	不适用
（1）是否清楚描述患者的人口统计特征？				
（2）是否清楚描述患者的病史并以时间表的形式呈现？				
（3）是否清楚描述患者目前的临床表现？				
（4）是否清楚描述诊断测试或评估的方法和结果？				
（5）是否清楚描述干预措施或治疗程序？				
（6）是否清楚描述干预后的临床表现？				
（7）是否发现并描述了不良事件（危害）或意外事件？				
（8）案例报告是否提供类似的经验？				

（二）分析性研究的质量评价与案例分析

1. 队列研究文献的质量评价与实例分析

（1）质量评价：JBI 循证卫生保健中心于 2016 年针对队列研究文献修订了质量评价工

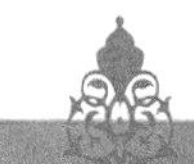

具，共包括 11 个条目，评价结果同样采用“是”“否”“不确定”“不适用”4 项进行记录（表 3-11）。

表 3-11　JBI 对队列研究研究质量评价量表

评价项目	是	否	不确定	不适用
（1）两组研究对象是否来自同一人群？				
（2）是否采用相同方式测评两组的暴露因素？				
（3）是否采用有效且可信的方法测量暴露？				
（4）是否识别了混杂因素？				
（5）是否采用措施处理了混杂因素？				
（6）研究 / 暴露开始时研究对象是否未出现观察结局？				
（7）是否采用有效且可信的方法测量结果？				
（8）是否报告随访时间且随访时间足以获得结果的发生？				
（9）随访是否完整？若没有，是否描述并探究失访的原因？				
（10）是否采取措施解决不完整的随访？				
（11）资料分析方法是否恰当？				

（2）案例分析：现以“杨海艳，等，2018 . 小儿肺炎护理的队列研究效果探究 . 护理实践与研究，15（6）：85-87. ”，详细解读偏倚风险评估方法。

① 文中描述“研究对象选择 2016 年 3 月至 2017 年 6 月我院儿科收治的小儿肺炎作为研究对象，来源含门诊收治后确诊患儿、院内急诊等其他科室收入后院内转入者、院外转入者，同等情况下优先选择新发病例作为入选对象，随机选择系统队列研究患儿作为暴露组，同时按照 1 ∶ 1 的比例选择未进行队列研究的患儿作为对照组。”说明研究对象来自同一人群判断结果为“是”。② 文中描述“纳入与排除标准：经临床诊断确诊为小儿肺炎者，无其他重大疾病、伤残以及相关其他呼吸系统疾病的患儿，在儿科进行较为合理的 12 周以上系统治疗，且患儿及其家属在住院期间有较好的依从性，配合度较好。”说明采用相同方式测评两组的暴露因素判断结果为“是”。③ 文中描述“质量控制 Ⅰ 严格按照纳入与排除标准选择研究对象，关注两组研究对象的代表性。Ⅱ 调查项目的选择制定过程中切合科室实际情况，同时进行预调查完善项目。与患儿家属进行较深入沟通，提高调查的真实性，减少偏倚。Ⅲ 集中课题参与人员进行专业知识和相关技能的培训。Ⅳ 控制整个过程中的质量以及问卷的有效性。”说明采用有效且可信的方法测量暴露判断结果为“是”。④ 和⑤文中描述对混杂因素的处理有严格的控制方法（具体见上条），因而，识别并采用措施处理了混杂因素判断结果为“是”。⑥ 文中未明确提及研究 / 暴露开始时研究对象出现或未出现观察结局，判定为“不确定”。⑦ 同③，依据文中描述，对“是否采用有效且可信的方法测量结果？”判定结果为“是”。⑧ 文中描述“研究对象入选研究后，经 2 周的队列暴露，1 周后调查记录患儿的相关变量的结局情况”，报告了随访时间且随访时间足以获得结果的发生，因而判定结果为“是”。⑨ 文中未明确报告是否存在缺失病例或随访不完整的数据，判定结果为“不确定”。⑩ 同⑨，未明确报告存在或不存在不完整随访病例数据，因而判定结果为“不确定”。⑪ 文中描述“统计学处理：调查结束后由专业人员统一对问卷整理核查编码，经 EpiData 3.0 录入，使用 SPSS19.0 进行相关统计学分析”，判定结果为“是”。

2. 病例 - 对照研究的质量评价与案例分析

（1）质量评价：JBI 循证卫生保健中心于 2016 年同样针对病例 - 对照研究修订了质量评价工具，共包括 10 个条目，评价结果同样采用“是”“否”“不确定”“不适用”4 项进行记录，见表 3-12。

表 3-12　JBI 对病例 - 对照研究质量评价量表

评价项目	是	否	不确定	不适用
（1）除了病例组存在疾病而对照组没有疾病外，两组之间是否具有可比性？				
（2）病例组和对照组是否匹配？				
（3）识别病例组和对照组的标准是否一致？				
（4）是否以标准、有效和可靠的方式测量暴露？				
（5）是否以相同的方式测量病例组和对照组的暴露量？				
（6）是否确定了混淆因素？				
（7）是否有处理混杂因素的策略？				
（8）是否以标准、有效和可靠的方式评估病例组和对照组的结果？				
（9）感兴趣的曝光期是否足够长且有意义？				
（10）统计分析方法是否适当？				

（2）案例分析：现以“曹小彤，徐翠荣，王静静，等，2017. 慢性心力衰竭患者生活质量影响因素的病例 - 对照研究 . 护理学报，24（23）：5-8.”为例，详细解读病例 - 对照研究的偏倚研究风险评估方法。

此篇文献最终的偏倚风险判断结果如下，所有判定结果均为“是”，是一篇质量评价高的文献，见表 3-13。

表 3-13　该文献偏倚风险判断结果

评价项目	是	否	不确定	不适用
（1）除了病例组存在疾病而对照组没有疾病外，两组之间是否具有可比性？	√			
（2）病例组和对照组是否匹配？	√			
（3）识别病例组和对照组的标准是否一致？	√			
（4）是否以标准、有效和可靠的方式测量暴露？	√			
（5）是否以相同的方式测量病例组和对照组的暴露量？	√			
（6）是否确定了混淆因素？	√			
（7）是否有处理混杂因素的策略？	√			
（8）是否以标准、有效和可靠的方式评估病例组和对照组的结果？	√			
（9）感兴趣的曝光期是否足够长且有意义？	√			
（10）统计分析方法是否适当？	√			

（三）非实验性研究质量评价与案例分析

1. 横断面研究（cross-sectional studies）**文献质量评价量表**　JBI 循证卫生保健中心 2016 年对横断面研究修订的质量评价量表共包括 8 个条目，评价结果同样采用“是”“否”“不确定”“不适用”4 项进行记录（表 3-14）。

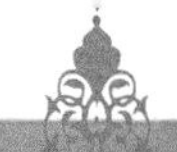

表 3-14　JBI 对横断面研究质量评价量表

评价项目	是	否	不确定	不适用
（1）样本中是否有明确的纳入标准？				
（2）是否详细描述研究对象和背景？				
（3）是否以有效可靠的方式测量暴露因素？				
（4）是否有客观的标准来衡量病情？				
（5）是否存在混淆因素？				
（6）是否有处理混杂因素的策略？				
（7）测量结果是否有效可靠？				
（8）统计分析方法是否适当？				

2. 案例分析　现以“王萍仙，2018. 三级甲等综合医院住院患者静脉治疗横断面调查分析 . 齐鲁护理杂志，24（9）：54-56.”为例，详细解读横断面研究风险评估方法。此篇文献最终的偏倚风险判断结果，见表 3-15。

表 3-15　该文献偏倚风险评估结果

评价项目	是	否	不确定	不适用
（1）样本中是否有明确的纳入标准？	√			
（2）是否详细描述研究对象和背景？		√		
（3）是否以有效可靠的方式测量暴露因素？	√			
（4）是否有客观的标准来衡量病情？	√			
（5）是否存在混淆因素？			√	
（6）是否有处理混杂因素的策略？			√	
（7）测量结果是否有效可靠？	√			
（8）统计分析方法是否适当？	√			

（四）专家意见和专业共识类文献的质量评价

澳大利亚 JBI 循证卫生保健中心（2016）对专家意见和专业共识类文献的质量评价工具包含 6 个评价项目。评价者需对每个评价项目做出“是”“否”“不确定”“不适用”的判断，并最终经过小组讨论，决定该研究是纳入、排除，还是需获取进一步的信息，见表 3-16。

表 3-16　JBI 循证卫生保健中心对意见和共识类文献的真实性评价

评价项目	评价结果			
（1）是否明确标注了观点的来源？	是	否	不确定	不适用
（2）观点是否来源于该领域有影响力的专家？	是	否	不确定	不适用
（3）所提出的观点是否以研究相关的人群利益为中心？	是	否	不确定	不适用
（4）陈述的结论是否基于分析的结果？观点表达是否有逻辑性？	是	否	不确定	不适用
（5）是否参考了现有的其他文献？	是	否	不确定	不适用
（6）所提出的观点与以往文献是否有不一致的地方？	是	否	不确定	不适用

第三节　护理量性研究证据的报告规范

一、随机对照试验报告规范

低质量的临床随机对照试验会对疗效产生错误的估计，因此，应当准确、完整地报告随机对照试验的设计、实施、分析和外部有效性信息，从而让读者能够判断试验内部和外部的有效性。1996 年，一个由临床试验学者、统计学家、流行病学家和生物医学编辑组成的国际小组制定了 CONSORT 声明，即临床试验报告统一标准（Consolidated Standards of Reporting Trials），并随后多次对此声明进行更新。最新一次更新在 2010 年，基于最新的方法学证据，将声明的清单扩充至 25 个条目（表 3-17），并针对每个条目，提供了纳入清单的理由、方法学背景和已发表的报告案例。目前 CONSORT 声明已获得越来越多的支持与认可，超过 400 种国际学术期刊明确支持此声明。

表 3-17　随机对照试验 CONSORT 条目清单

条目	报告项目	内容
1	标题与摘要	a. 在题目中体现随机化试验；b. 结构化摘要，包括试验设计、方法、结果和结论
引言		
2	背景和目标	a. 科学背景与试验理由解释；b. 研究目标或假设
方法		
3	试验设计	a. 试验设计（如平行、析因设计），包括分配比；b. 试验开始后方法上的重要改变（如研究对象入选标准的改变）及原因
4	研究对象	a. 研究对象的入选标准；b. 数据收集的机构和地点
5	干预	各组干预的详细内容，包括何时、如何实施，以便重复
6	结局	a. 明确定义主要和次要指标，包括何时、如何评价；b. 试验开始后结局的改变和原因
7	样本大小	a. 样本量大小如何确定；b. 对期中分析和终止试验的条件进行解释（如适用）
随机化		
8	分配方法	a. 产生随机分配序列的方法；b. 随机化类型；任何限定情况（如区组和区组大小）
9	分配隐藏	实施随机序列的方法（如连续编码的容器），阐明隐蔽分配序列的措施
10	实施	谁产生分配序列，谁纳入研究对象，谁分配研究对象
11	盲法	a. 如果实施盲法，应说明对谁实施（如研究对象、干预提供者、评价结局者），如何实施的；b. 组间干预相似性
结果		
12	统计方法	a. 比较组间主要结局与次要结局的统计方法；b. 其他分析如亚组分析和调整分析
13	纳入流程（推荐流程图）	a. 各组接收随机分配、接受干预和进入主要结局分析的研究对象数量；b. 各组随机化之后发生的失访、排除及原因
14	对象的招募	a. 招募研究对象和随访的日期范围；b. 研究终止或终止的原因
15	基线数据	反映各组基线人口学特征和临床特征的表格
16	分析数量	各组纳入分析的研究对象数目（分母），是否按照最初分组进行分析
17	结局和估计	a. 对每个主要和次要结局，报告各组结果、效应估计和精度（95% 可信区间）；b. 对二分类结局，报告绝对效应和相对相应
18	其他分析	报告其他分析（如亚组分析和调整分析）结果，区分预先设定的分析和探索性分析
19	危害	所有重要危害或未预期到的效应

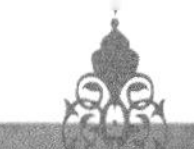

续表

条目	报告项目	内容
讨论		
20	局限性	试验局限性；关注偏倚的来源；不精确程度；多重比较问题
21	外推性	试验结果的外推性（外部有效性、适用性）
22	结果解释	权衡利弊并考虑其他相关证据，对结果进行解释
其他		
23	注册	注册机构名称与注册号
24	研究方案	可以获得完整研究方案的地方
25	资助	资助来源和其他支持，资助者的作用

二、类实验性研究文献的报告规范

近些年来，CONSORT 声明对临床试验报告的质量和规范化起到了不可估量的作用，但是目前对于非随机对照试验的报告质量，尚缺乏一个公认的评价标准。美国疾病预防控制中心（CDC）的 HIV/AIDS 综合防治研究小组（prevention research synthesis）通过总结 HIV 行为干预研究的 RCT 和非随机研究结果，发现很多研究报告未能包含该研究必要的信息（如干预的剂量、频率和时间、效应大小等数据）。该组织于 2003 年 7 月在亚特兰大召开了 CDC 下属期刊编辑会议。与会者达成共识，认为更清晰和标准的研究报告规范不应只包括随机对照研究，还要扩展到非随机对照设计的研究，并据此提出了类实验性研究的报告规范（Transparent Reporting of Evaluations with Nonrandomized Designs，TREND）。TREND 声明最初发表于 2004 年的 *American Journal of Public Health* 杂志上。此声明目前在各大杂志的投稿说明中没有做硬性要求，但是仍建议参考 TREND 声明进行类实验性研究报告的撰写，以保证报告的质量与规范性，见表 3-18。

表 3-18　类实验性研究 TREND 条目清单

条目	报告项目	内容
1	标题摘要	a. 研究对象如何分配到各个干预组；b. 摘要格式化；c. 研究对象或抽样的相关信息
介绍		科学背景与理论的解释
2	背景	行为干预设计中应用的理论
方法		
3	研究对象	a. 研究对象的入选标准；b. 征集受试者的方法；c. 征集环境；d. 数据收集的环境与地点
4	干预	各组干预的细节以及何时、如何实施
5	目标	特定的目标和假说
6	结局	a. 明确定义主要和次要指标；b. 描述收集数据的方法和提高测量水平的方法；c. 有效的测量工具信息，如对心理和生物学特性的测量
7	样本大小	样本量大小如何确定，如有可能，应解释中期分析和终止试验的条件
8	分配方法	a. 分配单位（如个人、小组、社区）；b. 分配方法，包括描述任何的限制（如区组、分层、最小化）；c. 为减少因非随机化而可能出现的偏倚所采取的措施（如匹配）
9	盲法	研究对象、干预实施人员、结局评估人员是否并不知晓分组情况？如果是，描述盲法是如何实现的，且效果如何？
10	分析单位	a. 描述用于评价干预措施效果的最小分析单位（如个人、小组、社区）；b. 如果分析单位和分配单位不同，描述调整的分析方法（如考虑设计效应、采用多水平模型分析方法）

续表

条目	报告项目	内容
11	统计方法	a. 比较各组主要结局的统计学方法，包括非独立数据的复杂统计方法；b. 其他分析方法，如亚组分析和调整混杂变量的分析方法；c. 若采用缺失数据的填补方法，还应给予描述；d. 说明采用的统计软件或程序
结果		
12	研究对象流程	a. 研究各个阶段（入组、分组、干预措施的分配、随访、分析）研究对象的数目变化（强烈推荐使用流程图）；b. 描述研究计划的改动之处，并说明原因
13	研究对象	征集和随访的时间范围
14	基线数据	a. 各组研究对象在基线时的人口学特征和临床特征；b. 与特定疾病预防研究有关的每个研究状况的基线特征；c. 研究人群中失访者与在失访者基线特征的总体比较或分层比较；d. 基线研究人群和目标人群的基线特征比较
15	基线一致	各组基线的数据和用于控制极限差异的统计方法
16	分析数字	a. 纳入各分析组的研究对象数目（分母），尤其是结局不同时会发生变化的分母，如有可能采用绝对数字来表述结果；b. 说明是否采用了意向性分析，如未采用，应描述分析中如何处理不依从的研究对象数据
17	结局估计	a. 描述各组的主要和次要结局，报告效应的点估计值和可信区间大小；b. 报告无效和阴性结果；c. 如果事先定义并评价了干预措施效果，还需要列入结果
18	辅助分析	总结其他亚组分析和调整混杂变量的分析方法，阐明哪些是预先设计，哪些是探索性的
19	不良事件	各组内发生的不良反应事件或非预期效应（总结测量方法、效应的点估计和可信区间）
讨论		
20	解释	a. 结合研究假设、潜在偏倚的来源、测量的误查、多重比较分析及研究的局限性，对结果进行解释；b. 结果的讨论应考虑干预实施发挥作用的机制（因果通路）或其他可能的机制和解释；c. 讨论干预实施的有利因素和不利因素，干预的真实性；d. 对研究、计划或决策建议的讨论
21	外推性	在考虑研究人群、干预措施特点、随访时间、激励性、依从率、研究场所和机构的特殊性等因素的基础上，讨论试验结果的外推行（外部有效性）
22	证据总体	结合现有的证据和理论，对结果进行全面解释

注：TREND 声明与 CONSORT 声明基本相符，但其中条目 8、条目 10 和条目 15 与 RCT 无太大关系，但与类实验性研究设计非常相关，需特别注意

三、观察性研究 - 案例报告的报告规范

广义的案例报告包括单个病例报告和病例系列报告两种，均属于无对照的临床研究。长期以来，由于缺乏报告规范的指导，大多数案例报告不够严谨，其质量也参差不齐，无法指导临床实践或规范描述实验设计。2013 年 CARE 工作组制订完成的 CARE 共识（CARE Report）为案例报告提供了严谨的报告规范（表 3-19），目前已被多家国际医学期刊和 EQUATOR 协作组所认可和推荐。

表 3-19　案例报告 CARE 条目清单

条目	报告项目	内容描述
1	标题	词语“案例报告”与本案例中最受关注的内容应列于标题中
2	关键词	以 2 ～ 5 个关键词概括本案例的关键要素
3	摘要	a. 简介；b. 患者的主要症状和重要临床发现，主要诊断、治疗干预和结果；c. 结论
4	简介	本案例的简要背景概要，提及相关的医学论文
5	患者信息	a. 人口统计信息；b. 患者的主要症状；c. 医疗、家庭和心理历史，相关的共病，包括过往的干预及其结果

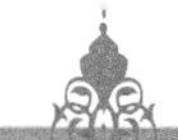

续表

条目	报告项目	内容描述
6	临床发现	描述相关的身体检查（PE）结果和其他重要的临床表现
7	时间表	按时间顺序描述患者的病程
8	诊断评估	a. 诊断方法；b. 诊断难点；c. 诊断推断，包括其他已考虑的诊断；d. 预后特征
9	治疗干预	a. 干预的类型；b. 干预的管理；c. 干预的改变
10	跟进和结果	a. 临床医生和患者评估结果；b. 重要随访和检查结果；c. 干预依从性和耐受性；d. 不良和意外事件
11	讨论	a. 本案例的优点和局限性；b. 相关医学论文的讨论；c. 结论的理论依据；d. 从本案例报告"获取的"主要经验
12	患者的观点	患者分享其关于所接受治疗的观点和经验
13	知情同意书	患者是否提供知情同意书？请在要求时提供

四、队列研究、病例 - 对照研究、横断面研究的报告规范

观察性研究在调查疾病病因、医疗干预的效果和危害方面也具有重要的作用，主要研究设计包括队列研究、病例 - 对照研究和横断面研究。观察性研究报告应当完整、详细地报告与研究结果、偏倚、适用性等密切相关的重要内容，从而更准确地对研究内部和外部的真实性进行评价。目前，STROBE（Strengthening the Reporting of Observational Studies in Epidemiology）声明作为观察性研究报告规范，已经被越来越多的生物医学期刊所认可及采用（表 3-20）。STROBE 声明共有 22 个条目，其中 18 项是 3 种研究设计共用的，另外 4 项则在不同的研究设计上存在差异。

表 3-20　观察性研究 STROBE 条目清单

条目	序号	报告项目	报告建议		
			队列研究	病例 - 对照研究	横断面研究
介绍	1	标题与摘要	a. 在题目或摘要中使用常用术语体现研究设计类型；b. 在摘要中对所做的工作和获得的结果进行总结		
	2	背景 / 原理	解释研究的科学背景与原理		
	3	目标	阐明研究目标，包括任何预先确定的假设		
方法	4	研究设计	在文章中尽早报告研究设计的重要内容		
	5	机构	描述数据收集的机构、地点和时间范围，包括征集研究对象、暴露、随访和数据收集的时间范围		
	6	研究对象	a. 描述研究对象合格标准、研究对象选择来源和方法、随访方法；b. 对匹配研究，报告匹配标准、暴露与暴露人数	a. 描述研究对象合格标准、确定病例和选择对照的选择来源和方法，选择病例和对照的原理；b. 对匹配研究，报告匹配标准和每个病例匹配的对照数	描述研究对象合格标准、研究对象选择来源和方法
	7	变量	明确定义所有结局指标、暴露、预测因子、潜在混杂因素和效应修正因子，尽可能给出诊断标准		
	8*	数据来源 / 测量	对每个变量，描述数据来源和详细的测量方法。如果存在两组或以上，描述组间测量方法的可比性		
	9	偏倚	描述减少潜在偏倚的措施		
	10	样本量	描述样本量是如何确定的		
	11	定量变量	解释定量变量如何分析		
	12	统计方法	a. 描述所有统计方法，包括控制混杂的方法；b. 描述亚组分析和交互作用分析的方法；c. 描述缺失数据如何处理；d. 描述敏感性分析的方法		
			e. 描述如何处理失访	e. 如何分析匹配设计	e. 针对抽样策略的分析方法

续表

条目	序号	报告项目	报告建议		
			队列研究	病例 - 对照研究	横断面研究
结果	13*	研究对象	a. 报告各阶段研究对象数量；b. 描述各阶段退出研究的原因；c. 推荐使用流程图		
	14*	描述性资料	a. 描述研究对象的特征、关于暴露和潜在混杂因素的信息；b. 报告各变量上存在缺失数据的人数；c. 队列研究 - 总结随访时间		
	15*	结局资料	报告结局事件数量和综合指标	报告各暴露类别的人数或暴露综合指标	报告结局事件的人数或相关综合指标
	16	主要结果	a. 报告未调整结果、调整混杂后结果及精确度（95% 可信区间）；b. 对连续性变量进行分组时，报告界值；c. 把相对危险度估计转化为绝对危险度		
	17	其他分析	报告其他分析，如亚组分析、交互作用分析和敏感性分析		
讨论	18	主要结果	概括与研究目标有关的主要结果		
	19	局限性	结合潜在偏倚或不精确性，讨论研究局限性和可能偏倚的方向和大小		
	20	解释	结合研究目标、局限性、多重比较、相似研究的结果和其他相关证据，对结果进行谨慎解释		
	21	外推性	讨论试验结果的外推性（外部真实性）		
其他信息	22	资助	给出当前研究的资助来源和资助者角色，如可能，给出当前文章基于的原始研究的资助情况		

* 在病例 - 对照研究中分别给出病例和对照的相应信息；在队列研究和横断面研究里给出暴露组和未暴露组的相应信息

知识强化与小结

证据的严格评价旨在通过分析评价系统来判别研究所获得证据的可信性、有效性及实用性。护理证据评价是循证护理创证和用证的重要环节。由于研究设计类型不同、证据和研究文献质量各有差异，只有对护理研究文献的设计进行分析、评价和筛选，才能获取最可靠、最真实和最严谨的相关研究证据。由于护理证据的多元性，证据评价的复杂性，护理研究文献证据评价不是依据评价者的主观感觉、临床或研究经验来判断，而是依据科学、规范的评价标准对文献的真实性、重要性和适用性内容进行评价。本章重点阐述了 Cochrane 协作网随机对照试验文献偏倚风险评估工具及评价标准和 Joanna Briggs 循证卫生保健中心不同类型研究文献的质量评价，用案例详细分析介绍了 Joanna Briggs 循证卫生保健中心 2016 年 11 月最新修订的，针对干预性随机对照试验的质量评价工具 13 个条目，类实验性研究如案例系列（case series）文献质量评价的 10 个条目，个案报告（case report）研究质量评价的 8 个评价项目，分析性研究即队列研究文献的质量评价 11 个条目，病例 - 对照研究的质量评价 10 个条目，非实验性研究即横断面研究（cross-sectional studies）质量评价量表 8 个条目和专家意见、专业共识类文献的质量评价 6 个评价项目。此外，护理原始研究证据的规范报告基于最新的方法学证据，将随机对照试验 CONSORT 条目声明的清单扩充至 25 个条目，CONSORT 声明对临床试验报告的质量和规范化起到了不可估量的作用。TREND 声明进行类实验性研究报告的撰写，以保证报告的质量与规范性。2013 年 CARE 工作组制订完成的 CARE 共识（CARE Report）为案例报告提供了严谨的报告规范，目前已被多家国际医学期刊和 EQUATOR 协作组所认可和推荐。STROBE 声明作为观察性研究报告规范，已经被越来越多的生物医学期刊所认可及采用，本章就上述内容做了详尽

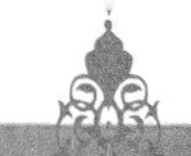

的描述，旨在帮助学习者理解不同研究设计质量评价及报告规范的内容、要求和标准的不同之处。

（赵　霏、路兴华、王　倩 编，王新田 审校）

复习思考题

1. 随机对照试验（RCT）研究可产生的偏倚有哪些？
2. 类实验性研究可产生的偏倚有哪些？
3. 队列研究和病例 - 对照研究分别是什么？对其质量评价的方法有哪些？
4. 简述 JBI 中心针对随机对照试验（RCT）研究文献质量评价的内容。
5. 分别列出随机对照试验（RCT）、类实验性研究、分析性研究、横断面研究的报告规范。
6. 护理量性研究证据包括哪些研究设计类型？各自的评价内容有哪些？
7. 随机对照试验和观察性研究的报告规范中的条目评价及报告标准应注意什么？
8. 观察性研究与干预性研究的随机对照试验研究质量评价有何不同？质量评价工具内容有哪些？

参 考 文 献

曹小彤，徐翠荣，王静静，等，2017. 慢性心力衰竭患者生活质量影响因素的病例 - 对照研究 [J]. 护理学报，24（23）：5-8.

顾莺，张慧文，周英凤，等，2018. JBI 循证卫生保健中心关于不同类型研究的质量评价工具 - 分析性研究的质量评价 [J]. 护士进修杂志，33（6）：513-516.

胡雁，郝玉芳 . 2018. 循证护理学 [M]. 北京：人民卫生出版社：52-75.

黄嘉膂，林嘉盈，等，2019. 膳食模式与精液质量参数相关性的 Meta 分析 [J]. 国际生殖健康 / 计划生育杂志，38（5）.

靳英辉，2017. 从论文学角度看国内循证护理发展 [J]. 河南大学学报（医学版），36（2）：80-84.

靳英辉，马恩婷，花巍，等，2012. 国内护理领域系统评价 /Meta 分析的方法学与报告质量评价 [J]. 中国循证医学杂志，12（9）：1148-1155.

孙凤，2015. 医学研究报告规范解读 [M]. 北京：北京大学医学出版社 .

王萍仙，2018. 三级甲等综合医院住院患者静脉治疗横断面调查分析 [J]. 齐鲁护理杂志，24（9）：54-56.

王新田，2014. 实用循证护理学 [M]. 北京：科学出版社：202-205.

杨海艳，等，2018 . 小儿肺炎护理的队列研究效果探究 [J]. 护理实践与研究，15（6）：85-87.

阳国兴，杜光会，等，2018. 健康教育在慢性胃炎护理干预中效果的随机对照试验 [J]. 中国循证医学杂志，18（8）:812-815.

曾宪涛，李胜，马钻，等，2012. Meta 分析系列之八：Meta 分析的报告规范 [J]. 中国循证心血管医学杂志，4（6）：500-503.

曾宪涛，刘慧，陈曦，等，2012.Meta 分析系列之四：观察性研究的质量评价工具 [J]. 中国循证心血管医学杂志，4（4）：297-299.

周英凤，顾莺，胡雁，等，2018. JBI 循证卫生保健中心关于不同类型研究的质量评价工具 - 干预性研究的质量评价 [J]. 护士进修杂志，33（1）：24-26.

周英凤，胡雁，朱政，等，2017. JBI 循证卫生保健模式的更新及发展 [J]. 护理学杂志，32（3）：81-83.

Des Jarlais DC, Lyles C, Crepaz N, et al, 2004. Improving the reporting quality of nonrandomized evaluations of behavioral and public health interventions：the TREND statement[J]. Am J Public Health, 94（3）：361-366.

Elm E, Altman DG, Egger M, et al, 2008. The Strengthening the Reporting of Observational Studies in Epidemiology（STROBE）statement：guidelines for reporting observational studies[J]. J Clin Epidemiol, 61（4）：344-349.

Gagnier JJ, Kienle G, Altman DG, et al, 2013. The CARE guideline：consensus-based clinical case reporting guideline development[J]. BMJ Case Rep, 9（10）：233.

Schulz KF, Altman DG, Moher D, et al, 2010. CONSORT 2010 statement：updated guidelines for reporting parallel group randomized controlled trails[J]. Ann Intern Med, 152（11）：726-732.

Semaan S, Kay L, Strouse D, et al, 2002. A profile of US-based trails of behavioral and social interventions for HIV risk reduction[J]. Journal of Acquired Immune Deficiency Syndromes, 30：S30-S50.

Victora CG, Habicht JP, Bryce J, 2004. Evdence-based Public health：moving beyond randomized trials[J]. Am J Public Health, 94（3）：400-405.

Zeng XT, Zhang YG, Kwong JSW, et al, 2015. The methodological quality assessment tools for preclinical and clinical studies, systematic review and meta-analysis, and clinical practice guideline：a systematic review[J].J Evid Based Med, 8（1）：2-10.

第4章 护理质性研究证据的评价与报告规范

学习目标

1. 解释 质性研究、护理质性研究的概念、特点，比较质性研究与量性研究的关系。
2. 理解 开展护理质性研究的思考与现状。
3. 分析 阐述分析护理质性研究常用的资料收集与分析方法。
4. 熟悉 JBI-QARI 和 CASP 质性研究质量评价的工具、项目和方法。
5. 概括 举例阐述质性研究报告的统一标准与内容。

第一节 开展护理质性研究的思考与现状

一、开展护理质性研究的思考

1. 质性研究与护理学研究相通性 质性研究与护理专业特点相通性为护理学研究领域再拓展奠定了基础。两者的相通性主要表现在：质性研究注重人的感受和个人感受的差异性，而护理服务强调个性化整体护理。由于护理对象“人”是护理实践的主体，质性研究为护理实践与研究开拓了研究前景。

2. 质性研究揭示了护理的本质和内涵 基于临床护理实践的护理质性研究，采取多学科融合，发挥质性研究的作用，揭示护理实践活动中现象后面的本质和内涵。

3. 质性研究在健康领域面临的挑战 护理学是自然学科与人文社会学科相互交织所形成的一门综合性应用学科，而质性研究是通过不同的研究方法解释人的感受及体验，揭示现象后的本质因素，启发对护理内涵的深刻反思，对学科内涵建设具有实用意义。

4. 质性研究方法学为护理研究提供了广阔的发展空间 质性和量性方法综合研究理论框架，为护理人员开展护理研究提供了广阔的发展空间，为解释说明专业领域的现象和问题提供了方法学理论框架，是护理学开展综合研究解决实际问题的行动指南。

5. 质性研究具有独特的理论基础、过程和特点 通过对事物或现象整体、深入的研究，有助于指导护理实践，构建护理体系，发展护理理论，其作用不言而喻。

6. 质性研究为循证护理研究架起一座桥梁，提供了另一种形式的证据 护理学科的人文性，循证护理证据的特征性、多元性、层次性和等级性，护理对象的感受及体验，量性研究与质性研究难以比拟，质性研究本身的特点和性质更适合于护理领域的研究。

护理质性研究更适合于规范解决临床护理问题，满足护理对象需求，建立护理对象从社会文化和宗教信仰等各方面综合性护理，运用质性研究提高护理质量及研究能力。

二、护理质性研究的现状

1. 国外护理质性研究现状 随着医疗模式转变和整体护理理念的提出，质性研究在探索患者心理、社会等问题的研究中得到越来越多的应用与关注。自20世纪80年代美国护理专家将质性研究引入护理专业以来，质性研究在国外发展迅速。我国学者翟佳的一项护理质性研究文献计量学分析结果显示，西方发达国家已成为护理质性研究的主体，在护理质性研究中占据优势地位，其中美国、英国和澳大利亚是全球护理质性研究发文量最多的国家，研究方法多样化，护士、护理学生、妇女、儿童及患病人群（慢性病、艾滋病、癌症、临终患者等）为主要研究热点人群，研究主题包括心理健康、姑息治疗、护理教育、健康促进、社会支持、跨文化护理等方面。近年来，国外护理领域质性研究呈逐年上升的趋势，但仍存在不同程度的质量问题，研究显示医疗卫生领域的质性研究存在研究者特征报告不全面、资料收集和分析过程报告不充分、质量控制措施报告欠缺等诸多质量问题。

2. 国内护理质性研究现状 我国护理质性研究已迈入快速发展并广泛应用于临床的阶段，除了研究数量的增加，多样化的资料收集和分析方法在不断探索中，除现象学研究之外更多类型的质性研究方法，如扎根理论、案例研究等已开展。研究领域从健康教育、心理护理、压力评估、社会工作、交流沟通、临床个案到卫生项目评价等涉及各个领域。研究对象包括患者、护士、护理管理者、护理学生、患者家属以及社区工作者和老年人等。研究内容包括临床护理、护理管理、护理教育等各个方面。以患者为研究对象所占比例最大。对护理学生和护士的调查占研究对象的第二位，如关于体验式教学的质性研究，调查 ICU 护士照顾长期昏迷患者的体验和真实感受等。目前部分质性研究应用于临床教学，探讨以微信为代表的新型社交媒体医学教育。以患者家属为研究对象亦是质性研究的一大特点，体现了人文关怀在护理临床中的应用。从以上调查对象和研究内容来看，质性研究已经涵盖并渗透护理研究的各个领域和各类人群，回顾分析国内护理质性研究存在的问题与国外相似，最新研究显示 43.8% 的条目充分报告率低于 50%，研究团队和过程不能充分反映研究结果；研究设计和方法单一；资料分析结果报告不充分、转化应用较少、质性与量性联合研究不足，在设计、方法、质量及分析报告、严谨性等诸方面有待于进一步探讨。

第二节 护理质性研究的概述

一、质性研究概念、特点与量性研究的比较

（一）质性研究的概念

Burns 和 Grove 认为，质性研究是叙述人生的经历，并赋予其某种意义，通过挖掘其意义获得某种洞察力而使用的系统的、主观的研究方法。Leininger 认为质性研究是对某种现象在特定情形下的特征、方式、含义进行观察、记录、分析、解释的过程，其目的是尽量保持研究现象的本质，尽量完整地叙述和解释研究对象的原始观点。Burns 认为质性研究的概念为：①代替基础研究的循证主义范例；②语言就是数据；③数据分析主要是归纳的方法；④理论开发是数据分析的结果。Polit 和 Beck 认为，质性研究就是使用灵活的研究设计，通过收集丰富的叙述性资料，运用彻底全面的方法调查事物现象的研究方法。Holloway 认为质性研究各有各自的定义，但均具有理解个人、集体、文化的社会现实这一共同目的。

综上所述，质性研究是以研究者本人作为研究工具，在自然情境下，采用多种资料收集方法，对研究现象进行深入的整体性探究，从原始资料中形成结论和理论，通过与研究对象互动，对其行为和意义建构获得解释性理解的一种活动。

（二）质性研究的特点

质性研究的特点，不同的学者有不同的见解，基于 Polit 和 Beck，Holloway 和 Wheeler，Miles 和 Huberman 等各位学者的研究，综合提取共同的要素：①研究者即是研究工具。②研究者需要长期、倾注于深入研究情境中。③研究者与研究对象互为角色，站在研究对象的立场、视点、角度，感受其经历和体验非常重要。④研究者和研究对象的相互作用不断推进。⑤数据来源不是数字本身，而是用叙述性的语言等表示。⑥数据收集方式与方法多种多样。⑦数据收集和分析同时进行并相互影响。⑧数据分析方法为归纳性分析。⑨明确细腻描述事物的本质，注重严谨性。⑩研究探索事物的整体性。

（三）质性研究与量性研究的比较

在理解质性研究与量性研究基础的前提下，二者在理论研究和方法探讨及选择，比较如下。

1. 理论研究比较　见表 4-1。

表 4-1　质性研究与量性研究理论研究比较

比较要点	质性研究	量性研究
相同点	①无论是质性研究还是量性研究最终目标都是获得新的见解。②文献检索均在研究实施前和论文总结时进行。③无论致力于哪一种研究方法，均要运用数据库进行文献检索和文献分析，分析实施的研究是否得到了新的见解	
不同点		
实施方法	质性研究在实施过程中，为了避免文献分析观点的影响，排除研究实施过程中的偏倚和先入为主的观点，必须进行数据收集	量性研究以文献分析得到的新知识为基础，设计研究计划并实施研究
研究目的	捕捉事物的本质	提示一般化规律
文献运用	①收集数据时，注意不被文献观点所左右（避免先入为主）。②撰写论文时引用。③最初研究计划阶段，研究对象数及具体属性不明确	①研究计划阶段，分析文献的内容，体现在变量上。②论文撰写时引用。③最初的研究计划阶段研究对象已明确
研究对象	确定研究焦点，制定选择粗略的标准和对象，根据数据收集和分析结果，继续选择研究对象	根据需要选用合适的方法抽取样本
研究对象称呼	参与者，研究参与者，情报提供者	研究对象，调查对象
数据特点	①不做任何现状设置。②在自然情境下，进行详细的数据收集。③将现实置换为数据时，并不一定按照研究者的框架进行，而是用研究对象不受限制的方式展现。④受前后文脉的束缚	①研究计划阶段事先确定要收集的数据（变量）。②数字性数据。③通过问卷调查将现实置换为数据。④按照研究者事先设计好的框架进行，不受前后文脉束缚
数据收集方法	非结构式访谈、半结构式访谈、观察法、记录表、照片、录像	问卷调查、结构式访谈、运用测定工具、对照实验
分析	解释意义	统计分析
研究过程	数据收集与分析同时进行，反复循环过程	数据收集结束后分析，线性过程

2. 研究过程比较　见图 4-1。

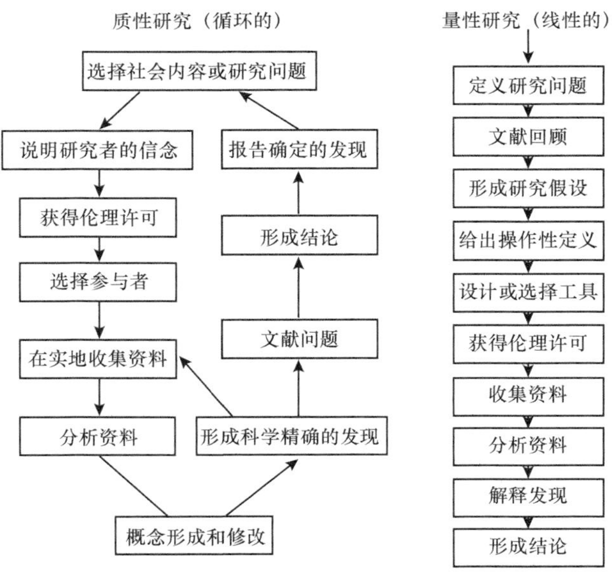

图 4-1　质性研究与量性研究过程比较

二、护理质性研究的概念及常用的研究方法

（一）护理质性研究的概念

护理质性研究即在自然状态中，研究者以护理人员的角色进入研究情境中，与研究对象建立良好的信任关系，在研究对象知情同意的情况下，以会谈、观察等方法收集研究对象的语言及非语言行为资料，访谈的内容全程录音，观察或访谈结束后，事后回忆的方式归纳、演绎等逻辑推理，整理收集资料，以叙述体的方式记录所进行的研究过程和研究方法。

（二）护理质性研究常用的研究方法

不同的研究范畴和研究内容决定了研究方法，护理质性研究常用的研究方法比较，见表4-2。

表 4-2　护理质性研究的主要方法比较

比较要点	叙述研究	现象学研究	扎根理论研究	民族志学研究	事例研究
哲学基础	社会科学	现象学	象征相互作用论	文化人类学	社会科学
焦点	现象的叙述	了解基于现象的生活经历本质	以数据为基础开发理论，形成理论概念	叙述和解释团体的文化	深层剖析事例
数据收集	访谈法、观察法、问卷调查法	访谈法	访谈法、观察法	访谈法、观察法、书面资料的分析	访谈法、观察法、书面资料的分析
数据分析	编码、分类	编码、模式分类	通过持续比较进行编码、分类	编码、分类	模式匹配、时间序列分析

1. 现象学研究（phenomenological research）　是以德国哲学家 Edmund Husserl 和 Martin Heidegger 的哲学观为基础。Husserl 认为现象是个人所经历的情境，只有当个体经历了这个情境，现象才有存在的意义。现象学研究关注的往往是对人们的经历具有重要意义的问题，适用于了解生活经验本质的问题研究，其目的是明确现象的本质和含义。常用方法如下。

（1）访谈法：是现象学研究资料收集常用的方法，即研究者与被研究者面对面有目的的交谈。通过深入访谈，研究对象描述某方面的生活经历，通过观察、反思来理解研究对象的经历。

（2）Colaizzi 方法：Colaizzi 提出了 7 步现象学研究方法。①仔细阅读访谈记录。②反复阅读，分析陈述。③编码。④内容概念化，提炼主题。⑤为探求结果详细、无遗漏地描述。⑥辨别出相似的观点，升华主题概念。⑦结果返回到研究对象再确认。

2. 扎根理论研究（root theory research）

（1）概述：所谓扎根是指研究得出的理论资料为基础，从资料中提炼而来。该方法学以社会学中的符号互动论（symbolic interaction theory）为基础，探索人们如何定义现实，他们的信念如何与他们的行为相联系，聚焦于人们之间的互动过程，探索人类的行为和社会作用，解释了为什么个体努力使自己的行为适合他人的行为。扎根理论关注社会过程和社会结构，以及社会发展和演化过程，其主要目的是对现实中的现象进行深入解释，并概况为理论。

（2）特点：①强调理论来源于数据。②强调研究者要保持“理论敏感性”。③强调理论建构是一种不断比较、连续抽象的过程。④强调目的性抽样、开放性抽样与理论抽样的相结合原则。

3. 民族志学（人种学）研究（ethnographic research）　民族志学研究又称人种学研究，最早起源于人类文化学。民族志学主要研究方法是参与观察法、访谈法、资料分析法和问卷调查法。1985 年 Leininger 开发了研究护理现象的方法论，被称为护理民族志学研究。研究重点是某一特定群体的生活习惯、文化习俗，人们的行动，对群体文化或者区域社会直接记述，适于

研究整体的生活方式，探讨蕴藏于文化群体的含义。例如，现在的年轻人都热衷于玩手机，这个群体意味着什么？等等。

4. 行动研究法（action research） 行动研究法起源于社会心理学领域，由 Kurt Lewin 于 1944 年提出，他认为该研究方法可使理论和实践相互作用并形成统一。行动研究法是将研究与解决工作中的实际问题密切结合的一种研究方法，是对现实世界活动的一种小规模的介入，并对这种介入产生的影响进行仔细考察。研究者与研究对象根据状况的判断可以运用多样的研究方法。行动研究是从实际工作需要中寻找课题，在实际工作过程中进行研究，由实际工作者与研究者共同参与，在明确问题的基础上与研究对象共同设计并实施，通过计划、行动、观察、反思的不断循环，使研究成果为实际工作者理解、掌握和应用，从而达到解决问题，改变社会行为目的的研究方法。

三、护理质性研究资料收集方法与分析

（一）护理质性研究资料收集方法

1. 访谈法 访谈法是质性研究最常用的资料收集方法，主要是通过语音交流收集研究对象的第一手资料。①非结构式访谈：是研究者事先没有准备的具体问题，研究者通常以一个与研究主题相关的宽泛的问题开始，比其他访谈法灵活，并且能够获得丰富的数据。②半结构式访谈：是按照事先准备好的访谈提纲进行访谈，是质性研究最常用的资料收集方法。③结构式访谈：是研究者事先做好结构化的问题，严格按照访谈提纲的顺序和内容进行提问。④其他类型访谈：如小组焦点访谈、集体进行的访谈。⑤其他形式的访谈：如电话访谈、电子邮件访谈、视频访谈等形式。

2. 观察法 观察法常被称为“参与式观察”，即研究对象要融入研究文化中，成为研究现场的一部分，在与研究现场人们的相互作用中收集资料，研究者与研究现场的对象是伙伴关系，是民族志学最主要的研究方法。

3. 资料收集 数据来源不单是研究对象所处的研究现场，研究对象创造和使用的东西也是数据源。例如，智能手机是现代年轻人的文化特征，对于这个现象在访谈或观察中，通过语言、视觉和阅读护理记录、行政文书、历史书籍、公文、报纸等文字资料收集。

4. 资料记录 在数据收集及分析过程中，随时记录研究者浮现于脑海的疑问、闪念，对访谈、观察内容的感受和解释、使用的具体方法及其作用和初步的结论。质性研究通过访谈收集到的资料需转化为文字，在研究现场观察到的结果需要详细的重新整理，在这个过程中对于内容深入理解、阐述疑问，实际已经开始进入分析。

（二）护理质性研究资料分析方法

1. 仔细阅读原始资料（source data） 资料整理后，需反复阅读、回忆观察情境，直到真正深入到资料中，获得研究对象所述现象的一个整体理解。完成初步资料分析，即检查并追踪资料，探索从资料中获得的信息，确定需要进一步追问的问题和思考重要信息。

2. 设计分类纲要（categorizing scheme） 资料分析是将资料分解成更小的、更易掌控的单元，以便检索和回顾。分类纲要可以是具体层面的（描述性分类纲要），也可以是抽象层面的（概念性分类纲要）。描述性分类纲要多见于现象学研究，概念性分类纲要多见于扎根理论研究。

3. 编码资料（coding data） 编码可以用语言、句子或者与之对应的编号、缩写。一般研究资料中可用于编码的事物包括：①反复出现的事物。②现象或事物的形式。③现象或事物的变异性。④编码资料的原则是编码越细越好，直到达到饱和。⑤如果发现新的编码内容，可以在下一轮进一步收集原始资料。⑥注意运用研究对象使用的词语进行编码，从当事人的角度理解意义。⑦编码可以使用当事人的原话，也可以是研究者自己的概况。

4. 归类（classification） 对编码按照一定的原则进行分类，形成类属（category）。类属来源于资料，通常是对已获得编码进一步提炼。主题分析基于相似原则和对比原则。研究者整理出各类别、研究对象、行为、事件之间的相互关系，形成试探性主题（proposition），通过对初步的主题验证以确定最终的主题（theme）。

5. 描述和解释（description and interpretation） 最后阶段，研究者将各主题的片段整合成一个整体，各种主题相互关联形成一个资料的整体框架，利用图表进行概括有利于总结行为、事件和流程的发展。

第三节 质性研究在护理领域应用的案例分析

一、现象学研究在护理领域应用的案例分析

现以“吴亚美，张春梅，郑小芬，2018. 急性白血病患儿照顾者疾病获益感的现象学研究 . 中华护理杂志，53（6）：674-678.”为例，介绍现象学研究的基本过程。

（1）目的：探讨急性白血病患儿照顾者疾病获益感。

（2）对象：选取 15 名急性白血病患儿照顾者。纳入标准：①符合儿童急性白血病诊断标准照顾孩子的家庭成员；②主要承照顾者；③自愿参与并能正确表达照顾经历。排除标准：①既往有精神病史语言沟通障碍、无法正常沟通交流者。②近 2 个月发生丧亲、离异、个人事件影响情绪状态者。

（3）资料收集方法和步骤：深度访谈（半结构式访谈）结合观察法收集资料。访谈提纲：①请谈谈您孩子患病后对您带来的影响有哪些；②孩子患病的这段时间，您的内心感受是如何变化的；③……

（4）资料整理和分析：采用 Nancy 现象学 7 步分析法分析资料。

（5）结果：归纳为 4 个主题。①人生哲学的变化；②个人能力的提升；③感知多方支持；④健康相关认知行为的改善。

（6）结论：急性白血病患儿照顾者能够从孩子的患病经历中体验到疾病获益感。医护人员应了解疾病获益感，以促进早期发现并对其针对性的指导。

分析：本研究运用了质性研究的现象学研究法，其优点：①研究对象设置了严格的纳入排除标准，以资料饱和为依据明确了研究对象的样本量。②准备了半结构式访谈提纲，明确了访谈的主线。③明确了现象学的分析步骤，提炼的主题表述清晰、简练、易于理解。但存在以下不足：①从访谈提纲来看资料收集方法应为“半结构式深入访谈”，但文中未明确描述。②现象学 7 步分析法是 Colaizzi 提出的，尚未查阅到 Nancy 现象学 7 步分析法的出处。③现代学者已经不主张现象学分析法中“返回被访者处核实求证”这一点，操作上也存在困难，需要再论证。

二、扎根理论研究在护理领域应用的案例分析

现以“赵静，赵秋利，王丽敏，等，2018.2 型糖尿病患者饮食行为改变特征的研究 . 中华护理杂志，53（2）：139-143.”为例，介绍扎根理论研究的基本过程。

（1）目的：探索 2 型糖尿病患者饮食行为特征，为临床提供饮食管理指导。

（2）对象：选取 19 例符合纳入排除标准的 2 型糖尿病患者。

（3）方法：目的抽样和理论抽样的方法，开放式和半结构式访谈。

（4）资料收集方法：个体化深入访谈，访谈提纲内容同步录音。

（5）资料分析方法：（Anselm Strauss）和（Barney Claser）的扎根理论方法分析资料。

①访谈提纲聚焦于：a. 您从哪些途径获取饮食信息？这些信息在生活中是如何运用的？效

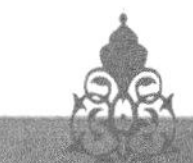

果如何？ b. 患病后您的饮食有什么改变吗？访谈过程录音，并记录研究对象的面部表情和肢体语言等。②资料整理与分析：资料的整理与分析同步，对访谈录音逐字句转录三级编码。a. 开放式编码：将资料分解、验证、比较、概念化，寻找出代码和类属。b. 轴心式编码：从 4 个线索（条件、文脉、行为 / 相互的策略以及结局）的视点建立类属和类属间相互关系整合资料；c. 选择式编码：整合和提炼分析结果。

（6）结果：2 型糖尿病患者饮食行为改变的 3 个特征。包括：①糖尿病饮食信息资源获取；②糖尿病饮食调整的 4 种类型（控制坚持型；控制难舍型；控制 - 放弃型；控制 - 放弃 - 回归控制型）；③在糖尿病饮食中享受乐趣。

（7）结论：提示糖尿病患者应注意饮食信息获取的来源，不可盲目尝试。在饮食中享受自由的饮食喜好，将有助于提高其遵医饮食行为。医护人员应了解患者饮食行为改变的特征，为患者提供正确的指导。

分析：本研究运用了质性研究的扎根理论研究法。其优点：①明确了抽样方法，并设置了严格的排除纳入标准。②按照提前准备好的访谈提纲描述了开放式及半结构式资料收集方法及资料分析的三级编码。③提炼的主题简洁、清晰，讨论紧扣研究结果，体现了数据的严密性。

但存在以下不足：①未阐述扎根理论研究方法的原理，运用此方法的理由。②扎根理论研究基于社会学中的符号互动论，探索人们的信念如何与他们的行为相联系，聚焦于人们之间的互动过程，强调一个动态变化的过程，需要对研究结果做一个梗概介绍，本文未体现。③扎根理论研究重点在于形成没有的理论，重视体现动态变化过程的理论框架的建立，本文未呈现。

三、民族志学（人种学）研究在护理领域应用的案例分析

现以“Taylor J.Sims J. & Haines T.P，2014. 养老院照护人员的决策制定情况和情境意识的关系—— 一项民族志学研究 . Journal of Advanced Nursing，70（12）：2767-2778.”为例，介绍民族志学研究法的基本研究过程。

（1）研究目的与问题：探索养老院照护人员的决策制定情况与情境意识（situation awareness）的关系。

（2）研究对象：澳大利亚墨尔本四家养老机构照护居住的老人和三所机构中 18 位护士和护理员。

（3）研究方法：民族志学研究方法，非参与式观察法观察，小组焦点访谈。

（4）资料收集与分析：观察和访谈资料分析，该研究形成了首要主题为“活动照护过程中的决策制定”，以连续认知理论（cognitive continuum theory，CCT）为指导，了解养老院照护人员的决策制定情况和情境意识的关系。

（5）结果：养老院照护人员的决策制定根据情境意识水平分为体制辅助的决策制定、居住老人和同事辅助的决策制定和自我反思和直觉性的决策制定。照护人员意识到居住老人辅助的决策制定需求与以患者为中心的照护理念相一致。研究者也发现不同的照护人员具有不同水平的情境意识。

（6）结论：通过合作性和反思性的实践支持可促进护理人员发展自己的决策制定能力、情境意识和以人为中心的活动照护质量。

分析：本研究运用了质性研究的民族志学研究方法，其优点：①为探索养老院照护人员的决策制定情况和情境意识，针对养老照护人员这一特殊群体文化的研究，适合于民族志学研究法。②以连续认知理论为研究指导理论，运用了非参与式观察法和小组焦点访谈法收集数据，研究指导理论选择恰当，收集的数据全面、翔实，达到质性研究数据的“绵密性”要求。存在不足：未详细描述数据的分析过程。

四、行动研究法研究在护理领域应用的案例分析

现以"葛玉荣，闫树英，赵丽丽，等，2016. 行动研究法在护士科研能力培训中的应用 . 中华护理杂志，51（1）：75-78."为例，介绍民族志学研究法的基本研究过程。

（1）目的：探讨护理人员科研能力现状及培训现存问题，构建护理科研培训课程体系。

（2）对象：采用目的抽样法，选取宁夏某三级甲等综合医院符合入选条件的 45 名临床护士。

（3）方法：依据行动研究法框架，将 45 名在职护士分 3 期，15 名 / 每期，通过计划、行动、观察、反思的步骤进行了 3 个循环的过程实施护理科研培训。

（4）资料收集与分析：小组访谈、自我评价等收集资料方法发现问题，改进培训课程。

（5）结果：结果显示研究对象各次课程的平均成绩均高于培训前，3 轮培训同一课程平均成绩逐步提高；各轮研究对象的整体平均成绩逐渐提高，3 个循环学员平均成绩差异有统计学意义。访谈资料分析显示学员学习兴趣和学习自主性提高。

（6）结论：研究结论证实运用行动研究法提高了护理科研培训效果，构建了适合于在职护士的科研培训课程体系。

分析：本研究运用质性研究的行动研究法。其优点：①致力于改变现实存在的问题，边实践边研究，研究方法选择恰当。②按照行动研究法计划、实施、观察、反思的步骤进行了 3 个循环，每一循环的研究结果均有改进的策略，实践与研究均有成果，研究结果实用性强。③质性研究结合量性研究，研究结果说服力强。存在的不足：①只在一家医院范围内实施，样本量略显局限。②研究结果的进一步推广运用未实施，运用效果有待验证。

第四节　护理质性研究证据评价与报告规范及案例分析

一、护理质性研究证据评价的常用工具与案例分析

（一）护理质性研究证据评价的常用工具

1990 年 Guba 提出质性研究的方法学质量评价，其质性研究应注意研究结果的真实性、应用性、一致性和中立性。目前关于质性研究的评价标准仍未统一，护理领域常用的质性研究质量评价工具有 2016 年澳大利亚循证卫生保健中心（JBI）的质量评估与评价工具（Qualitative Assessment and Review Instrument，JBI-QARI）和 2013 英国牛津大学循证医学中心文献严格评价项目（critical appraisal skills program，CASP）等，二者原则基本一致，但评价的重点有所侧重，前者主要从质性研究的哲学基础及方法学进行评价，研究者可根据研究特点与评价要点选用不同的工具进行质量，后者主要从质性研究设计的严谨性，结果的可信度，研究结果与现有实践的相关性进行评价。

1. 澳大利亚 JBI 质量评估与评价工具（JBI-QARI）　护理领域最新最常用的质性研究评价工具是 2016 年澳大利亚 JBI 循证卫生保健中心的质性研究评价项目与方法，见表 4-3。

表 4-3　JBI-QARI

评价项目	评价结果			
1. 哲学基础和方法学是否一致？	是	否	不清楚	不适用
2. 方法学与研究问题或研究目标是否一致？	是	否	不清楚	不适用
3. 方法学与资料收集方法是否一致？	是	否	不清楚	不适用
4. 方法学和资料的代表性及资料分析的方法是否一致？	是	否	不清楚	不适用

续表

评价项目	评价结果			
5. 方法学与结果的阐释是否一致？	是	否	不清楚	不适用
6. 是否从文化背景、价值观的角度说明研究者自身状况？	是	否	不清楚	不适用
7. 是否阐述了研究者对研究的影响？或研究对研究者的影响？	是	否	不清楚	不适用
8. 研究对象是否具有典型性？是否充分反映研究对象及其观点？	是	否	不清楚	不适用
9. 研究是否通过合理的伦理审查委员会的批准？	是	否	不清楚	不适用
10. 结论的得出是否源于对资料的分析和阐释？	是	否	不清楚	不适用

2. 英国牛津大学循证医学中心质性研究质量评价项目　2013 年评价项目，见表 4-4。

表 4-4　英国牛津大学循证医学中心质性研究质量评价项目（CASP）

评价项目	评价结果			
1. 是否清楚阐述了研究的目标？	是	否	不确定	不适用
2. 采用的质性研究方法是否恰当？	是	否	不确定	不适用
3. 研究设计对该研究目标来说是否恰当？	是	否	不确定	不适用
4. 入选研究对象的方法是否恰当？	是	否	不确定	不适用
5. 资料收集方法是否恰当？	是	否	不确定	不适用
6. 是否充分考虑了研究者与研究对象之间的关系？	是	否	不确定	不适用
7. 是否考虑了伦理问题？	是	否	不确定	不适用
8. 资料分析方法是否缜密？	是	否	不确定	不适用
9. 结果陈述是否清晰？	是	否	不确定	不适用
10. 研究的价值有多大？	是	否	不确定	不适用

（二）护理质性研究证据评价的案例分析

现以“邢双双，等，2018. 医护人员对急性白血病护理质量评价的质性研究 . 护理研究，32（10）：3056-3060.”为例，详细解读其循证卫生保健中心的质性研究评价（JBI-QARI）项目与方法。评价结果见表 4-5。

表 4-5　质性研究质量评价案例分析结果

项目	是	否	不确定	不适用
1. 哲学基础和方法学是否一致？		√		
2. 方法学与研究问题或研究目标是否一致？			√	
3. 方法学与资料收集方法是否一致？		√		
4. 方法学和资料的代表性及资料分析的方法是否一致？	√			
5. 方法学与结果的阐释是否一致？	√			
6. 是否从文化背景、价值观的角度说明研究者自身状况？		√		
7. 是否阐述了研究者对研究的影响？或研究对研究者的影响？		√		
8. 研究对象是否具有典型性？是否充分反映研究对象及其观点？	√			
9. 研究是否通过合理的伦理审查委员会的批准？			√	
10. 结论的得出是否源于对资料的分析和阐释？	√			

二、护理质性研究证据评价的报告规范

关于质性研究报告标准，目前尚无公认的权威标准，常用于质性研究质量评价的报告规范有 COREQ 和 SRQR。

1. COREQ 质性研究的报告标准 2007 年澳大利亚悉尼大学公共卫生学院 Allison Tong 等学者制定发布的 COREQ 质性研究报告标准（Consolidated Criteria Reporting Qualitative Research，COREQ），包括个人深入访谈和焦点小组访谈的 32 项条目和清单，该标准具体且易于掌握，见表 4-6。

表 4-6 COREQ 质性研究报告统一标准：32 项清单

编码	项目	提示性问题 / 描述
第一部分：研究者		
研究者个人特征		
1.	访谈者 / 协助者	哪位（些）作者实施的访谈？
2.	资格证书	研究者具备什么资格？如理学博士或医学博士
3.	职业	在研究进行时，研究者的职业是什么？
4.	性别	研究者是男性还是女性？
5.	经验和培训	研究者的经验和培训情况如何？
研究者与参与者的关系		
6.	关系的建立	与参与者的关系是在研究前就建立了吗？
7.	参与者对研究者的了解	参与者了解研究者的哪些信息？如访谈目的
8.	研究者的特征	文中报告了研究者的哪些特征？如研究者进行研究的原因和个人兴趣，研究假设
第二部分：研究设计		
9.	方法学观点和理论	文中报告了哪些方法学观点？如扎根理论、话语分析、民族志学和内容分析
选择参与者		
10.	选样	如何选择研究对象？如目的性选样、方便选样、连贯选样、滚雪球选样
11.	沟通的方法	如何与研究对象沟通？如面对面、电话、信件或电子邮件
12.	样本量	有多少名研究对象？
13.	拒绝参加或中途退出	多少人拒绝参加研究或中途退出？原因是？
研究场所		
14.	资料收集的场所	在哪里收集的资料？如家中、医院、工作场所
15.	在场的非参与者	除了研究对象与访谈者外，是否还有其他人在场？
16.	样本特征的描述	研究对象的主要特征是什么？如人口学资料和日期
资料收集		
17.	访谈提纲	访谈中所用到的问题、提示和提纲等是否由作者提供？是否经过预访谈检验？
18.	重复访谈	是否进行过重复访谈？如何进行，有多少次？
19.	录音 / 录像	是否通过录音或录像收集资料？
20.	实地笔记	在个体访谈 / 焦点访谈过程中和（或）结束后是否做了实地笔记？
21.	时长	个体访谈或焦点组访谈的时长是多少？
22.	资料饱和	是否讨论了资料的饱和？
23.	转录资料返还	转录文字是否返还给参与者进行评价和更正？

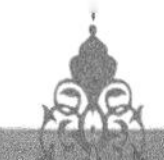

续表

编码	项目	提示性问题 / 描述
第三部分：分析和结果		
资料分析		
24.	资料编码的数量	共用了多少个代码对资料进行编码？
25.	描述编码树	作者是否描述了编码树？
26.	主题的来源	主题是事先预设的还是来源于资料？
27.	软件	如果使用了软件管理资料，是什么软件？
28.	参与者检查	研究者是否提供了对研究结果的反馈？
报告		
29.	报告引文	是否用了研究对象引文来说明主题或结果？每条引文是否都有身份标识？如研究对象编号
30.	资料和结果的一致性	呈现的资料和报告的结果之间是否一致？
31.	重要主题的清晰报告	在结果中，是否清晰报告了重要的主题？
32.	次要主题的清晰报告	是否有对特殊案例的描述或次要主题的讨论？

2. SRQR质性研究的报告标准 《质性研究报告标准》（*Standards for Reporting Qualitative Research*，SRQR）是于2014年由O'Brien等学者通过综合文献中的报告标准推荐和专家建议构建制定的，可广义用于质性研究的报告标准，并提供各标准的举例，具有较强的可操作性。SRQR已被收录于美国《科学引文索引》（*Science Citation Index*，SCI）期刊列为作者投稿发表时的质性研究发表标准，也是提高卫生研究质量和透明度协作网的质性研究推荐指南之一。为便于我国学者使用，本研究组对该标准进行翻译，介绍SRQR的制作方法条目，分析其优势和局限性以及对我国质性研究发展的启示，以期为我国质性研究的学者和审稿专家提供中文版质性研究报告标准的工具，进一步规范报告内容、提高报告质量。SRQR质性研究的报告标准和清单项目包含21个条目，见表4-7。

表4-7 SRQR质性研究的报告标准和清单项目[a]（21条）

主题	条目
标题和摘要	
S1 标题	简要说明研究的性质和主题，建议将研究定义为质性研究，或指出策略（例如人种学，扎根理论）或资料收集的方法（例如访谈、焦点小组）
S2 摘要	使用目标出版物的摘要格式概括研究的关键要素，通常包括背景、目的、方法、结果和结论
前言	
S3 问题界定	研究问题 / 现象的描述、意义；对相关理论和循证研究的综述；问题陈述
S4 目的或研究问题	研究目的、具体目标或问题
方法	
S5 质性方法的策略和研究范式	质性方法的策略（如民族志，扎根理论，案例研究，现象学，叙事研究）和理论指导（如果适用）；建议明确研究范式（如后循证主义，建构主义 / 解释主义）；理由[b]
S6 研究人员的特征和反思	可能影响研究的研究者特征，包括特质、资质 / 经验、与参与者的关系、假设和（或）预设；研究者特征与研究问题、策略、方法、结果和（或）通用性之间的潜在或实际的相互作用
S7 情境	背景 / 场所和突出的情境因素；理由[b]
S8 抽样策略	如何选择及为何选择该研究对象（如参与者、文件、事件）；确定停止抽样的标准（如 样本饱和）；理由[b]

续表

主题	条目
S9 伦理问题	相应的伦理审查委员会批准的文件、参与者知情同意书文件，或对文件缺少的解释；其他保密和数据安全问题
S10 资料收集的方法	收集数据的类型；数据收集过程的细节，包括数据收集和分析的起止时间、迭代过程、对资料来源 / 方法的三角相互验证、根据不断变化的研究结果修改步骤（如果适用）；理由[b]
S11 资料收集的工具、技术	描述数据收集的工具（如访谈提纲，问卷）和设备（如录音机）；在研究过程中是否 / 如何改变工具
S12 研究单元	纳入研究的参与者、文件或事件的数量和相关特征；参与程度（可在结果中报告）
S13 数据处理	分析前和分析过程中处理数据的方法，包括转录、数据录入、数据管理和安全、数据完整性验证、数据编码、引述的匿名 / 去识别化
S14 数据分析	研究者参与数据分析、确定并发展推论和主题等的过程；通常参考一个具体的范式或方法；理由[b]
S15 提高可信度的技术结果 / 发现	提高数据分析的可靠性和信度的技术（如成员检查、审查追踪、三角相互验证）；理由[b]
S16 综合与解释	主要发现（如解释、推论和主题）；可能包括理论或模型的发展，或与前期研究 / 理论的整合
S17 联系循证资料	证明分析结果的证据（例如引用、现场笔记、文本摘录、照片）讨论
S18 整合前期研究、影响、可推广性、对该领域的贡献	主要结果的简要概述；解释结果和结论如何联系，支持、详细说明或挑战前期学术的结论；讨论适用范围 / 可推广性；明确对某一学科或领域独特的学术贡献
S19 局限性	结果的可信度和局限性
其他	
S20 利益冲突	对研究实施和结论潜在或觉察到的影响；如何管理
S21 资金来源和其他	资金来源和其他支持；资助者在数据收集、解释和报告中的作用

注：a 作者通过文献检索确定质性研究的指南、报告标准和关键评估标准，综述检索到资源的参考文献，并联系专家获得反馈，最终构建了 SRQR。b 理由：指需简要讨论选择某一理论、策略、方法或技术，而不是其他选项的理由，以及这一选择所隐含的假设和局限性，选择如何影响研究的结论和可推广性，如果合适，多个条目的理由可一起讨论

知识强化与小结

随着护理学的研究与深入，质性研究在护理学领域的应用和价值愈显突出。护理质性研究为循证护理研究架起一座桥梁，提供了另一种形式的证据。我国质性研究已迈入快速发展并广泛应用于临床阶段，质性研究方法学为护理研究提供了广阔的发展空间。本章重点就质性研究概念、特点、质性研究与量性研究的比较、护理质性研究概念和常用研究方法及护理质性研究证据评价与报告规范做一介绍，并案例分析以便学习者理解。现象学研究、扎根理论研究、民族志学（人种学）研究和行动研究法构成当今护理质性研究的四大常用研究方法，资料收集方法主要有访谈、观察、收集、数据记录。访谈分为非结构式访谈、半结构式访谈、结构式访谈、其他类型的访谈和其他形式的访谈和资料分析方法首先仔细阅读原始资料，设计分类纲要，编码资料，最后归类并描述和解释。文献质量评价是质性系统评价的必要步骤，为有效护理方案和政策的制定提供科学依据。目前质性研究的质量评价标准仍未统一，常用的质性研究质量评价工具有 JBI-QARI（2016）和 CASP（2013）。护理常用的质性研究质量评价工具是 JBI-QARI。质性研究报告规范有 COREQ 和 SRQR，目前常用的是 COREQ（2007）质性研究报告规范。SRQR《质性研究报告标准》是于 2014 由 O'Brien 等学者构建制定，已被收录于美国《科学引文索引》（*Science Citation Index*，SCI）期刊，列为作者投稿发

表时的质性研究发表标准，也是提高卫生研究质量和透明度（Enhancing the Quality and Transparency of Health Research，EQUATOR）协作网的质性研究推荐指南之一。质性研究学者不断创新和探讨研究方法，期待护理领域更为科学便捷趋于成熟的质性研究证据及其评价与报告应运而生。

（葛玉荣、达　瑛、王　倩 编，王新田 审校）

复习思考题

1. 结合量性研究的特点，阐述质性研究与量性研究的关系。
2. 阐述质性研究资料分析的基本要素。
3. 举例概述护理领域常用的质性研究方法及资料收集与分析方法。
4. 选择一篇质性研究文献，按 JBI 循证卫生保健中心和 CASP 质性研究质量评价标准对其质量学评价并概括其质性研究统一标准报告内容。

参考文献

葛玉荣，闫树英，赵丽丽，等 . 2016. 行动研究法在护士科研能力培训中的应用 [J]. 中华护理杂志，51（1）：75-78.

胡雁，王志稳，2017. 护理研究 [M]. 5 版 . 北京：人民卫生出版社 .

刘军，张瑶，窦昊颖，等，2015. 国内护理质性研究文献计量学分析 [J]. 护理研究，29（19）：2401-2403.

瞿佳，翁雪玲，高玲玲，2018. 护理质性研究文献计量学分析 [J]. 护理研究，32（10）：1637-1639.

王新田，2014. 实用循证护理学 [M]. 北京：科学出版社：60-64.

王新田，侯婕，杨克虎，2011. 护理质性研究对循证护理的影响探讨 [J]. 护理学报，5：46-48.

吴亚美，张春梅，郑小芬，2018. 急性白血病患儿照顾者疾病获益感的现象学研究 [J]. 中华护理杂志，53（6）：674-678.

邢双双，等，2018. 医护人员对急性白血病护理质量评价的质性研究 [J]. 护理研究，32（10）：3056-3060.

杨丹，2016. 临床护理教师在实习生带教中微信应用体验的质性研究 [D]. 杭州：浙江大学 .

杨琳，杨志英，阮洪，2019. 质性研究报告标准介绍及思考 [J]. 护理学杂志，34（14）：105-108.

赵静，赵秋利，王丽敏，等，2018.2 型糖尿病患者饮食行为改变特征的研究 [J]. 中华护理杂志，53（2）：139-143.

Al-Moghrabi D，Tsichlaki A，Alkadi S，et al，2019.How well are dental qualitative studies involving interviews and focus groups reported[J]. Dent，84：44-48.

Burns N，1989.Standards for qualitative research[J]. Nurs Sci Q，2（1）：44-52.

Creswell JW，1998.Qualitative Inquiry and Research Design：Choosing among Five Traditions[J]. Sage Publication，Thousand Oaks，CA.

Godinho MA，Gudi N，Milkowska M，et al，2019. Completeness of reporting in Indian qualitative public health research：a systematic review of 20 years of literature[J]. J Public Health，41（2）：405- 411.

Holloway，Immy，1997. Basic concepts for qualitative research[J]. Contemporary Nurse A Journal for the Australian Nursing Profession，7（2）：72-73.

Knowles SE，Toms G，Sanders C，et al，2014. Qualitative meta-synthesis of user experience of computerised therapy for depression and anxiety[J]. PLoS One，9（1）：e84323.

Leininger，MM，1985.In Qualitative research methods in nursing[M].Orlando，FL：Grune and Stratton.

May CR，Masters J, Welch L，et al，2015.EXPERTS 1-experiences of long-term life-limiting conditions among patients and carers：protocol for a qualitative meta-synthesis and conceptual modelling study[J].

BMJ Open, 5（4）：e007372.

O’Brien BC，Harris IB，Beckman TJ，et al，2014.Standards for Reporting qualitative research：a synthesis of recommendations[J]. Acad Med，89（9）：1245-1251.

Polit DF, Beck CT, 2004.Nursing Research：Principles and Methods[M].7th ed. Philadelphia: Lippincott Williams & Wilkins.

Taylor J, Sims J, Haines TP, 2014. Relationship between decition-making and situational awareness of nursing home carers-a ethnographic study[J]. Journal of Advanced Nursing, 70（12）：2767-2778.

Tesch R, 1990. Qualitative Research：Analysis Types and Software Tools[M]. New York: The Falmer Press.

Toye F, Seers K，Allcock N，et al, 2014. Meta-ethnography 25 years on：challenges and insights for synthesising a large number of qualitative studies[J]. BMC Med Res Methodol,14：80.

下　篇
循证护理学的基本技能

第 5 章　检索循证护理证据的技能

学习目标

1. 解释　医学信息检索、布尔逻辑运算符的概念。
2. 详述　在"6S"证据金字塔模型中"6S"分别代表的意义和内容。
3. 叙述　医学信息检索的过程和内容；循证护理证据的检索特点。
4. 区别　循证护理证据检索与传统护理文献检索的不同。
5. 阐述　"6S"证据金字塔模型中各层证据资源的常见来源。
6. 熟练掌握　循证护理"用证"和"创证"检索方法和过程。

证据是循证实践的核心，有效查找证据和（或）合成证据是促进循证实践开展的必要环节和必备能力之一。护理人员作为护理证据的创证者和用证者，必须熟练掌握查找证据的方法，具备医学信息检索的基础知识和检索技能，这既是发展循证护理对护理人员提出的必然要求，也是保证循证护理学科能够得以深入研究与持续良性发展的基础。

第一节　医学信息检索的基础

一、医学信息检索的基本原理

1. 医学信息检索概念　医学信息检索是以高敏感词语为标识，采用计算机语言（如布尔逻辑运算符）将标识进行灵活组配，在潜在资源库抓取出目标资源的技术。

2. 医学信息检索的原理　包括 3 个过程：①基于用户需求明确实践过程中所面临的临床问题，基于此确定主题词和自由词（如关键词和文本词）。②基于所明确的主题词和自由词，依据不同目标数据库引文索引特点，采用计算机语言构建对应的检索策略。③基于所构建的检索策略，选择可被各要素识别的字段（如题目、摘要和关键词），进行信息匹配，从而抓取高匹配率的文献资源。医学信息检索的基本原理，见图 5-1。

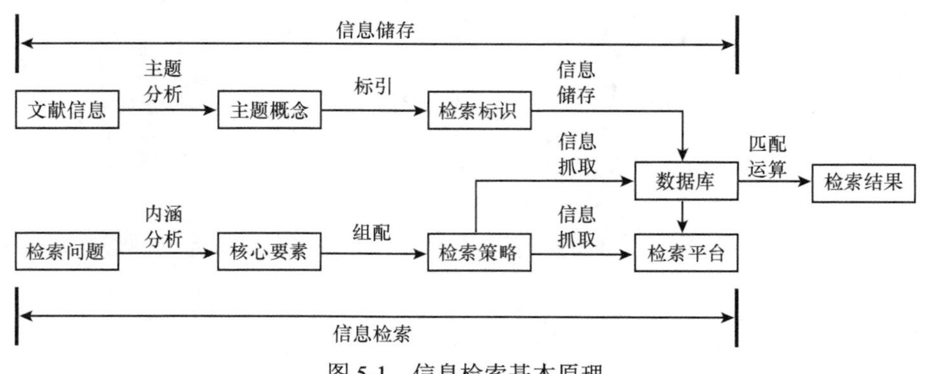

图 5-1　信息检索基本原理

二、医学信息数据库的基本结构

医学信息数据库的基本结构是相同的，包括字段（field）、记录（record）和文档（file）3 个基本单元，见图 5-2。

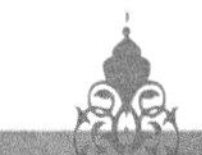

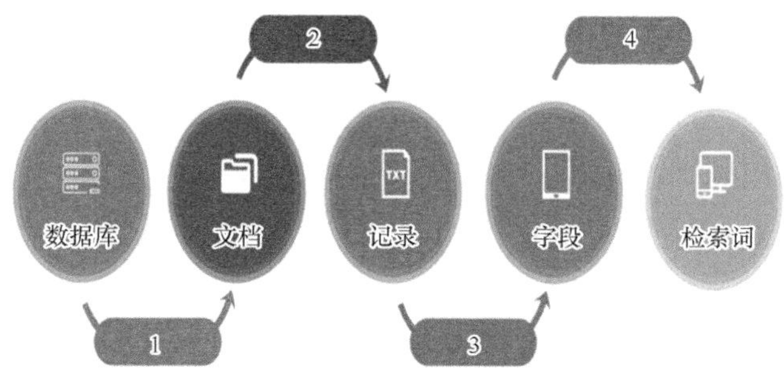

图 5-2　数据库基本结构

1. 字段　字段是数据库结构中最小的单位，是对记录进行特定分段后所进行的字符标引，如题目、摘要、关键词、文献类型、发表日期等。

2. 记录　在医学数据库中，一条记录就相当于一篇文献。每一条记录都描述了一个原始信息所包含的外部特征和内部特征。如图 5-3 所示，最左侧记录号就代表数据库中的每一条文献记录，而且每一条记录都被细化为多个确切的字段。

记录号 (PMID)	状态 (STAT)	发表日期 (DP)	标题 (TI)	摘要 (AB)	文献类型 (PT)	主题词 (MH)	地址 (AD)	作者 (AU)	语言 (LA)
1978234	Medline	2010 Jan	A randomized controlled trial of Internet-based self-help training for recurrent headache in childhood and adolescence	Two different self-help training programs (multimodal cognitive-behavioral training (CBT) and applied relaxation (AR)) presented via the Internet were compared with an educational intervention (EDU) in an RCT......	Randomized Controlled Trial	Adolescent Child Cognitive Behavioral Therapy/methods*	Department of Clinical Psychology and Psychotherapy, University of Göttinge Achim Elfering, Jan	Trautmann E, et al	ENG
22474630	In process	2011 Dec	Stochastic resonance whole body vibration reduces musculoskeletal pain：A randomized controlled trial	Aim：To examined the effects of stochastic resonance whole-body vibration training on musculoskeletal pain in young healthy individuals......	Not available	Not available	Thomann, Department of Psychology University of Ber	Elfering A, et al.	ENG
27032603	Publisher	2012 Jun	Medial Patellofemoral Ligament Reconstruction Combined With Bony Procedures for Patellar Instability：Current Indications, Outcomes, and Complications	Purpose：The aim of this literature review is to analyze current indications, outcomes, and complication rates of medial patellofemoral ligament (MPFL) reconstruction associated with bony procedures in order to clarify efficacy and adoptability in selected patients with patellar instability......	Review	Humans Joint Instability/surgery* Knee Joint/surgery	Department of Orthopaedic and Trauma Surgery, Campus Bio-Medico University	Longo UG, et al	ENG

图 5-3　数据库基本单元细化

3. 文档　文档包含多层含义，其中在医学信息领域理解为数据库中某一部分记录的集合。如图 5-3 所示，记录 1 ～ 3 所构成的集合就可视为一个文档。

三、医学信息检索的过程

实施医学信息检索时，需要将问题结构化，从而更加准确地列出与问题相关的检索词，然后制定相应的检索式，最终保证文献检索的满意度和准确性。

1. 分析检索需求　即明确检索的目的，通常情况下，检索需求包括“查新”“查准”和“查全”三类。

（1）以“查新”为目标的检索：此类检索的目的在于获得最新信息，适用于研究申报立项评价。

（2）以“查准”为目标的检索：此类检索的目的在于准确地抓取到与主题极为相关的信息，对捕获信息的准确性要求高于“查全”和“查新”。检索人员可通过如下方法提高检索的“查准”率：①选定更为专指的主题词。②设定副主题词。③限定检索字段。④减少或避免使用截词符和通配符。⑤减少逻辑运算符 OR 的使用，增加 AND 的应用。⑥在已知作者、物质名、登记号等情况下，直接检索。

（3）以“查全”为目标的检索：提高“查全”率的方法包括以下几种。①对主题词进行扩展检索。②采用自由词检索，并使用逻辑运算符 OR 组配所有同义词，而减少逻辑运算符

AND 和 NOT 的使用。③采用截词符。④根据已检索到的文献持续补充漏掉的检索词，循环检索直至无新的信息捕获。

明确了检索需求后，就需要将检索问题结构化，主要采用 PICOST 原则实现问题的结构化。P（population/patient）代表研究人群，I（intervention）代表研究干预，C（comparison）代表对照干预，O（outcomes）代表结局指标，S（study type）代表研究类型，T（time）代表研究时间段。例如，为了明确厄洛替尼在晚期非小细胞肺癌中的应用价值的文献，采用 PICOST 原则可将问题结构化为如下形式：P，非小细胞肺癌；I，单用厄洛替尼；C，未采用厄洛替尼的方案；O，总体生存率、无进展生存率、应答率、不良事件；S，随机对照研究；T，不做限制。

2. 选择检索方法 检索方法涉及数据库的选择和检索词的选择两个方面。

（1）数据库的选择：一般情况下可按下列顺序进行。①根据特定课题的学科专业范围、主题内容，选择合适的数据库，并确定检索途径（分类途径、主题途径、作者途径等）。②对检索需求进行概念分析和转换。要获得理想的检索结果，前提是对检索需求的概念分析做到正确、准确和全面，然后根据目标数据库的词表，把待定课题的主题内容转换成检索系统采用的检索标识和检索词，并准备若干自由词备用。

（2）检索词的选择：计算机信息的检索词分为两种。

1）主题词：主题词是用于描述医学概念的标准词汇，主题词表就是这些标准词汇及其同义词、近义词和相关词的集合，主题词表可用于对医学文献进行索引、分类和检索。最常见的主题词表是美国国家医学图书馆（NLM）编制的 MeSH（主要用于 Medline 标引）和荷兰爱思唯尔集团制作的 Emtree（主要用于 Embase 标引）。以 Medline 为例，一篇文献进 Medline 前，都有 NLM 工作人员使用 MeSH 主题词表中最能反映该文献内容的主题词对其标引。由于每篇文章都可能涉及多方面论点及主要论点，所以每篇文章都可能包含多个主题词，而其主要论点则标记为主要主题词。如一篇关于胃癌切除术后使用免疫肠内营养的 RCT 文献就可按图 5-4 中的主题词表，被划分到外科手术—消化系统手术—胃切除术。这种树状结构的好处是，不仅能清晰明确表示各级主题词的关系，还能通过扩展检索上级主题词，来同时检索该主题词下级所有的主题词，如扩展检索图 5-4 中的“胃切除术（gastrectomy）”，即可同时检索“幽门肌切开术（pyloromyotomy）”所标引的所有文献，即使这些文献并未提到“胃切除术”这个词。

All MeSH Categories
- Analytical, Diagnostic and Therapeutic Techniques and Equipment Category
  - Surgical Procedures, Operative
    - Digestive System Surgical Procedures
      - **Gastrectomy**
        - Pyloromyotomy

图 5-4 MeSH 词表树状结构

2）自由词：自由词是由用户自己根据需求选择的单词或词组。所以使用自由词检索时，常需考虑与自由词相关的近义词、同义词等，以避免漏检。如在 PubMed 中检索癌症相关文献，若只用 cancer 自由词检索，则对那些只使用 carcinoma、tumor、neoplasm 等词的文献，已经被标引的部分（状态为 PubMed-indexed for Medline）可以通过主题词匹配检出；而对一些最新还未标引的部分（如状态为 PubMed-in Process 或 PubMed-as Supplied by Publisher）则会漏检。

3）确定检索词方法：要考虑两个要求。一是课题检索要求；二是数据库输入词的要求。选择检索词时要注意：①选择规范词。选择检索词时，一般优先选择主题词做基本检索词，但为了检索的专指性，也选用自由词配合检索。②注意选用国外惯用的技术术语。③一般选用动词和形容词不使用禁用词，少用或不用不能表达课题实质的高频词。④为保证查全，同义词尽

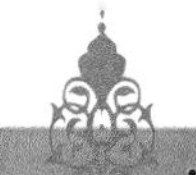

量选全，需考虑同一概念的几种表达方式。

（3）制定检索策略：目前常用的检索技术包括布尔逻辑运算符、截词符、位置运算符和限制符。

1）布尔逻辑运算符：布尔逻辑检索技术是文献检索中最常用的检索技术。简言之就是与（AND 或 *）、或（OR 或＋）、非（NOT 或－）3 个逻辑运算符。

①与（AND 或 *）：逻辑“与”/“并且”，查找既包含 A，又包含 B 的记录。其作用是缩小检索范围，提高查准率。图 5-5所示黑色区域即为运行“AND”逻辑运算后所得的检索结果。② OR：逻辑“或”/“或者”，查找包含 A 或包含 B 的记录。其作用是扩大检索范围，提高查全率。图 5-6所示黑色区域即为运行“OR”逻辑运算后所得的检索结果。③ NOT：逻辑“非”/“不包含”，查找包含 A，但不包含 B 的记录。其作用是缩小检索范围。此运算的不正确使用容易排除掉可能有用的文献，应慎用。图 5-7所示黑色区域即为运行“NOT”逻辑运算后所得的检索结果。

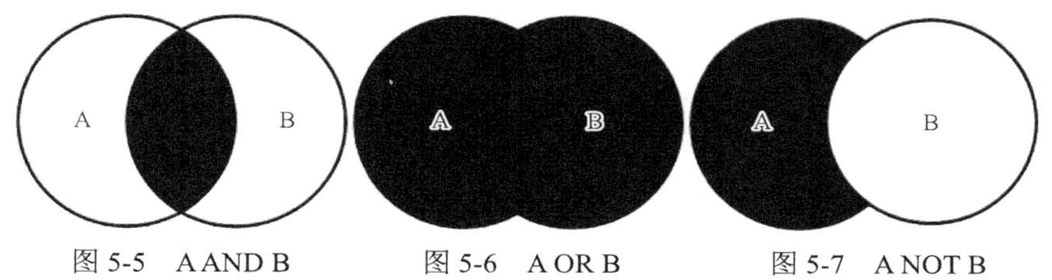

图 5-5　A AND B　　图 5-6　A OR B　　图 5-7　A NOT B

当一个检索式包含多个运算符时，通常逻辑组合执行顺序是 NOT ＞ AND ＞ OR，但并不绝对，如在 PubMed 中就是按从左到右的顺序执行组合。但不管怎么，使用“（）”总是能优先执行，故进行复杂逻辑组合时，一定使用括号来保证正确的逻辑顺序。

2）截词符：所谓截词，是指将检索词从某一位置截断，取其中的一部分作为检索的词根。截词的方式多种多样，按截词部位可分为右（后）截断、左（前）截断与中间截断，按截词复杂程度可分为单一截断和复合截断，按截断长度可分为有限截断和无限截断。截词符包括星号（*）、问号（？）及井号（#）等，但各种检索系统可识别的截词符号略有差异。右（后）截断最常用，截词检索可以解决检索词的单复数问题、词干相同而词尾不同问题及单词的英式与美式拼写差异问题。

①“*”：无限截词符，常用于名词的单复数，不同拼写方法及词干的各个衍生词的检索。如 nurs* 可检索出 nurse，nursing 和 nursery 等所有以 nurs 为词头的单词。②“？”：有限截词符，常用于一个词中间，用于替代一个字符而不替代任何字符。如 wom？ n，可检索出 woman 和 women。③“#”：截词符，只表示一个字母，如 toxic# 检索出 toxic，而不能检索出 toxicity 和 toxicology。

3）位置运算符：常用的位置运算符有 With、Near 和 In，其中 With 用于限定 2 个检索词必须同时出现在同一字段，但不限制先后位置，Near 用于限定 2 个检索词必须同时出现在同一句子中，但不限制先后位置，In 用于限定某一个检索词必须出现在某一特定的字段中。若需要将两个或两个以上的单词作为一个检索词进行检索，则可选择将这些单词加上引号，以提高查准率。

4）限制符：常用的限制检索包括字段检索，用这种方法可以将检索词限制在特定的字段中。常用的限制符有“In”“=”“＜”“＞”“＜=”“＞=”等，常用的检索字段有作者（AU）、刊名（JN）、语种（LA）、年代（PY）、摘要（AB）及机构（CS）等。例如，PY=2017 表示只检索发表于 2017 年的文献，PY ＜ =2017 表示检索 2017 年及以前发表的文献。

（4）调整检索策略：在执行检索的过程中，很难做到一步到位，因此为了保证检索结果的可靠，通常需要对检索策略进行多次调整，以检索出更为精确全面的结果。

①扩大检索（查全）：选择更多的数据库和时间范围、选择更多的检索方式（比如增加手检）、选择更多的检索途径（比如主题词 / 扩展主题词 / 上位主题词 + 自由词）、近义词 / 同义词、截词检索、减少 AND 组合中的非核心词、模糊检索、相关信息检索。②缩小检索（查准）：减少数据库数量、选择最快捷准确的检索方式、选择最准的检索途径（如 PubMed 中的主要主题词）、增加 AND 组合，减少 OR 组合、使用精确检索（如双引号）、使用字段限定检索、使用一些检索系统提供的过滤功能（如 PubMed 提供的 filter）。

（5）导出检索结果：导出检索结果是文献检索的最后一步。以 PubMed 检索结果输出为例，可以将结果以总结（summary）、摘要（abstract）、Medline 索引格式等形式导出。

四、循证文献检索与传统文献检索的区别

传统文献检索的主要目的在于获取特定研究领域最新的信息，检索没有严格的检索结构，缺乏严谨性。循证文献检索则是在已知确切问题的基础上，按照标准化的流程，全面选择检索。两种文献检索方法的区别，见表 5-1。

表 5-1　循证文献检索与传统文献检索的区别

区分点	循证文献检索	传统文献检索
证据来源	强调全面收集各种数据库、检索工具书、相关期刊、正在进行或未发表的临床文献	少有检索正在进行或未发表的文献
检索范围	强调获得当前可得的全部相关文献（不限语种和区域）	无严格要求
检索方式	以计算机检索为主，辅以手工检索，同时结合参考文献追踪与灰色文献搜集	缺乏对参考文献和灰色文献的搜集
数据库选择	检索所有相关数据库与指南库	对数据库选择无特定要求
检索策略	严谨、科学、可重复	无严格要求
检索结果	关注临床证据级别，尤其重视系统评价和随机对照研究的结果，重视文献的真实性和方法学评价	较多关注评价文献和综述文献，不涉及文献真实性和方法学评价

第二节　检索循证护理证据

一、检索循证护理证据的重要性

目前美国多所高校医学院已经开设护理信息专业。国外 Pravikoff、Kopp、Sitzia、Rosenfeld 和 Rutledge 等研究证明，缺乏信息能力是护士在循证中的一大障碍。如今，信息能力已成为当代护士专业能力的一部分，美国护理学会对护理信息专家的认证更是证明了信息能力对护士个人及护理学发展的重要性。对于循证实践而言，信息基础至关重要。网络上的循证实践资源方便、高效、更新及时，而我国临床护理人员的使用现状却不容乐观。有研究指出，目前国内护理人员信息素质不佳、获取网络资源信息的能力不足。针对护士信息获取和使用能力不佳的现状，Pravikoff 提出，信息素质对于开展循证实践非常重要，要有针对性地提高卫生保健人员的信息素质，并大量开发可靠的、可及的信息资源。

二、检索循证护理证据的基础

证据是循证护理的核心，循证护理是用证和创证的过程。循证护理证据检索根据检索途径包括用证检索和创证检索。

（一）用证检索

1. 用证检索概念　所谓用证检索是指为解决实际问题而对现有最佳证据进行检索的过程。用证检索要在明确了临床问题的基础上实施，为此证据检索需要在尽量短时间内完成，以避免问题的进展。因此，清楚证据的分类分级，以快速准确地找到合适可用的证据，保证临床问题快速有效解决的基础极为重要。

2. 证据资源分类　目前，最常见的证据资源分类系统为 Brain Haynes 等分别于 2001、2007 和 2009 年提出了证据资源的“4S”、“5S”和“6S”金字塔模型，其中“6S”模型是当前最全面、最系统的证据资源分类系统。在“6S”模型中，每个“S”代表一种资源类型（图 5-8），分别是①系统（systems），即计算机辅助决策系统（computer aided decision system）；②证据汇总（summaries of evidence）；③证据摘要（synopses of evidence）；④系统评价（system reviews）；⑤原始研究摘要（synopses of studies）和⑥原始研究（studies）。

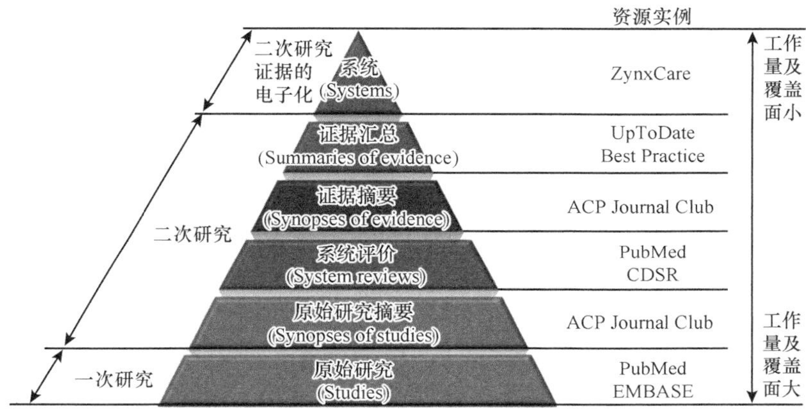

图 5-8　证据资源的 6S 模型

3. 用证检索的目的　是检索出当前的最佳证据，为解决临床问题提供思路与方法，因此此类检索应遵循省时、省力、准确、高效的原则。按照“6S”证据分类模型由上至下进行用证检索时，一旦在某一证据分类获得了可靠、有效的证据，则可停止证据的查找，直接将其转化应用于解决实际问题。

（二）创证检索

创证检索与用证检索不同的是创证检索是以检索原始研究为主，为制作高质量证据提供资源。创证检索就是指查找可用于解决某一特定实际问题的最新最佳证据时，发现当前并不存在可用的证据，通过系统、严谨、客观、标准的流程检索原始研究，以生产系统评价和临床实践指南等高质量研究证据的检索过程。创证检索主要涉及目标数据库的选择、检索词的选择、检索式的构建与调整、检索结果的评价等系列操作。

第三节　二次证据检索方法

本章第二节部分已经对证据检索的类型进行了介绍，包括用证检索和创证检索两类。在有限时间内获取当前最佳证据，是快速有效解决临床护理问题的关键。对于临床护理实践而言，用证检索（也称之为二次证据检索）是需首要掌握的技能。本节按照“6S”证据金字塔分类模型介绍用证检索的流程与方法。

一、计算机辅助决策系统

系统（systems）即计算机辅助决策系统（computer aided decision system）是将医院信息系统与循证知识库整合，主动向医师提供循证的诊断、治疗、护理、药物及其他与患者安全相关的重要信息。尽管具备高度整合和主动推送信息的优点，但目前还不完善，国内则未见使用这类产品的报道，相对较为成熟的系统主要有 BMJ Best Practice、整合 UpToDate 的计算机决策支持系统、美国 Zynx Health 公司的系列产品。

二、证据汇总

证据汇总（summaries of evidence）即针对临床问题，直接给出相关背景知识、专家推荐意见、推荐强度和证据级别。包括循证知识库与指南库。具有信息高度浓缩、内容结构化、检索简单、快捷易用、随时更新、但也存在覆盖面小、主题面较窄及费用昂贵等缺点。

1. 循证知识库 包括 UpToDate、BMJ Best Practice、Essential Evidence Plus、Medscape Reference 等，其中 BMJ Best Practice 涵盖了大量护理信息，本部分以 BMJ Best Practice 为例介绍循证知识库的检索。

2. 指南库 在现有的指南库中，美国 NGC 以其拥有数量众多的高质量指南、完善的检索和独特的指南比较功能而最受推崇，一般作为指南及检索的首选。本部分将以 NGC 为例，介绍指南库的检索。NGC 是一个提供临床实践指南和相关证据的功能较完善的免费指南库，目前收录有来自全世界 310 个指南制定机构提供的 2400 余篇临床实践指南。NGC 每周更新，更新内容为新的或已修改的指南，且通过 E-mail 提供每周指南更新服务或通过 RSS 阅读器订阅进行追踪，可在互联网上在线查询，网址：http：//www.guideline.gov。

三、证据摘要

证据摘要（synopses of evidence）通常表现形式是系统评价文摘库、循证医学 / 护理期刊、临床实践指南等，在 ACP Journal Club 主页左侧“Topics”部分，证据查找者可选择关心的主题领域浏览详细的证据汇总资源，也可根据发表卷期浏览对应的证据资源（图 5-9）。若证据查找者欲通过检索途径获取证据资源，则有基础检索和高级检索两种选择。若要执行基础检索，则只需在 ACP Journal Club 主页的右上角提问框输入检索词执行检索即可。若要执行高级检索，则点击基础检索提问框下的“Advanced Search”即可进入高级检索界面（图 5-10）。ACP Journal Club 高级检索提供了关键词检索、作者检索和特定文献检索 3

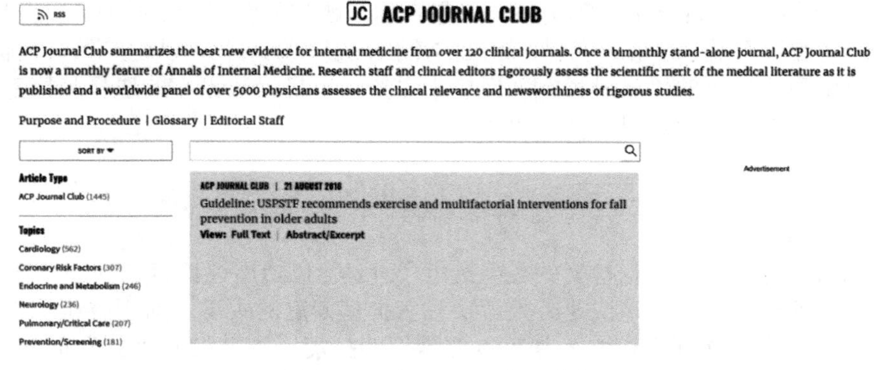

图 5-9 ACP Journal Club 主页

种选择。用户只需在对应提问框中输入检索词即可执行检索，同时可点击提问框下方的“limit results to”设置限制检索条件。

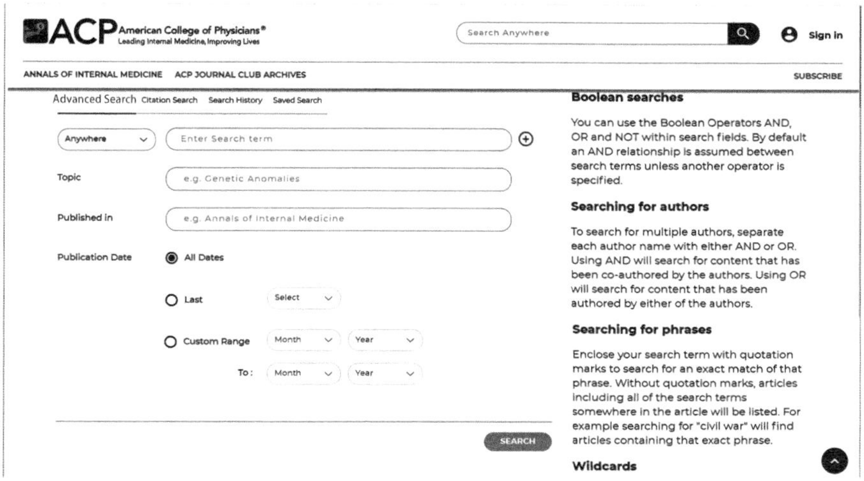

图 5-10　ACP Journal Club 高级检索界面

四、系统评价

系统评价（system reviews，SR）是基于原始研究的系统评价 /Meta 分析，Cochrane 系统评价资料库（Cochrane Database of Systematic Reviews）常简称为 CDSR 或 Cochrane Reviews，是现有系统评价中撰写格式最规范、学术审核最严谨、质量保证措施十分完善的高质量系统评价。目前涉及基于随机对照试验的干预类、诊断准确性、方法学、质性、预后 5 种类型的系统评价。CDSR 包括 Completed Reviews（系统评价全文资料库）和 Protocols（研究方案）两部分。CDSR 的资源获取方式包括浏览和检索。①若证据查找者欲通过浏览方式获取证据资源，则只需在 Cochrane Library 主页的菜单栏点击“Cochrane Reviews”下拉菜单，然后选择浏览方式，其中常用的浏览方式是主题浏览和发表卷期浏览。以主题浏览为例，在下拉菜单点击“Browse Reviews”即可进入详细主题分类界面（图 5-11），然后根据点击所关心的主题进入结果浏览界面即可。例如点击“Cancer”主题，即可进入该主题的结果浏览界面（图 5-12）。②若证据查找者欲通过检索方式获取证据资源，则需要进入 Cochrane Library 的高级检索界面，然后按要求输入检索词执行主题词联合自由词的复合检索，最终在检索结果界面选择 Cochrane Reviews 查看即可。Cochrane Library 的检索方法将在本章第 4 节详细介绍，此处不做赘述。

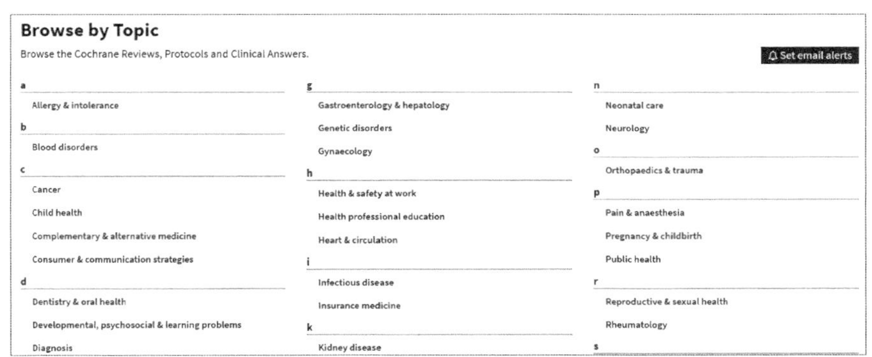

图 5-11　CDSR 主题浏览界面

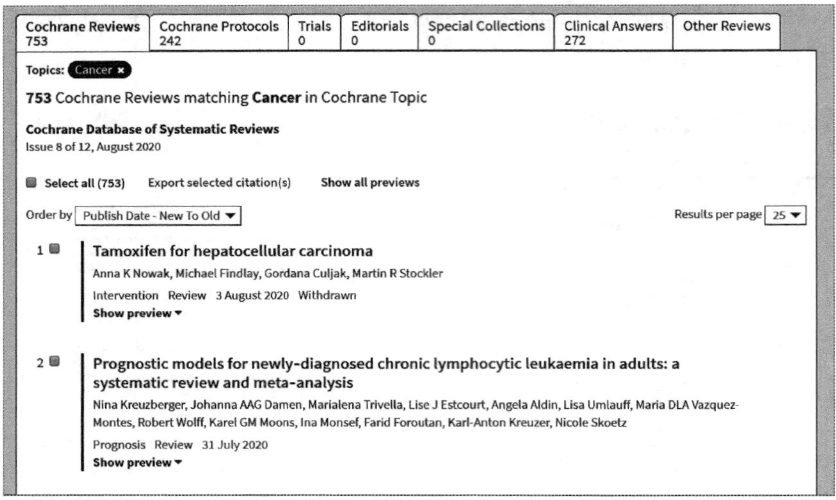

图 5-12 CDSR 主题结果界面

五、原始研究摘要

原始研究摘要（synopses of studies）和系统评价均以原始研究为研究对象和基础，区别在于系统评价是对原始研究进行系统评价 /Meta 分析，而原始研究摘要是对原始研究进行阅读、整理归纳和分析，再结合自己的经验给出自己的观点进行评论，即传统的文献综述。2001 年英国学者 Pettigrew 对原始研究摘要和系统评价做了清晰的比较，两者在研究问题的提出、检索相关文献的方法、原始文献的选择、原始文献质量的评价和研究结果的合成方面均有所不同。目前，最常用的原始研究摘要资源来源是美国内科医师学会杂志俱乐部（ACP Journal Club），资源获取方法见“证据摘要”部分。

六、原始研究

原始研究（studies）：若以上二次研究资源检索结果不能回答所提出的临床护理问题，则需检索以收录原始研究资源为主的数据库。studies 代表原始研究，其主要特点是数量庞杂、信息量大、原始研究证据质量无保障。原始研究主要是指发表于学术期刊上的研究结果，获取主要是通过检索相应的文献数据库，对于护理专业的原始研究检索而言，常用的数据库包括：Cumulative Index to Nursing and Allied Health Literature（CINAHL）、PubMed、Embase、Cochrane Library、Nursing Consult 数据库、中国生物医学文献服务系统（SinoMed）、中国知网（CNKI）、万方数据资源系统和维普（VIP）中文科技期于数据库。

第四节 原始证据检索方法

一、常用英文护理原始研究检索数据库介绍

（一）Medline 数据库

Medline 作为当前世界上最权威的英文综合性生物医学信息数据库，可通过诸多的检索平台实现基于 Medline 数据库的文献检索，例如 Ovid 和 PubMed。PubMed 是目前最常用的 Medline 数据库检索入口平台和免费搜索引擎，是美国国家医学图书馆所属的国家生物技术信

息中心（National Center for Biotechnology Information，NCBI），于 2000 年 4 月开发。PubMed 平台可检索的文献主要来源于 4 个途径：Medline 数据库、Old Medline 数据库、Pre-Medline（record in process）和出版商直接提供的记录（record supplied by publisher）。

1. PubMed 与 Medline 检索的特点

（1）PubMed 收录范围更广，收录范围包括 Medline、Old Medline、出版商直接提供的记录（record supplied by publisher）及具有收录 Medline 数据库资格但尚处于编录索引阶段的文献（record in process）4 个部分。

（2）PubMed 数据库更新速度快、文章新，其数据库每周更新一次，而 PubMed 检索平台每天接受来自 Pre-Medline 数据库中的新纪录，在 PubMed 会以 in process 的形式提供，还有一部分文章直接由出版商以电子版形式每日提供给 PubMed 在线发布。

（3）PubMed 收录类型全，与 PMC 可直接链接，对于收录至 PMC 的文献可免费获取全文，PubMed 还具有与免费全文链接、相关文献链接、相关图书链接和相关分子生物学数据库链接的功能。

（4）PubMed 具有词汇自动转换匹配和词义识别功能，根据检索词的词义自动转换为相应的主题词，并对主题词自动扩展检索，且检索机制灵活，具有较高的查准率和查全率。检索人员即使对主题词不了解也能实现检索，而 Medline 数据库只能进行完全匹配检索。

（5）Medline 数据库是在医学索引的基础上建立起来的，是主题词检索时医学索引和 Medline 数据库的主要检索途径，掌握医学主题词表（MeSH）是使用 Medline 数据库检索文献的首要条件。

2. PubMed 系统的主要特点

（1）检索词自动转换功能

1）MeSH 转换表（MeSH Translation Table）：包括 MeSH 词、参见词和副主题词等。如果系统在该表中发现了与检索词相匹配的词，就会自动将其转换为相应的 MeSH 词和文本词，然后执行检索。例如，在 PubMed 的检索词键入框中键入“gastric cancer”进行检索，系统将自动进行词汇匹配转换，以“stomach neoplasms”[MeSH Terms] OR（“stomach”[All Fields] AND “neoplasms”[All Fields]）OR “stomach neoplasms”[All Fields] OR（“gastric”[All Fields] AND “cancer”[All Fields]）OR “gastric cancer”[All Fields] 形式进行检索，最终获得检索记录 125 219 条，见图 5-13。

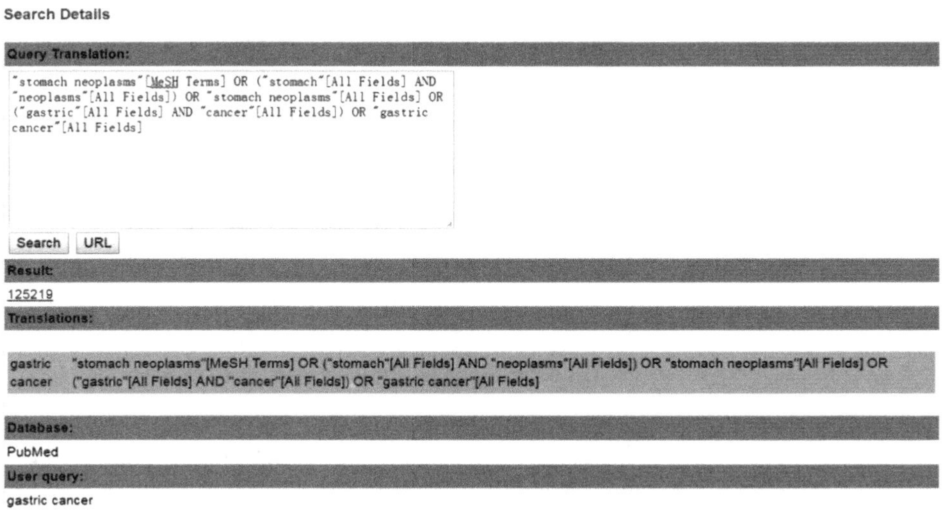

Search Details

Query Translation:

"stomach neoplasms"[MeSH Terms] OR ("stomach"[All Fields] AND "neoplasms"[All Fields]) OR "stomach neoplasms"[All Fields] OR ("gastric"[All Fields] AND "cancer"[All Fields]) OR "gastric cancer"[All Fields]

Search　URL

Result:

125219

Translations:

gastric cancer　"stomach neoplasms"[MeSH Terms] OR ("stomach"[All Fields] AND "neoplasms"[All Fields]) OR "stomach neoplasms"[All Fields] OR ("gastric"[All Fields] AND "cancer"[All Fields]) OR "gastric cancer"[All Fields]

Database:

PubMed

User query:

gastric cancer

图 5-13　PubMed 检索词自动匹配转换检索实例

2）刊名转换表（journal translation table）：包括刊名全称、Medline 形式缩写和 ISSN 号，该转换表能把键入的刊名全称转换为 Medline 缩写 [Journal Name] 后进行检索。例如，在 PubMed 的检索词键入框中录入“Frontiers in Pharmacology”，系统则会先将其转换为“Front Pharmacol”[Journal]，然后执行检索。

3）短语表（phrase list）：包括 MeSH、含有同义词或不同英文词汇书写形式的统一医学语言系统和补充概念（物质）名称表，当系统在 MeSH 词表和刊名转换表中未能实现匹配转换，则会自动查找短语表。

4）作者索引（author index）：PubMed 就会运行作者索引，系统将会把检索词以独立单词形式进行全字段检索，并以逻辑运算符 AND 组配。例如，在 PubMed 检索词键入框中输入“oral zinc sulfate”，系统则以（“oral”[All Fields] AND “zinc”[All Fields] AND “sulfate”[All Fields]）形式执行检索。

（2）截词符检索功能：①允许使用“*”作为通配符进行截词检索。②如果这类词少于 150 个，PubMed 会逐词检索。③截词功能只限于单词，对词组无效。④使用截词功能时，PubMed 系统会自动关闭词汇转换功能。

（3）强制检索功能：PubMed 检索平台允许用户使用双引号（“ ”）来强制系统进行短语检索，以保证检索结果的准确性。双引号，将短语强制规定为单一词汇，实现文献的精确查找。

（4）链接功能：①链接相关文献；②链接 NCBI 数据库；③链接外部资源；④链接相关图书；⑤ PubMed 向用户提供期刊的缩写名称和 ISSN 号。

3. PubMed 的检索方法 PubMed 检索网址：http//www.ncbi.nlm.nih.gov/PubMed，在浏览器地址栏输入上述网址，可直接链接至 PubMed 主页，见图 5-14。通过 PubMed 平台，用户可实现基本检索、主题词检索、高级检索等诸多检索功能。

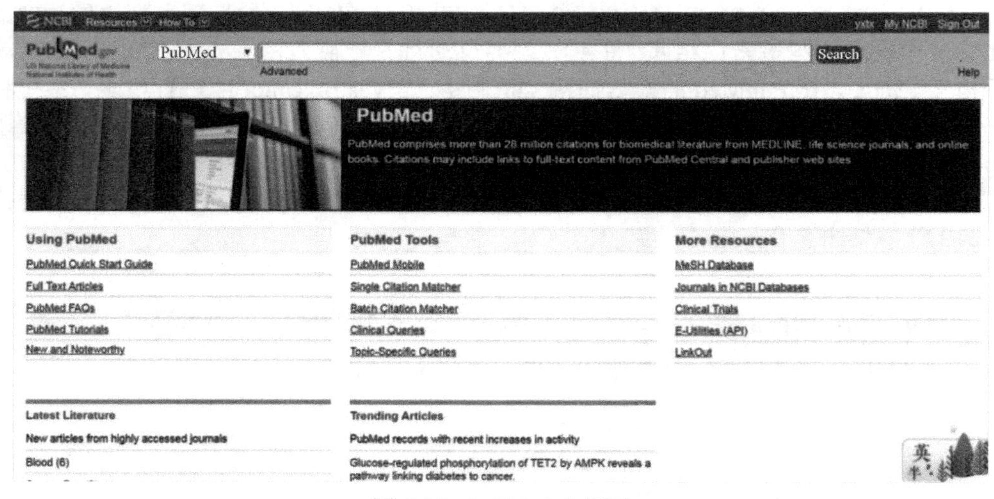

图 5-14 PubMed 主界面

（1）基本检索：在 PubMed 主页的检索词键入框中键入英文检索词（不区分大小写），点击回车键或用鼠标光标点击键入框右侧的“Search”按钮，PubMed 系统即可通过词汇自动匹配转换功能进行词汇匹配，通过转换后的词进行检索，检索完成后相应检索结果直接显示在检索词键入框下方。见图 5-15。若检索结果不符合用户要求，可以在键入框中增加或删除词语，或者在 Details 状态下修改检索式。用户可根据需要使用通配符“*”或双引号进行截词或强制检索。使用布尔逻辑运算符进行检索时，运算符必须大写，见图 5-16。

布尔逻辑检索允许在检索词后附加字段标志以限制检索字段，检索表达式如下：检索词 [字段标志] 布尔逻辑运算符检索词 [字段标志]。PubMed 可使用字段标志如表 5-2 所示。

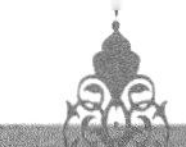

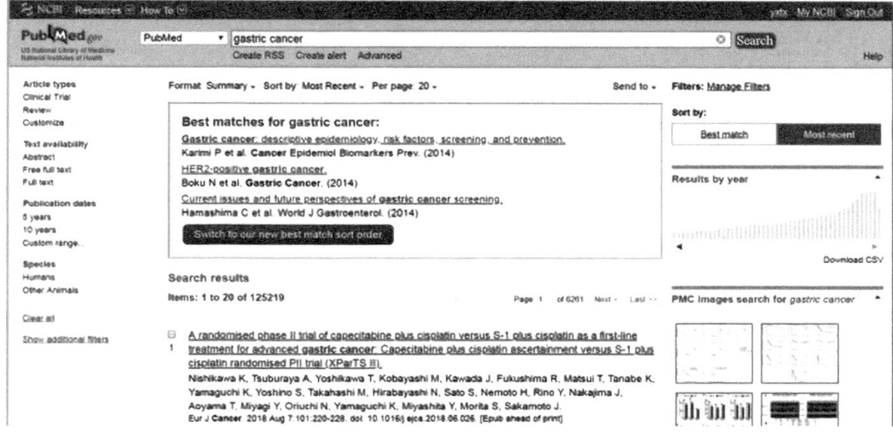

图 5-15　PubMed 基本检索实例

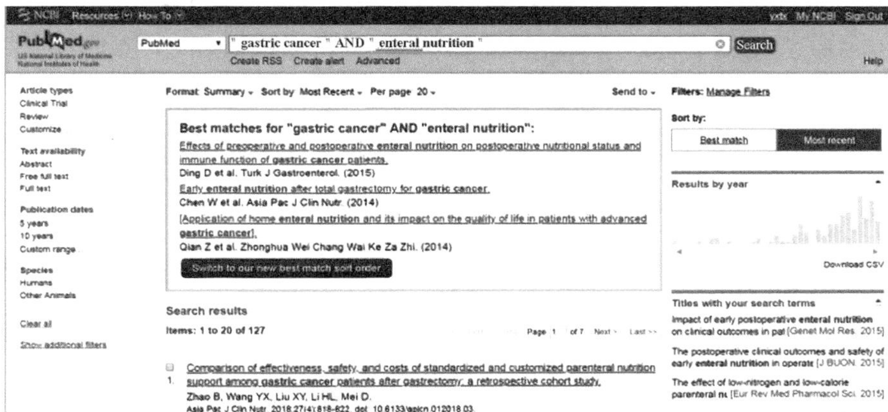

图 5-16　基于 PubMed 的胃癌肠内营养检索实例

表 5-2　PubMed 可使用字段标志汇总

字段标志	说明	字段标志	说明
AD	作者地址	NM	化学物质名称
AL	全字段	PG	期刊页码
AU	作者姓名	PS	人名主题索引
DP	文献出版日期	PT	文献类型
EDAT	录入 PubMed 系统的日期	RN	化学物质登记号或酶号
FILTER	由 PubMed ？过滤？	SB	子集数据库
IP	期刊的期号	SHP	副主题词
TA	期刊名全称（简称）/ISSN 号	TW	文本词
LA	文献语种	TI	标题
MAJR	主要 MeSH 主题词	UIT/PMID/UI	记录标志号
MHDA	MeSH 主题词标引日期	VI	期刊卷号
MH	全部主题词		

用户也可通过检索结果界面左侧的 Filters 对检索结果进行精炼，主要的 Filters 包括文章类型、文献可提供形式、出版年限、语种等。

（2）MeSH 词检索：PubMed 为用户提供了两种 MeSH 检索途径。一种是通过 PubMed 主页面检索词键入框快速检索，另一种是进入主题词库进行检索。

1）用户直接进入 PubMed 主页，然后点击图 5-17 所示复选框的下拉菜单，选择“MeSH”，然后在右侧检索词键入框中键入所要查找的主题词，最终点击回车键或“Search”按钮。系统将根据词汇匹配，自动跳转至 MeSH 检索结果界面。若存在相应的主题词，则会对主题词的基本内容进行展示。

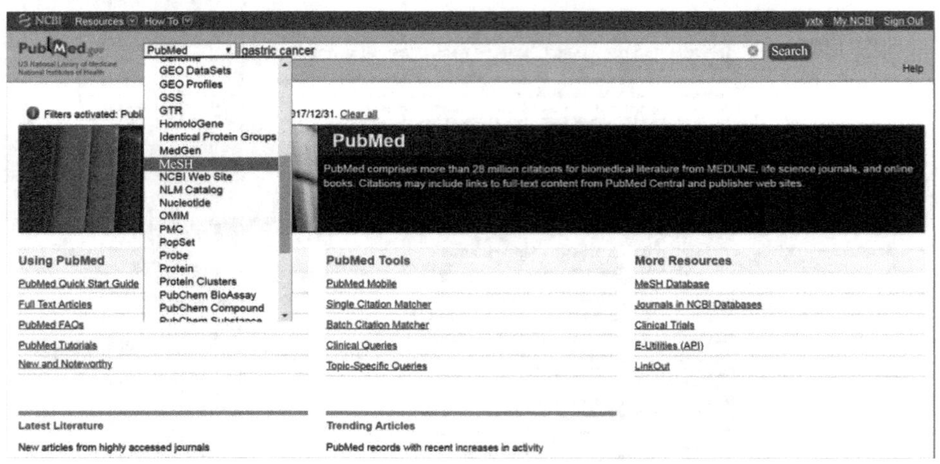

图 5-17 MeSH 入口实例

2）用户也可在 PubMed 主页的“More Resources”栏目点击“MeSH Database”，跳转至 MeSH 词库（图 5-18）。在 MeSH 词库主页的检索词键入框键入需要检索的词，点击回车键或“Search”按钮，即可完成主题词检索。检索结果界面与快速检索方法相同。在存在主题词的情况下，若用户需要在 PubMed 检索库，实现主题词检索，则可点击图中的“Add to search builder”，然后点击“Search PubMed”即可，页面将自动跳转至主题词在 PubMed 中的检索结果。用户也可同时对多个主题词依次进行检索，然后以布尔逻辑运算符将不同主题词组配，实现主题词的联合检索。

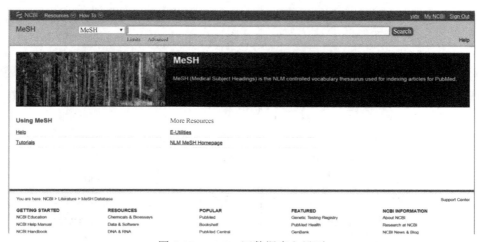

图 5-18 MeSH 词数据库主界面

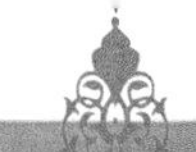

（3）高级检索：在 PubMed 中进行文献检索时，最标准的检索方法是主题词结合自由词的联合检索，避免文献的漏检，保证最终检出文献的准确率与全面性。此时，单一的基本检索和主题词检索功能就无法满足上述检索要求，这就需要借助 PubMed 的高级检索功能来实现。PubMed 的检索流程是按照主题词检索→自由词检索→同一主题（构面）的主题词与自由词检索组配—不同主题（构面）检索结果组配的顺序进行的。在进行 PubMed 检索时，首先根据所罗列的检索主题，进行单个主题的主题词检索，然后在 PubMed 检索结果界面点击“Advanced”进入高级检索界面，进行自由词的录入与检索。自由词检索界面包括 3 个部分，左侧是布尔逻辑运算符，中间为检索字段，右侧为自由词键入框（图 5-19）。用户在选定好检索字段后，将实现确定的检索词依次录入键入框，对同一主题的同义词采用布尔逻辑运算符“OR”进行组配，组配完毕点击“Search”即可完成检索。需要注意的是，在自由词检索界面，可限制字段主要包括“All fields”“Title/Abstract”等，为了保证查全率，一般建议选择“All fields”进行全字段检索。由于 PubMed 工作人员在进行键入词编录的时候，一般会考虑文献的中心词汇，而作者在题目和摘要部分通常会出现中心词汇，因此多数情况下也可选择“Title/Abstract”字段进行自由词检索。在自由词检索结果界面，用户点击“advanced”重新回到高级检索界面，然后可浏览已经完成的检索式，为了实现不同检索式之间的组配，用户需点击检索记录左侧的检索记录编号，点击后可弹出对应的选择项，包括布尔逻辑运算符、删除检索历史等选项，见图 5-20。对相同构面检索式选择“OR in builder”进行组配，不同构面检索式采用“AND in builder”进行组配。例如实例中，组配结果为：（“Stomach Neoplasms”[Mesh]）Or（Neoplasm, Stomach[Title/Abstract]）Or（Stomach Neoplasm*[Title/Abstract]）Or（Gastric Neoplasm*[Title/Abstract]）Or（Cancer of Stomach[Title/Abstract]）Or（Stomach Cancer*[Title/Abstract]）Or（Gastric Cancer*[Title/Abstract]）Or（Cancer of the Stomach[Title/Abstract]）（图 5-21），对应的检索结果见图 5-22。

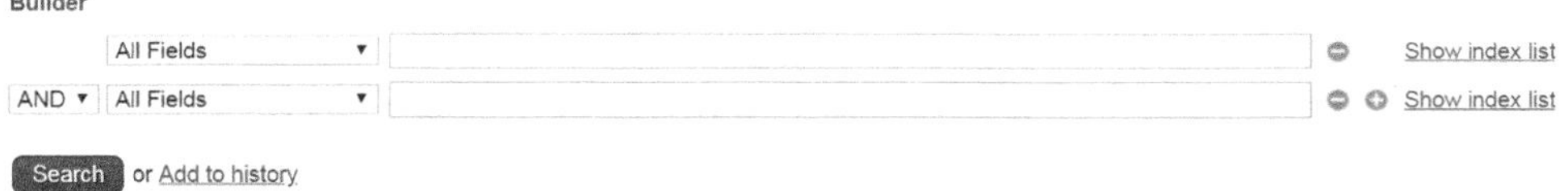

图 5-19　PubMed 检索式构建器

AND in builder
OR in builder
NOT in builder
Delete from history
Show search results
Show search details
Save in My NCBI

图 5-20　PubMed 检索式高级管理功能

Builder
All Fields | "Stomach Neoplasms"[Mesh] | Show index list
OR | All Fields | ((((((Neoplasm, Stomach[Title/Abstract]) OR Stomach Neoplasm*[Title/Abstract]) OR Gastri | Show index list

图 5-21　实例检索式组配结果

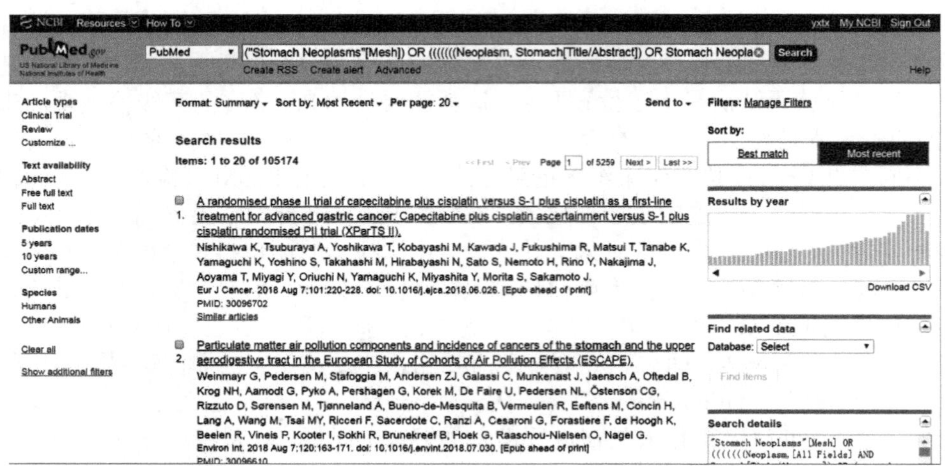

图 5-22　实例组配检索结果

（4）PubMed 其他检索功能介绍：除了上述常用检索功能之外，PubMed 还具备单一文献检索（single citation matcher）和临床提问（clinical queries）等检索功能。用户在 PubMed 主页面的 PubMed Tools 栏目点击相应的检索子选项，可直接进入检索界面。

1）批量引文匹配检索：批量引文匹配检索的格式如下：期刊名称 | 年份 | 卷 | 首页 | 作者名 | 用户指定标志 |，每篇文献的信息单独成行。其中，刊名和作者姓名必须是 Medline 标准形式，用户对文献的标志可以是任意字符串，若某项信息缺失可不填，但 | 不能省略。如：BMJ|1999|319|||coronary artery disease|。用户也可事先编辑好匹配文档，然后上传至检索系统完成匹配检索。

2）临床询问：临床询问主界面由三部分构成，包括临床研究类别、系统评价和医学遗传学信息。其中，临床研究类别，涉及病因、诊断和治疗等 5 个方面，医学遗传学信息包括诊断、鉴别诊断、疾病描述等 7 个方面。检索时，用户只需要在提问框内键入检索词，然后点击"Search"即可。例如在提问框中键入"Gastric Cancer"，点击"Search"按钮跳转至检索结果界面。用户可点击"Category"下拉菜单选择不同类别，也可点击"topic"下拉菜单，选择特定的医学遗传学主题。

3）特定主题词询问：点击"Topic-Specific Queries"可直接进入特定主题询问界面，该栏目提供 3 个方面的检索内容。①针对临床医务人员和卫生保健服务研究者的特定询问，该子栏目包括临床询问、电子健康档案、疗效比较研究等 5 个方面的内容。②主题，涉及艾滋病、生物伦理学、肿瘤、补充医学等 15 个方面的内容。③其他检索提问，涵盖 ALTBIB、CAM on PubMed 等 6 个方面的内容。④期刊篇名目次数据库，包括临床核心期刊、牙科学期刊和护理学期刊 3 个子集。

4）刊名检索：PubMed 提供两种刊名检索途径。用户即可在 PubMed 主页面点击下图所示的下拉菜单，选择"NLM Catalog"，然后在搜索键入框中键入所要查找的期刊名称，点击回车键或"Search"按钮即可实现检索。除了上述检索途径外，用户也可通过进入 PubMed 主页面"More Resources"栏目下的"Journals in NCBI Database"子栏目进行 PubMed 收录期刊浏览和期刊名的检索。例如，进入 Journals in NCBI Database 主页面，在检索框子键入"Frontiers in pharmacology"，点击"Search"按钮，即可进入期刊详细信息页面。

4. PubMed 检索结果的处理　完成检索后，需要将检索记录导出。在 PubMed 检索结果界面，有 4 个选项，包括保存格式（format）、排序（sort by）、每页显示记录数（per page）与指定保存路径（send to）（图 5-23）。其中保存格式包括总结式摘要（summary）、结构式摘要（abstract）、Medline 引文格式等 7 个选项，系统默认格式为总结式摘要，含有全部作者信

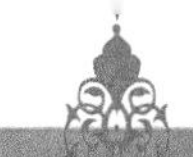

息、文章名称、发表期刊、PMID 号及相关文献链接地址；排序包括时间先后、匹配程度、发表日期等 7 个选项；每页显示记录数包括 5、10、200 等 6 个选项；指定保存路径包括文件、剪贴板、订购、邮件等 7 个选项。

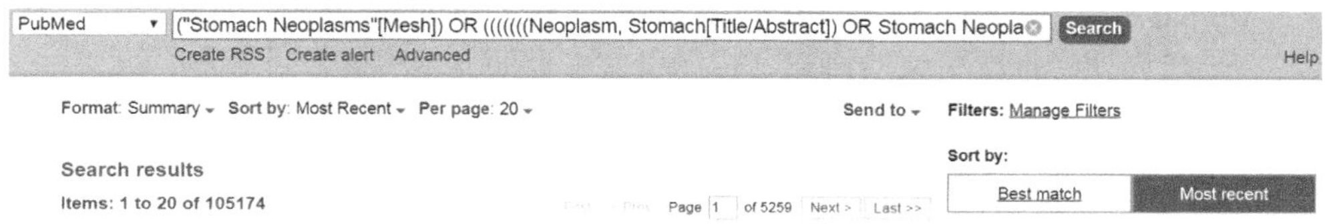

图 5-23　PubMed 检索结果高级选项实例

如图 5-24 所示，点击“Send to”弹出下拉菜单，选择保存路径为“File”，保存格式为“Medline”，排序保持默认不做修改，然后点击“ Create File ”即可完成引文记录导出。用户对单篇文献感兴趣，可直接点击文献题目，跳转至文献索引详细信息界面。在该界面，用户可浏览文献的作者信息、PMID 和 DOI 号、利益冲突声明。若用户期望获得该文献的全文，则可在该界面的右上角查看是否存在免费全文链接，若存在全文，点击链接即可跳转至下载界面，若不存在免费全文链接，也可跳转至文献提供商或期刊界面。用户也可通过点击页面下方的“Link Out-More Resources”查找全文链接。对于未提供免费全文的文献，用户可通过其他文献求助平台或免费文献链接检索平台（search platform）获取全文。

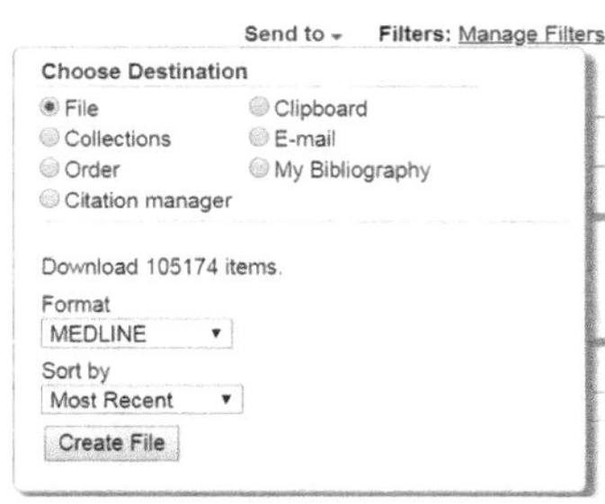

图 5-24　PubMed 引文结果输出实例

5. PubMed 最新文献实时推送　当用户完成检索时，都希望检索系统能定期将此主题的最新文献发送到指定邮箱，从而实现自身对该研究领域的实时了解。此外，对于已经形成固定研究方向的研究者而言，及时获知本领域的最新研究成果，以保证研究的实时性也是至关重要的。

（1）注册 PubMed 账号：为了保存检索式以实现系统对检索式自动匹配后实时推送最新研究文献，用户首先需要注册一个 PubMed 账号，以保存检索策略。PubMed 可免费注册，用户在 PubMed 主页点击“Sign in to NCBI”跳转至注册界面，点击“Register for an NCBI account”进入注册信息填写界面。用户根据提示信息键入相应内容，即可完成注册。需要注意的是，注册时键入的邮箱地址将成为日后 PubMed 为用户自动推送最新文献的地址。完成注册后，用户则可进入登录页面，键入账户信息，登录自己的 PubMed 账户。登录成功后，在主页面的右上角可见用户的账户名（yxtx）、My NCBI 和 Sign Out 字样，见图 5-25。

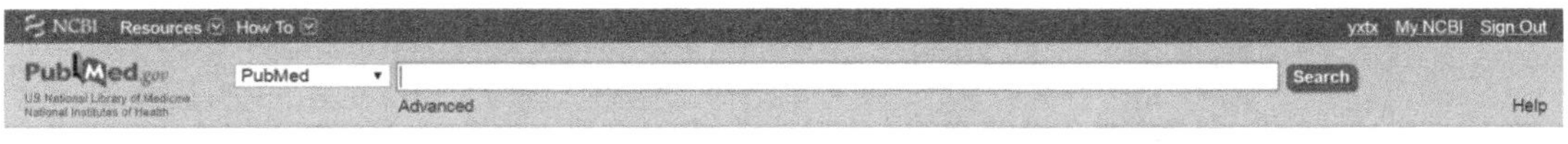

图 5-25　My NCBI 登录成功界面

（2）保存检索式：当作者在 PubMed 中完成检索后，在结果展示界面点击“Advanced”

按钮，进入高级检索界面，可浏览所有检索记录，每一条检索记录均对应相应的检索编号。用户最终组配完成的检索式则为需要保存以供 PubMed 系统自动匹配，从而实现实时更新与推送的依据。选择最完整的检索策略，点击左侧的复选框，选择“Save in My NCBI”，界面将自动跳转至 My NCBI 界面。在 My NCBI 界面，用户可根据页面提示信息，依次填写相应信息，如检索名、推送周期、推送引文的格式、推送引文单页面显示引文数目等。

上述信息完成后，点击“Save”按钮，即可完成检索策略的保存，PubMed 将按用户的设定要求实时推送最新文献到指定邮箱地址。保存完成后，用户可点击 My NCBI 进入账户，在 Saved Searches 栏目下就可以查看已保存的检索策略。用户可通过点击每一条检索策略对应的设置按钮“⚙”对已保存的检索策略进行修改。

作者若不想再关注该主题内容，则可在推送邮件中点击“unsubscribe”或进入“My NCBI”退订推送功能。

（二）Embase 数据库

Embase 数据库用户可在浏览器地址栏输入 http：//www.embase.com/ 直接链接 Embase 主页面；也可通过搜索引擎直接搜索 Embase，然后点击相应链接，跳转至主页面（图 5-26）。

Embase 数据库的检索特点 Embase 数据库为付费型网络检索数据库，用户获取权限后可直接进入检索主页面（图 5-27）。从检索主页面可知，Embase 为用户提供浏览和检索两种文献信息获取途径，其中浏览途径包括主题词（Emtree）检索和期刊浏览（Journals）等，检索途径包括快速检索、PICO 结构化检索、高级检索、药物检索及文章检索等。实践过程中最常用的是快速检索、高级检索和主题词检索，因此，本部分重点介绍 Embase 的快速检索、高级检索和主题词检索功能。

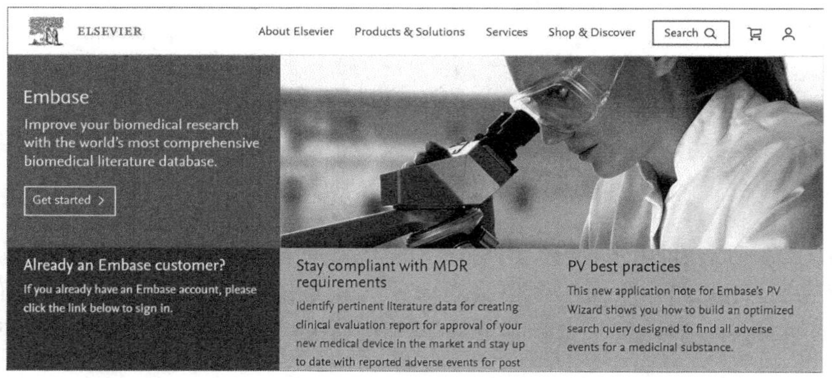

图 5-26 Embase 数据库主界面

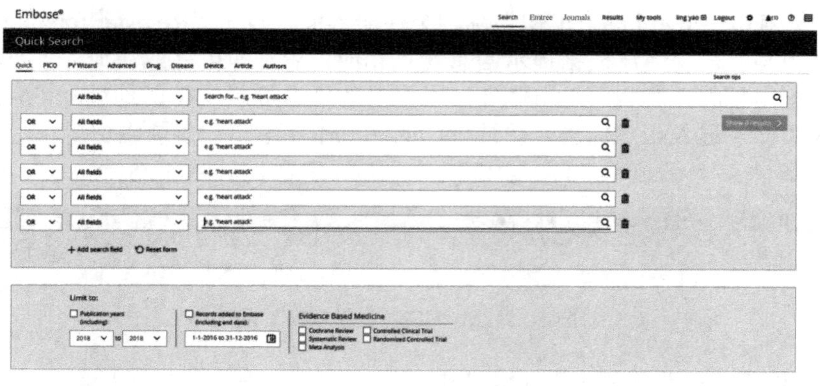

图 5-27 Embase 检索主页面

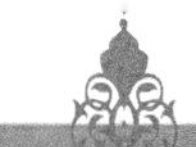

（1）快速检索：在 Embase 检索主页面点击“Search”下拉菜单，然后选择“Quick”进入快速检索界面。快速检索界面由两大部分构成，包括检索式构建部分与检索条件限制部分。Embase 数据库快速检索界面的检索式构建部分与 PubMed 相同，由左侧的布尔逻辑运算符、中间的检索字段和右侧的检索词录入框三部分组成，其中检索字段包括全字段、题目、题目或摘要等选项。例如，为了检索胃癌相关的研究，在检索词键入框录入相应的检索词，并规定进行全字段检索，以 OR 连接所有胃癌的同义词，输入完毕在界面右侧可得到检索结果（图 5-28），用户只需点击“Show 228,834 results >”即可跳转至结果显示界面（图 5-29）。

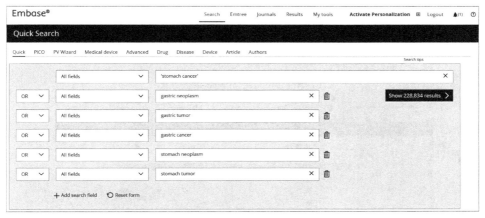

图 5-28　Embase 快速检索界面

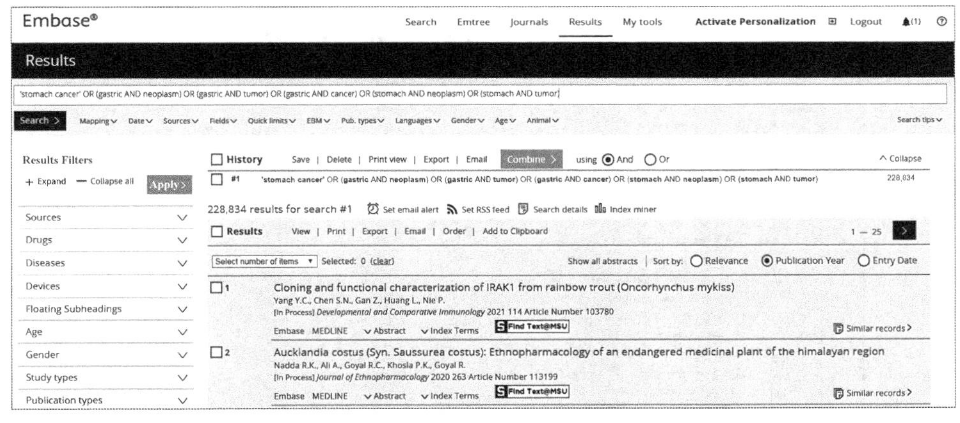

图 5-29　Embase 快速检索结果显示界面

若用户对检索结果不满意，可通过左侧的结果过滤器（results filters）对检索结果进行精炼，主要包括文献来源（Embase 和 Medline）、药物和疾病等内容。选择相应的过滤器后，只需点击“Apply”即可运行。此外，用户也可将光标移动至检索历史部分，检索策略将改变为淡蓝色并在右下角弹出下拉菜单，用户可点击“Edit”对检索策略进行修订。

（2）高级检索：在 Embase 检索主页面，点击“Search”下拉菜单并选择“Advanced”进入高级检索界面（图 5-30），在检索词键入框录入相应检索词，点击“Search”执行检索。

在高级检索界面，Embase 数据库为用户提供了 11 个方面的检索限制选项：详见知识拓展部分。主题词检索：在 Embase 检索主页面点击“Emtree”可直接进入主题词检索界面（图 5-31）。Find Term：检索词键入框，同时也是选定主题词的显示框。用户在键入框中录入检索词后，点击“Find Term”系统将显示查找到的主题词，点击具体的主题词，可显示该主题词在树状结构中的位置及其同义词（图 5-32）。选定合适的主题词后，点击“Add to Query Builder”

按钮将主题词键入检索式构建框（query builder）。用户可输入不同的检索词查找各自的主题词，然后采用上述相同的方法将合适的主题词键入检索式构建框，主题词间采用布尔逻辑运算符进行组配（图 5-33）。Browse by Facet：点击“Browse by Facet”选项后，显示出主题词词典的组成部分，再点击任意所需浏览的术语，将进一步显示该术语的下位类，可层层点击浏览。

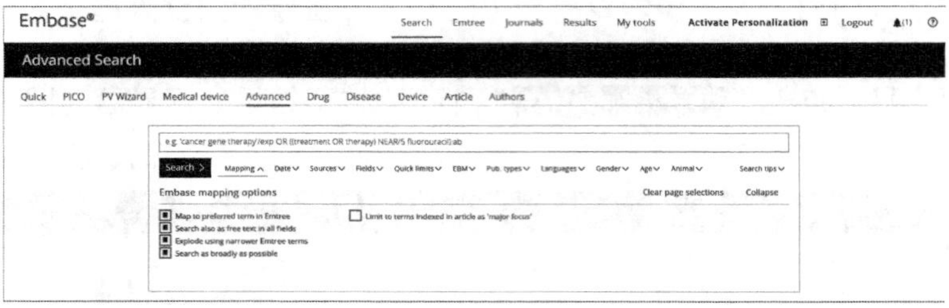

图 5-30　Embase 高级检索主界面

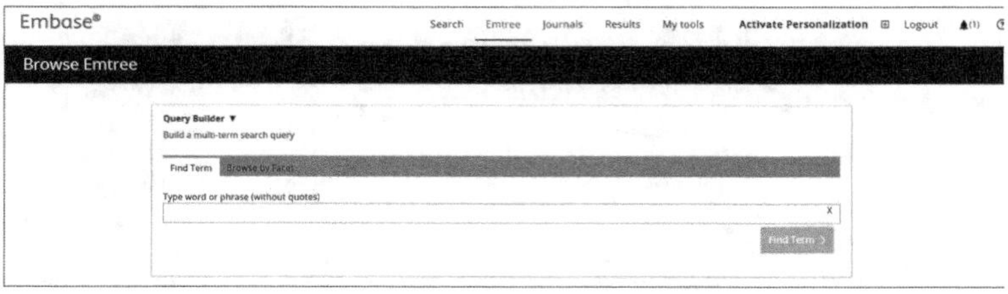

图 5-31　Embase 主题词检索主页面

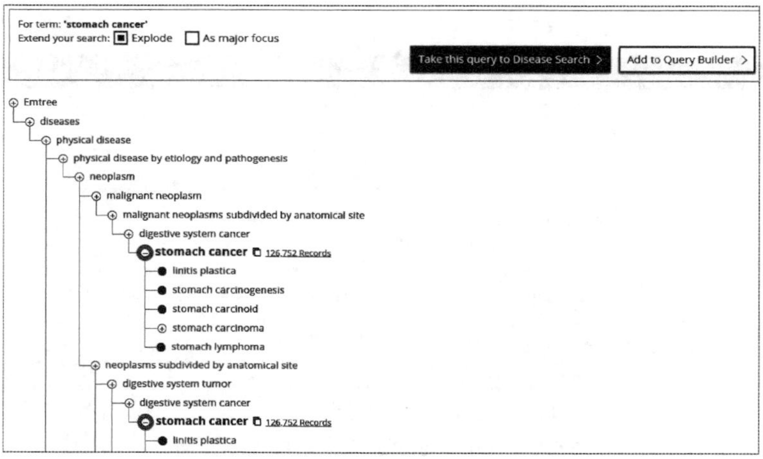

图 5-32　胃癌主题词树状结构

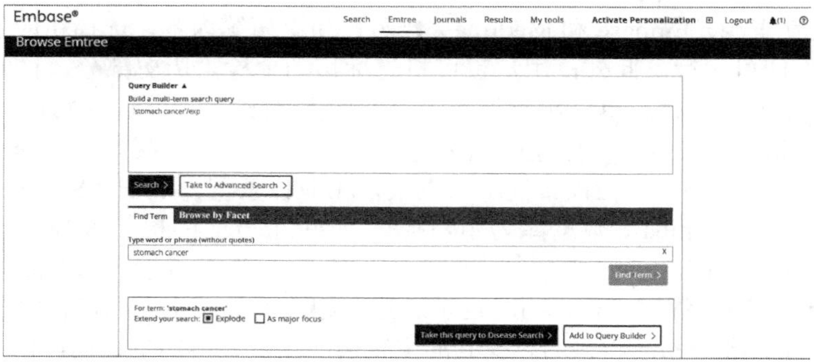

图 5-33　主题词组配检索实例

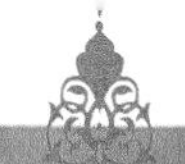

（3）组配检索：在 Embase 检索主页面点击“Results”即可浏览检索历史，用户可使用布尔逻辑运算符将各个检索结果进行组配检索。首先选中“#1”与“#2”，然后点击逻辑运算符“AND”，点击“Combine >”按钮，完成检索式的组配检索。

（4）检索结果输出：Embase 数据库为用户提供了多种检索结果输出选项，包括浏览（view）、打印（print）、导出（export）、订购（order）和添加至剪贴板（add to clipboard）。其中，浏览、打印、邮件等选项单次最大选中量为 500 条记录，而导出功能单次最大记录选中量为 10 000 条。为了便于文献管理，一般选中将检索记录导出，采用专门的文献软件进行管理。因此，用户需要首先选择导出文献数量（select number of items），然后点击“Export”跳转至导出数据格式设置界面。用户可点击“Choose a Format”右侧的下拉菜单选择期望的文献保存格式，然后点击“Export >”按钮，跳转至导出引文格式准备界面。当引文格式转换完成后，点击“Download >”按钮即可将文献记录保存至用户指定的地址。

（三）Cochrane 图书馆

Cochrane 图书馆（Cochrane Library）是国际最权威的循证医学组织—— Cochrane 协作网（Cochrane Collaboration，CC）所建立的一个提供高质量证据（系统评价）的数据库，是循证医学重要的信息源，由 Wiley 公司负责出版和发行。用户可在浏览器地址栏输入 https: //www.cochranelibrary.com/ 直接链接至 Cochrane 图书馆主页面，也可通过搜索引擎直接搜索 Cochrane Library，然后点击相应链接，跳转至主页面（图 5-34）。

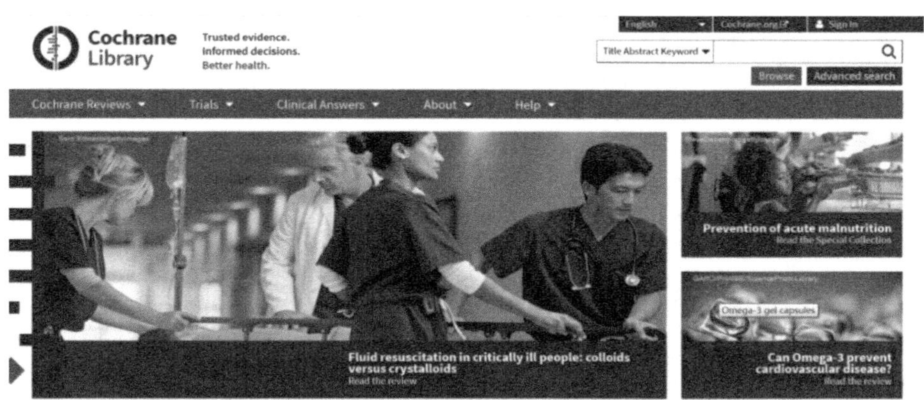

图 5-34　Cochrane Library 主界面

1. Cochrane 图书馆的主要内容

（1）The Cochrane Database of Systematic Reviews，即 Cochrane 协作网系统评价数据库，收录 Cochrane 协作网各系统评价小组依据《Cochrane 干预性研究系统评价手册》和《Cochrane 诊断准确性研究系统评价手册》制作的系统评价和系统评价方案书，同时也收录述评和其他附件。其中，Cochrane 年会与其他相关年会发表的摘要均以附件形式收录于 Cochrane 图书馆。目前，Cochrane 图书馆已成为卫生保健领域系统评价的主导来源。

（2）The Cochrane Central Register of Controlled Trials，即 Cochrane 临床对照试验中心注册数据库，是收集医疗卫生领域干预效果研究的随机（randomized controlled trial，RCT）与半随机对照试验（quasi-randomized controlled trial，qRCT）的书目数据库，但不提供研究全文。

（3）Cochrane Clinical Answers（CCA）是由 Cochrane 创新协作组（Cochrane Innovations）与 Wiley 出版集团联合建立的，为临床循证决策和实践提供证据支撑的决策信息源。

2. Cochrane 图书馆的检索方法　Cochrane 图书馆为用户提供以下 5 种检索方式。

（1）简单检索：简单检索是指用户进入 Cochrane 图书馆主页面后，在页面右上角提问框键入感兴趣领域的核心词，然后通过限制字段实现目标资源查找的方法（图 5-35）。简单检索可选择限制字段包括题目、摘要、作者、题目 / 摘要 / 关键词、出版类型等，用户可点击简单检索界面提问框左侧字段下拉菜单选择期望的限制字段。

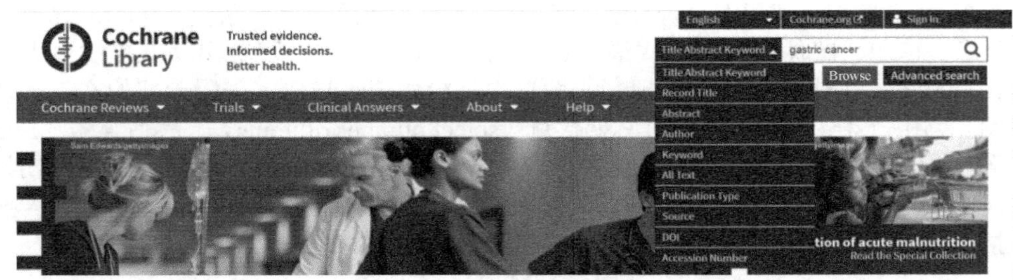

图 5-35　Cochrane Library 简单检索

（2）浏览检索：浏览检索是指用户通过浏览特定的问题、专业组或发表年等途径查找目标资源的方法。Cochrane 图书馆可通过两种途径实现浏览检索。其一是在 Cochrane 图书馆主页面点击“Browse”按钮，页面自动跳转至通过主题浏览 Cochrane 系统评价数据界面。此外，用户也可点击主题浏览界面右下角的“Browse by Cochrane Review Group”超链接，页面将自动跳转至通过浏览 Cochrane 专业组查找系统评价资源。同理，在专业组浏览界面，用户也可以点击“Browse by Topic”返回主题浏览界面。用户也可在 Cochrane 图书馆主页，分别点击“Cochrane Review”、“Trials”和“Clinical Answers”相应的下拉菜单，选择“Browse”选项，页面也将自动跳转至对应的浏览检索界面。

（3）高级检索：在 Cochrane 图书馆主页面点击右上角的“Advanced search”按钮，页面自动跳转至高级检索界面。高级检索界面主要包括 3 个部分，即检索字段、提问框（检索词键入框）与布尔逻辑运算符。其中，可选检索字段包括题目、摘要、作者、关键词、全文等 10 项，最常选用的是题目 / 摘要 / 关键词。在执行高级检索时，首先在提问框中输入检索词，然后选择检索字段，若需一次键入多个检索词，则点击“+”增加提问框，然后依次键入检索词，并合理选择布尔逻辑运算符，最后点击“Run search”完成检索。在检索结果界面，用户可选择感兴趣的资料来源，然后点击“Send to search manager”将检索结果发送至检索历史管理器，方便结果管理。此外，用户也可点击“Search limits”按钮，对检索条件进行限制，如检索内容类别和发表日期。Cochrane 图书馆高级检索，一次最多只能增加 5 个检索词键入框。因此，对于存在 5 个以上检索词的概念，用户要么对检索词加以精炼，要么多次检索，然后借助组配检索完成同一概念的检索。

（4）主题检索：Cochrane 主题检索界面与高级检索界面进入方式相同，首先在图书馆主页面点击右上角的“Advanced search”按钮，使页面跳转至高级检索界面，然后点击“Medical terms (MeSH)”按钮进入主题检索界面（图 5-36）。首先在“Enter MeSH Term”提问框内输入检索词，然后在需要的情况下点击“Select Subheadings/Qualifiers”下拉框选择副主题词，点击“Look up”按钮查看输入检索词的主题词及其定义的树状结构。如在提问框中键入“Gastric Cancer”并点击“Look up”按钮，则跳出如图 5-37 所示的胃癌主题词检索结果。用户可通过直接点击主题词树中目标主题词结构上层的上位词或下层的下位词实现主题词的自由切换。用户确定要检索的主题词后，可通过勾选“Explode All Trees”或“Single MeSH term（unexplode）”对应的复选框对主题词进行扩展或不扩展检索，若勾选扩展检索，系统则会自动扩大检索结果。对于同时存在多个树状结构的主题词，如胃癌有 4 个主题词树，用户即可勾选“Explode All Trees”对所有树状结构进行扩展检索，也可勾选“Explode Selected Trees”对所选择的主题词树进行扩展检索。检索完成后，点击“Add to search manager”主题检索结果添加到检索历史管理器。当然，

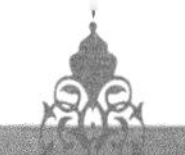

用户也可以分别点击“Save search”或“View results”按钮，保存或浏览本次检索结果。

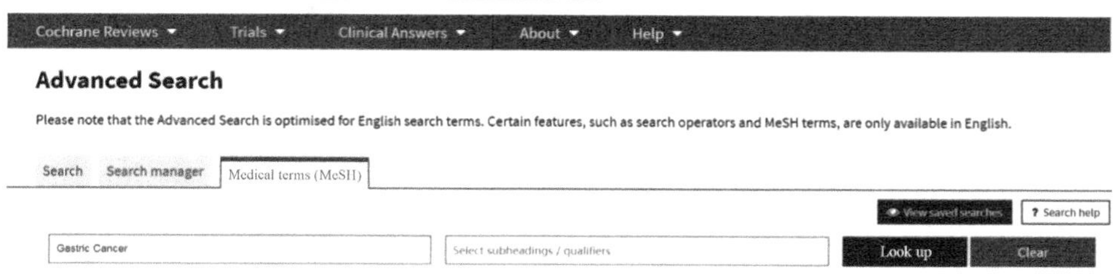

图 5-36　Cochrane Library 主题检索界面

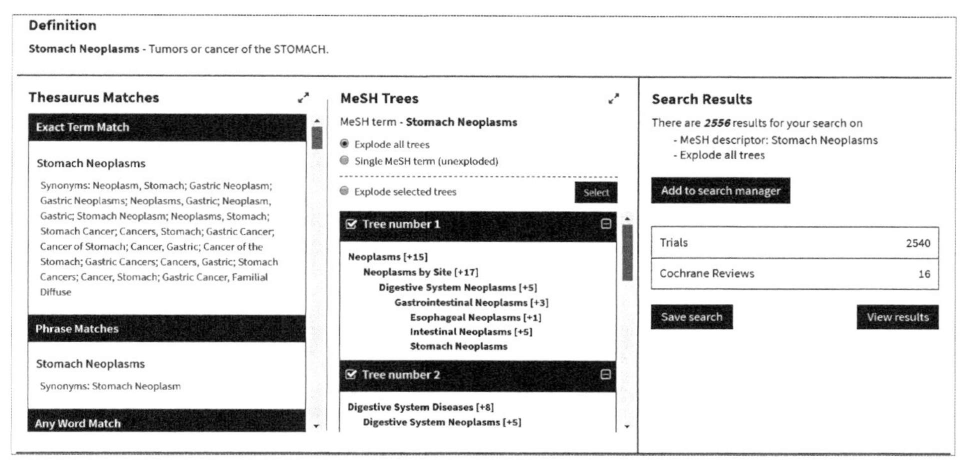

图 5-37　Cochrane Library 主题词检索结果

（5）组配检索：组配检索是指对已有检索结果进行二次或多次组配已获得目标资源的检索方式。在 Cochrane 图书馆中，组配检索的进入方法同高级检索和主题检索，即首先在主页面点击“Advanced search”按钮进入高级检索界面，然后点击“Search manager”按钮进入组配检索界面（检索历史管理器）。在组配检索界面，用户可浏览之前所进行检索的检索策略和结果。用户可通过手工键入期望组配的检索策略编号并用布尔逻辑运算符联结，然后点击“Continue”按钮执行组配检索，检索完成后将自动跳出检索结果。如实例中需要对胃癌自由词检索与主题词检索结果进行组配检索，则手工在检索框中键入“#1 OR #2”，然后点击“Continue”执行组配检索，可获得 5357 条记录。

检索结果导出：完成检索后，点击最完整检索策略对应的检索结果数值，将显示本次检索的具体结果。首先在检索结果显示界面最上部选择需要保存的资源类型，然后勾选“Select All”前面的复选框选中文献检索记录，而后点击“Export Selected Citation（s）”弹出引文保存设置界面并设置期望的保存格式，最后点击“Download”按钮完成检索结果的导出任务。

引文实时推送：Cochrane 图书馆也具备向用户实时推送关注领域最新文献的功能，但要求用户首先注册 Wiley 账户，并将检索策略保存至个人账户。若用户拥有 Wiley 账户，在执行完特定检索后，可点击“Save this search”按钮，将检索策略保存至个人账户并设置更新推送提醒。同样，由于 Wiley 为付费型数据库，因此不对其他功能进行过多介绍。

（四）CINAHL 数据库

1. CINAHL 数据库简介　护理学及医疗相关文献累计索引（Cumulative Index to Nursing and Allied Health Literature，CINAHL）是由 EBSCO 公司为护理和相关专业人员专门设计开发的文献数据库，用户可通过在浏览器的地址栏键入 https：//www.ebscohost.com/nursing/

products/cinahl-databases/cinahl-Complete 直接链接至 CINAHL 检索界面，也可在搜索引擎中键入 CINAHL 进行搜索，然后点击对应链接跳转至主界面，见图 5-38。

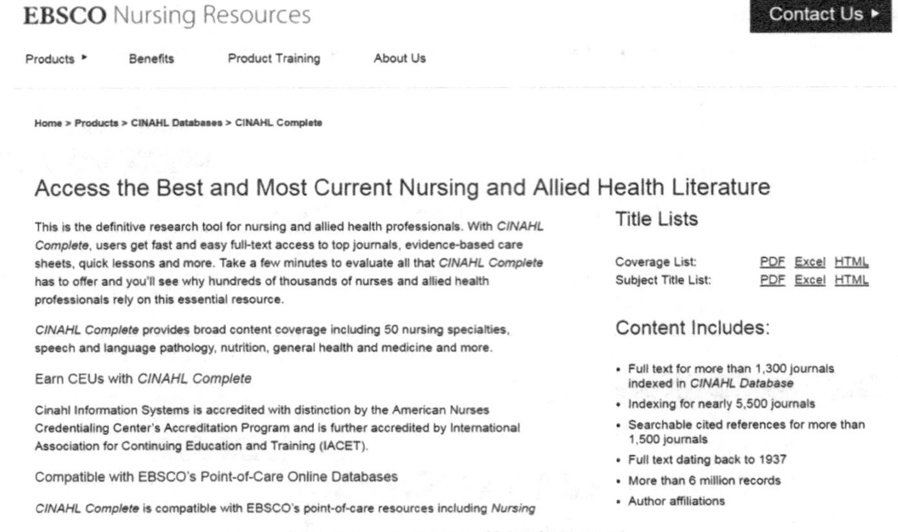

图 5-38 CINAHL 数据库主界面

2. CINAHL 数据库的检索方法 CINAHL 数据库的检索功能主要包括基础检索（basic search）、高级检索（advanced search）和组配检索 3 种方法。

（1）基础检索：登录 EBSCO host 检索平台，勾选 CINAHL 数据库对应的复选框，点击“Continue”按钮进入 CINAHL 数据库检索高级检索界面，然后点击“Basic Search”进入基础检索界面。首先在提问框中输入检索词，然后点击“Search”按钮执行基础检索。用户可点击“Search Options”下拉菜单，选择检索限制条件，以提高检索结果的精确性。

（2）高级检索：登录 EBSCO host 检索平台，勾选 CINAHL 数据库对应的复选框，点击“Continue”按钮直接进入 CINAHL 数据库检索高级检索界面（图 5-39）。CINAHL 数据库高级检索界面主要包括两部分：检索式构建部分与检索条件设定部分，其中检索式构建部分包括提问框、检索字段与布尔逻辑运算符。

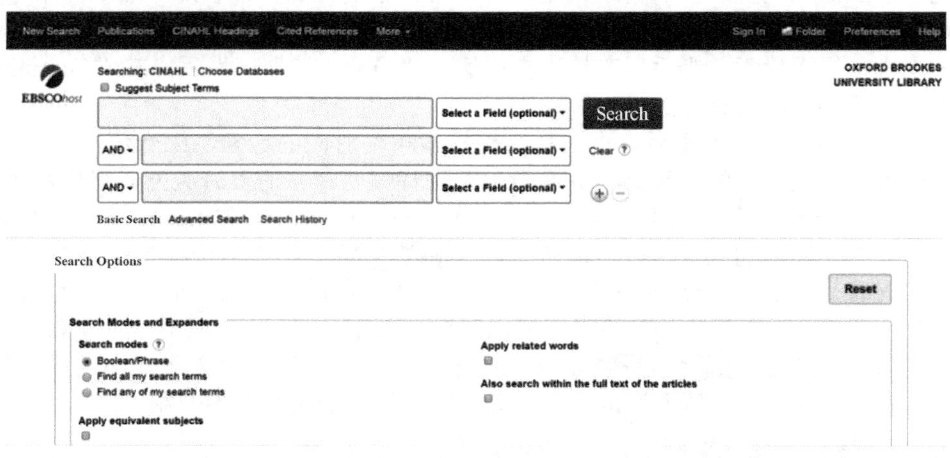

图 5-39 CINAHL 数据库高级检索界面

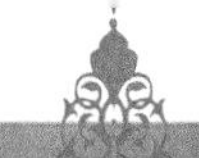

首先在提问框中输入检索词，然后选择检索字段，若需一次键入多个检索词，则点击“+”增加提问框，然后依次键入检索词，并合理选择布尔逻辑运算符，最后点击“Search”按钮完成检索。CINAHL 数据库中可检索的字段包括题目、摘要、作者与主题词等，其中主题词包括疾病、药物、解剖学 / 生理学主题词，这些词主要是从 MeSH 中抽取的，另外还增加了 4065 个护理及相关学科的专用词汇。检索完成后，检索式与检索结果将出现在页面下方。

（3）组配检索：在高级检索界面，点击“Search History”页面。该页面显示已执行的检索策略与检索结果，并按照检索执行的时间先后顺序进行了编号。用户可选择需要进行二次组配的检索策略，然后选择合适的布尔逻辑运算符，即可完成组配检索。例如，实例想了解胃癌营养相关的文献，首先选中胃癌（S1）与营养（S2）两条已执行的检索策略，然后点击“Search with AND”按钮执行组配检索，最终获得 214 条文献记录（图 5-40）。

Search History/Alerts

Print Search History　Retrieve Searches　Retrieve Alerts　Save Searches / Alerts

Select / deselect all　Search with AND　Search with OR　Delete Searches　Refresh Search Results

Search ID#	Search Terms	Search Options	Actions
S3	S1 AND S2	Search modes - Boolean/Phrase	View Results (214) | View Details | Edit
S2	TX nutrition	Search modes - Boolean/Phrase	View Results (151,890) | View Details | Edit
S1	TX gastric cancer OR TX gastric tumor OR TX gastric neoplasm	Search modes - Boolean/Phrase	View Results (2,696) | View Details | Edit

图 5-40　CINAHL 数据库组配检索结果

（4）检索结果导出：与前文已介绍数据库检索结果的导出方法相比，CINAHL 数据库检索结果的导出方法更为烦琐。在检索历史中点击“View Results”按钮显示详细检索结果，然后点击目标文献右侧的“ ”按钮，按钮形状变为“ ”提示文献记录被选中，用户按相同方法依次选中所有目标文献，然后点击页面最上端的“Folder”按钮进入文献保存界面。在该界面可浏览已选中的文献信息，勾选“Select/Deselect All”前面的复选框选中所有文献，然后点击“Export”按钮跳转至文献记录保存格式设置界面，选择期望的保存格式后点击“Save”按钮完成检索结果导出。此外，在结果显示页面，也可通过点击“Share ▾”下拉菜单，选择期望保存的文献记录，此种方法较单一文献逐个选择更快捷。

二、常用中文护理原始研究检索数据库介绍

中国知网

1. 中国知网简介　中国知网，即中国国家知识基础设施（China National Knowledge Infrastructure，CNKI），其概念由世界银行提出于 1998 年。中国知网由清华大学、清华同方于 1999 年 6 月发起。其目标包括：①大规模集成整合知识信息资源，整体提高资源的综合和增值利用价值。②建设知识资源互联网传播扩散与增值服务平台，为全社会提供资源共享、数字化学习、知识创新信息化条件。③建设知识资源的深度开发利用平台，为社会各方面提供知识管理与知识服务的信息化手段。④为知识资源生产出版部门创造互联网出版发行的市场环境与商业机制，大力促进文化出版事业、产业的现代化建设与跨越式发展。目前，中国知网已组建完成包括中国学术文献网络出版总库、中国学术期刊网络出版总库、中国优秀博硕士学位论文全文数据库、国内外重要会议论文全文数据库、中国年鉴网络出版总库、标准数据总库及国学宝典数据库等在内的多个数据库。用户可通过在浏览器的地址栏键入 http://www.cnki.net/ 直接链接至中国知网主界面，也可在搜索引擎中键入中国知网进行搜索，然后点击对应链接跳转至主界面，见图 5-41。

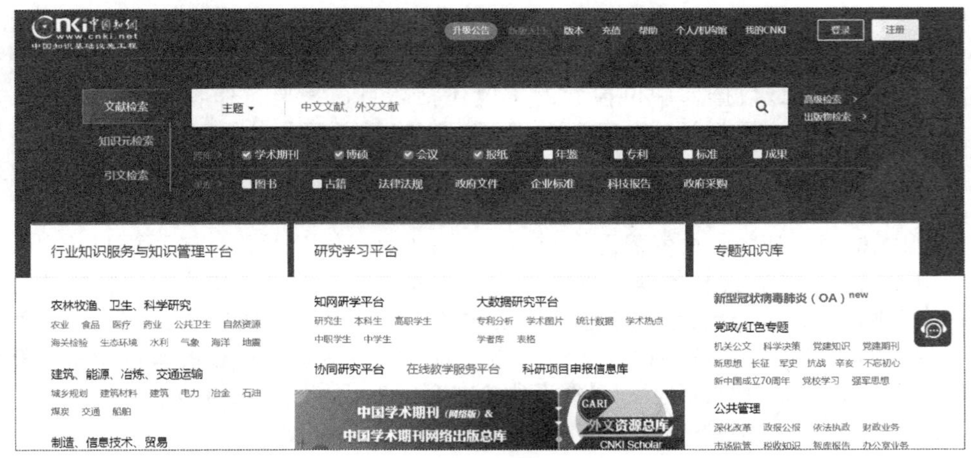

图 5-41 中国知网主界面

2. 部分数据库简介

（1）中国学术期刊网络出版总库简介：中国学术期刊网络出版总库（China Academic Journal Network Publishing Database，CAJD）是国家知识基础设施建设的一部分，也是目前世界上最大的连续动态更新的中国学术期刊全文数据库。中国学术期刊网络出版总库以学术、技术、政策指导、高等科普及教育类期刊为主，内容覆盖自然科学、工程技术、农业、哲学、医学、人文社会科学等各个领域，收录自 1915 年以来出版的 8000 种期刊（部分期刊回溯至创刊），全文文献总量 5200 万篇。中国学术期刊网络出版总库产品被分为 10 个专辑，包括基础科学、工程科技Ⅰ、工程科技Ⅱ、农业科技、医药卫生科技、哲学与人文科学、社会科学Ⅰ、社会科学Ⅱ、信息科技、经济与管理科学，十大专辑下分为 168 个专题。

（2）中国优秀博硕士学位论文全文数据库：是目前国内相关资源最完备、高质量、连续动态更新的中国优秀博硕士学位论文全文数据库。该库覆盖基础科学、工程技术、农业、医学、哲学、人文、社会科学等各个领域，收录全国 459 家培养单位的博士学位论文和 748 家硕士培养单位从 1984 年至今的优秀硕士学位论文。

（3）国内外重要会议论文全文数据库：收录由国内外会议主办单位或论文汇编单位书面授权并推荐出版的重要会议论文。重点收录 1999 年以来，中国科协系统及国家二级以上的学会、学会、高校、科研院所、政府机关举办的重要会议以及在国内召开的国际会议上发表的文献。其中，国际会议文献占全部文献的 20% 以上，全国性会议文献超过总量的 70%，部分重点会议文献回溯至 1953 年。

（4）中国年鉴网络出版总库：是目前国内最大的连续更新的动态年鉴资源全文数据库。内容覆盖基本国情、地理历史、政治军事外交、法律、经济、科学技术、教育、文化体育事业、医疗卫生、社会生活、人物、统计资料、文件标准与法律法规等各个领域。收录 1949 年至今中国 34 个省级行政区域正式出版的专类年鉴和综合年鉴。

3. 检索方法 中国知网为用户提供了文献检索、知识元检索和引文检索三种选择，其中最常用的是文献检索。在文献检索选项中，又包括基础检索、高级检索、专业检索、作者发文检索、句子检索、一框式检索和出版物检索 7 种检索途径，但实际中以高级检索和专业检索最为常用，尤其是高级检索。因此，本部分仅对高级检索进行介绍。

（1）高级检索：用户进入中国知网主界面后，点击主页提问框右侧的“高级检索”进入中国知网的高级检索界面（图 5-42）。高级检索默认为在“中国学术文献网络出版总库”下执行，从而使得检索内容涵盖中国学术期刊网络出版总库、中国博士学位论文全文数据库、中国优秀硕士学位论文全文数据库、中国重要会议论文全文数据库、国际会议论文全文数据库、

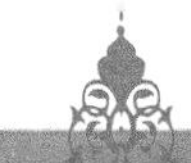

中国重要报纸全文数据库和中国学术期刊全文数据库，以保证检索结果的全面性。若用户只想检索某一数据库，则通过点击对应的数据库后进行高级检索，如点击“会议”，则可限定检索内容均来自中国重要会议论文全文数据库和国际会议论文全文数据库。一般情况下，为了保证文献查全率而不会对数据库进行限定，因此按系统默认情况执行检索。

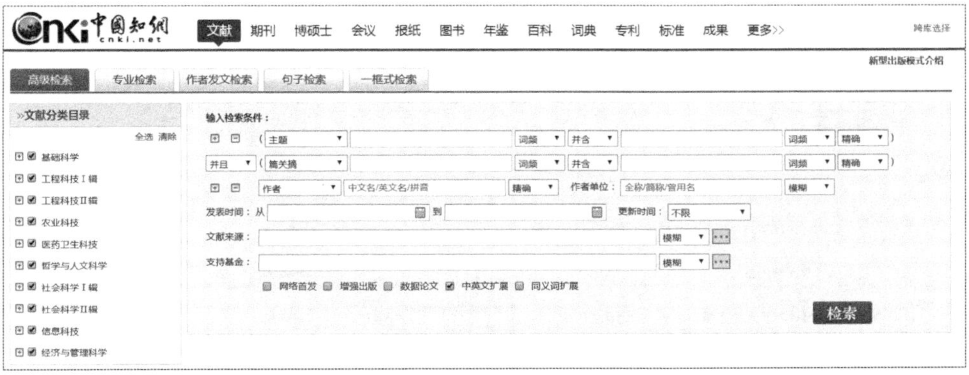

图 5-42　中国知网高级检索界面

高级检索界面由“文献分类目录”和“输入检索条件”两个部分构成。由于论文学科分类较为模糊，因此一般情况下不对文献分类目录进行限定。在“输入检索条件”部分，主要包括检索式构建、作者检索、单位检索和其他限制条件等内容。构建检索式时，可检索字段包括主题、篇名、关键词、摘要、全文、参考文献和中图分类号，推荐使用主题检索。其他限制条件包括发表时间、更新时间、文献来源、支持基金、论文发布类型及扩展检索。

例如，用户期望检索胃癌患者给予肠内免疫营养治疗有效性与安全性的文献，则可按如下步骤完成检索。

a. 在检索字段下拉菜单选择“主题”，并在提问框依次输入“胃癌”“胃肿瘤”“胃瘤”，并以“或者”组配，然后点击“检索”按钮完成“胃癌”构面的检索（图 5-43）。若所检索构面检索词过多，则可通过点击“⊞”增加提问框。

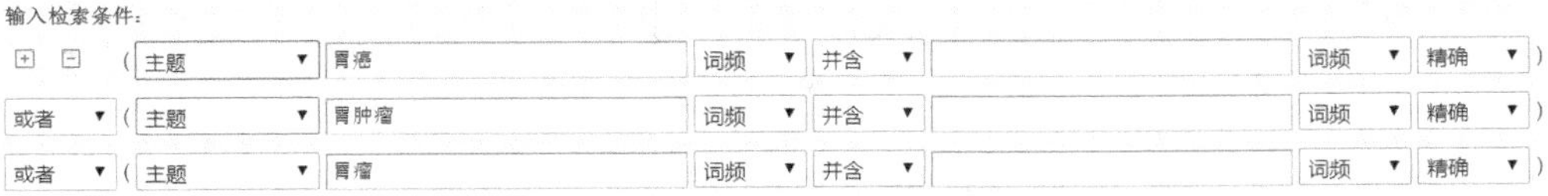

输入检索条件：

	字段	检索词					
⊞ ⊟	主题	胃癌	词频	并含		词频	精确
或者	主题	胃肿瘤	词频	并含		词频	精确
或者	主题	胃瘤	词频	并含		词频	精确

图 5-43　胃癌构面检索词组配

b. 在胃癌构面检索结果界面，按照相同的方式在提问框依次输入“肠内免疫营养”“增强型肠内免疫营养”“免疫强化型肠内营养”和“免疫肠内营养”，并以“或者”组配（图 5-44），然后点击“结果在检索”按钮，完成“免疫营养”构面（图 5-44）与“胃癌”构面（图 5-43）的“并含”组配检索。

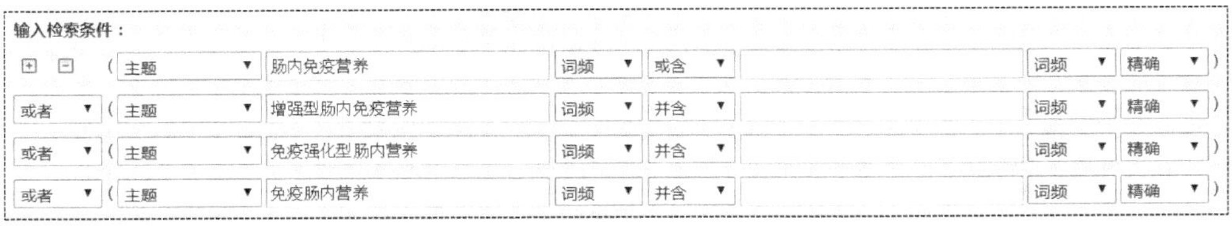

输入检索条件：

	字段	检索词					
⊞ ⊟	主题	肠内免疫营养	词频	或含		词频	精确
或者	主题	增强型肠内免疫营养	词频	并含		词频	精确
或者	主题	免疫强化型肠内营养	词频	并含		词频	精确
或者	主题	免疫肠内营养	词频	并含		词频	精确

图 5-44　胃癌构面检索词组配

c. 完成前述两个构面的组配检索后，将在检索页面显示组配检索结果（图 5-45）。在检索结果页面，用户可设定分组浏览（学科、发表年度、研究层次、作者、机构和基金）、排序（主题、发表时间、被引量和下载量）、结果显示格式（列表、摘要）、每页显示文献题录数目（10、20、50）及检索结果处理方法（批量下载、导出 / 参考文献、计量可视化分析）。用户可根据研究目的，灵活设置上述参数。

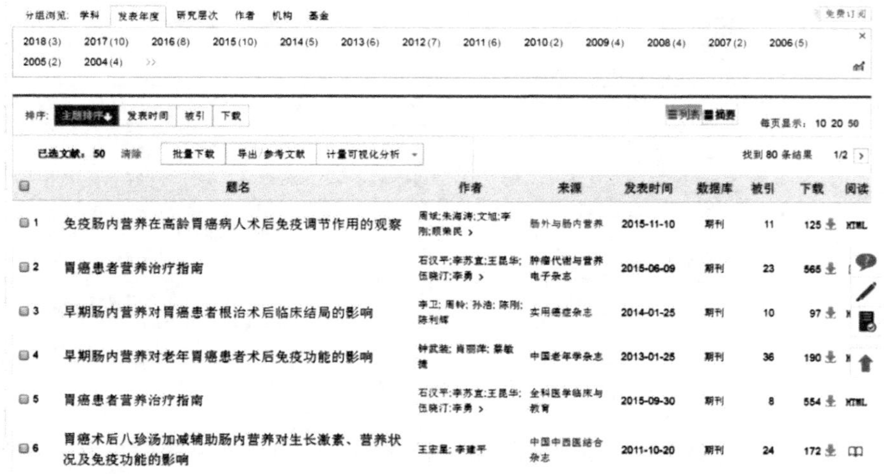
分组浏览: 学科 发表年度 研究层次 作者 机构 基金
2018 (3) 2017 (10) 2016 (8) 2015 (10) 2014 (5) 2013 (6) 2012 (7) 2011 (6) 2010 (2) 2009 (4) 2008 (4) 2007 (2) 2006 (5)
2005 (2) 2004 (4)
排序: 主题排序 发表时间 被引 下载
列表 摘要
每页显示: 10 20 50
已选文献: 50 清除
批量下载 导出 参考文献 计量可视化分析
找到 80 条结果 1/2
题名 作者 来源 发表时间 数据库 被引 下载 阅读
1 免疫肠内营养在高龄胃癌病人术后免疫调节作用的观察 肠外与肠内营养 2015-11-10 期刊 11 125 HTML
2 胃癌患者营养治疗指南 肿瘤代谢与营养电子杂志 2015-06-09 期刊 23 565
3 早期肠内营养对胃癌患者根治术后临床结局的影响 实用癌症杂志 2014-01-25 期刊 10 97
4 早期肠内营养对老年胃癌患者术后免疫功能的影响 中国老年学杂志 2013-01-25 期刊 36 190
5 胃癌患者营养治疗指南 全科医学临床与教育 2015-09-30 期刊 8 554 HTML
6 胃癌术后八珍汤加减辅助肠内营养对生长激素、营养状况及免疫功能的影响 中国中西医结合杂志 2011-10-20 期刊 24 172

图 5-45 胃癌免疫营养相关文献检索结果

（2）检索结果输出

a. 单篇文献索引信息浏览：用户若对某篇文献感兴趣，可点击文献题名，页面将跳转至该篇文献的索引信息界面（图 5-46）。若用户对此篇文献感兴趣，则可通过导出 / 参考文献、关注、分享、收藏或打印选项进一步处理该文献。当然，若用户具备中国知网使用权限，则可选择下载单篇文献，可供下载格式包括 CAJ 和 PDF 两种格式。用户可点击左侧的目录，跳转至对应的内容部分。此外，用户也可点击单个作者姓名、作者单位或期刊名称链接至对应的界面、系统浏览某作者、某单位的发文情况，以及期刊在中国知网中的主页信息。

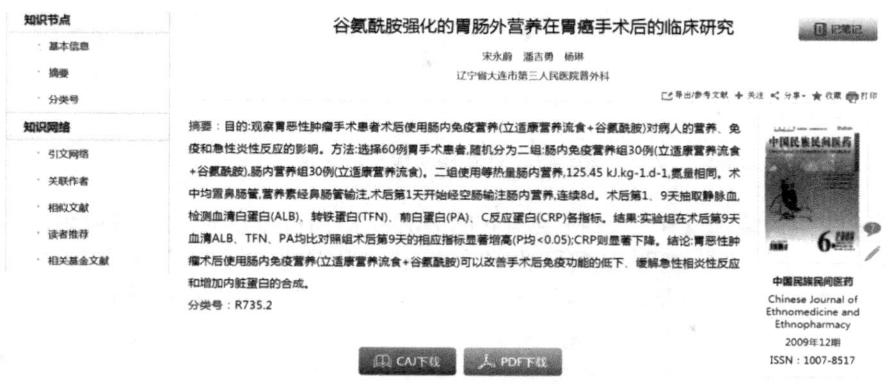
知识节点
基本信息
摘要
分类号
知识网络
引文网络
关联作者
相似文献
读者推荐
相关基金文献
谷氨酰胺强化的胃肠外营养在胃癌手术后的临床研究
记笔记
宋永蔚 潘吉勇 杨琳
辽宁省大连市第三人民医院普外科
导出/参考文献 关注 分享 收藏 打印
摘要：目的:观察胃恶性肿瘤手术患者术后使用肠内免疫营养(立适康营养流食+谷氨酰胺)对病人的营养、免疫和急性炎性反应的影响。方法:选择60例胃手术患者,随机分为二组:肠内免疫营养组30例(立适康营养流食+谷氨酰胺),肠内营养组30例(立适康营养流食)。二组使用等热量肠内营养,125.45 kJ.kg-1.d-1,氮量相同。术中均置鼻肠管,营养素经鼻肠管输注,术后第1天开始经空肠输注肠内营养,连续8d。术后第1、9天抽取静脉血,检测血清白蛋白(ALB)、转铁蛋白(TFN)、前白蛋白(PA)、C反应蛋白(CRP)各指标。结果:实验组在术后第9天血清ALB、TFN、PA均比对照组术后第9天的相应指标显著增高(P均<0.05);CRP则显著下降。结论:胃恶性肿瘤术后使用肠内免疫营养(立适康营养流食+谷氨酰胺)可以改善手术后免疫功能的低下、缓解急性相炎性反应和增加内脏蛋白的合成。
分类号：R735.2
CAJ下载
PDF下载
中国民族民间医药
Chinese Journal of Ethnomedicine and Ethnopharmacy
2009年12期
ISSN：1007-8517

图 5-46 单篇文献索引信息概览

b. 文献批量导出：若用户需要将检索所得文献题录进行系统化管理，则可选择将其批量化导出。首先通过勾选文献左侧的复选框选中需要导出的文献题录，然后点击“导出 / 参考文献”按钮进入文献导出格式选择界面，如实例选择 End Note 格式，右侧文献将自动按选择格式调整分布，最后点击“导出”按钮即可完成文献的批量导出。需注意，中国知网单次批量导出文献数量最多 500 条。若用户选择题录入超过 500 条，则会弹出提示框。

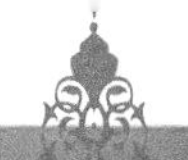

第五节　护理证据检索实例展示与分析

本部分以笔者团队发表于《中国循证医学杂志》上的题为“达克罗宁与利多卡因用于胃镜检查前准备效果比较的 Meta 分析”的文章为例，展示常用中、英文数据库的检索过程。

该研究的目的是系统评价达克罗宁与利多卡因用于胃镜检查前准备的效果，作者根据研究目的确定了纳入与排除标准。

1. 纳入标准

（1）研究类型：随机对照试验（randomized controlled trial，RCT），是否实施盲法不限。

（2）研究对象：门诊接受胃镜检查或治疗的成年患者，检查时间、性别及基础疾病不限。

（3）干预措施：①试验组。检查或治疗前仅以缓慢吞咽方式服用盐酸达克罗宁胶浆。②对照组。检查或治疗前仅以缓慢吞咽方式服用盐酸利多卡因胶浆。两组药物剂量及服用时间均不限。

（4）结局指标：以插管及麻醉效果为主要结局指标；祛泡效果、口感及安全性为次要结局指标。

2. 排除标准　① 重复发表的文献；② 报告数据不完整且联系作者未果。明确了研究的纳入与排除标准后，作者制定了文献检索计划，即计算机检索 PubMed、中国知网、中国生物医学文献数据、维普和万方数据库，搜集比较达克罗宁与利多卡因在胃镜检查前准备效果的随机对照试验，检索时限均从建库至 2017 年 12 月 31 日。检索以自由词与主题词相结合方式完成，并根据不同数据库的特点调整预设检索式。中文检索词包括胃镜、达克罗宁、利多卡因、随机等；英文检索词包括 tanac、sucrets、dyclone、dyclonine hydrochloride、dyclonine HCL、lignocaine、lidocaine、xyloneural、octocaine、xylesthesin、xylocaine、xylocitin、dalcaine、gastroscopies、gastroscopic surgical procedure、random 等。

3. 数据库检索实例

（1）PubMed：根据研究目的及循证检索策略，先依次完成不同构面的检索，然后对不同构面检索结果进行组配，获得最终的检索结果。

第一步：盐酸达克罗宁胶浆构面的文献检索

盐酸达克罗宁胶浆的主题词检索：进入主题词数据库，在提问框输入“dyclone”检索对应的主题词，并执行主题词检索，见图 5-47。

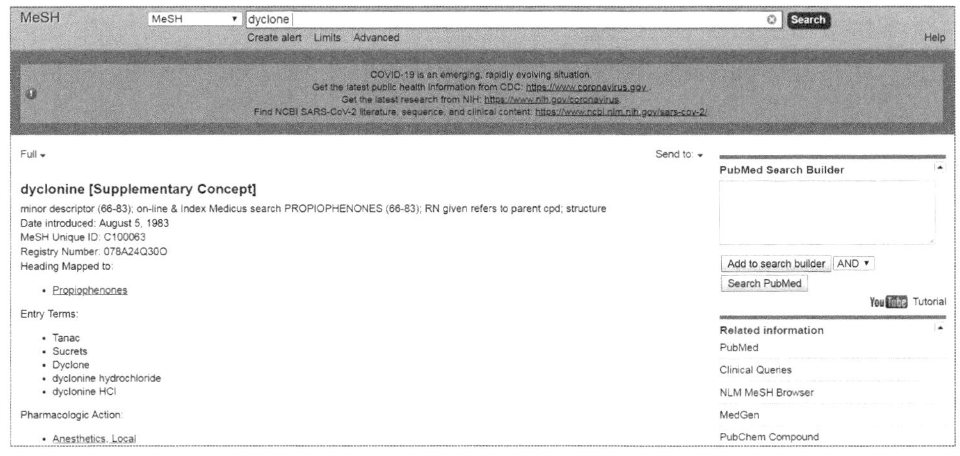

图 5-47　盐酸达克罗宁胶浆在 PubMed 数据库中的主题词检索

盐酸达克罗宁胶浆的自由词检索：进入高级检索界面，依次检索盐酸达克罗宁胶浆的检索词，并设置检索字段为“Title/Abstract”，然后执行自由词检索，见图 5-48。

	Title/Abstract	Dyclone	Show index list
OR	Title/Abstract	Tanac	Show index list
OR	Title/Abstract	Sucrets	Show index list
OR	Title/Abstract	"dyclonine hydrochloride"	Show index list
OR	Title/Abstract	"dyclonine HCl"	Show index list

Search or Add to history

图 5-48　盐酸达克罗宁胶浆在 PubMed 数据库中的自由词检索

盐酸达克罗宁胶浆构面的组配检索：完成主题词与自由词检索后，再次进入高级检索界面，将主题词检索结果与自由词检索结果以逻辑运算符“OR”组配，然后执行组配检索，见图 5-49。

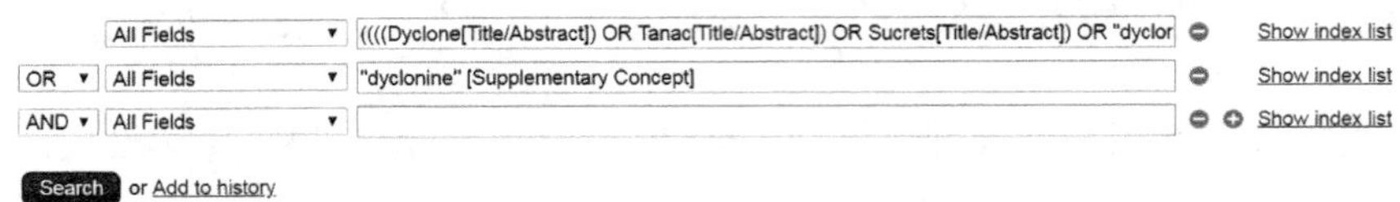

图 5-49　盐酸达克罗宁胶浆在 PubMed 数据库中的组配检索

第二步：盐酸利多卡因胶浆构面的文献检索

盐酸利多卡因胶浆的主题词检索：进入主题词数据库，在提问框输入“lidocaine”检索对应的主题词，并执行主题词检索，见图 5-50。

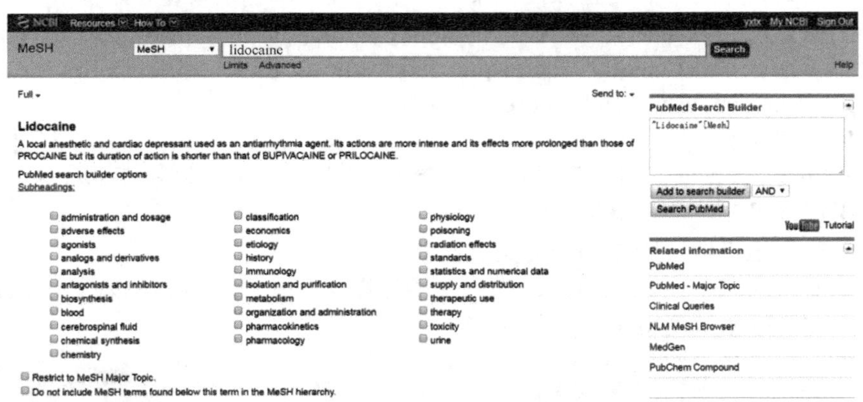

图 5-50　盐酸利多卡因胶浆在 PubMed 数据库中的主题词检索

盐酸利多卡因胶浆的自由词检索：进入高级检索界面，依次检索盐酸利多卡因胶浆的检索词，并设置检索字段为“Title/Abstract”，然后执行自由词检索，见图 5-51。

	Title/Abstract	Lidocaine	Show index list
OR	Title/Abstract	Lignocaine	Show index list
OR	Title/Abstract	Xyloneural	Show index list
OR	Title/Abstract	Octocaine	Show index list
OR	Title/Abstract	Xylesthesin	Show index list
OR	Title/Abstract	Xylocaine	Show index list
OR	Title/Abstract	Xylocitin	Show index list
OR	Title/Abstract	Dalcaine	Show index list
OR	Title/Abstract	2-2EtN-2MePhAcN	Show index list
OR	Title/Abstract	2-(Diethylamino)-N-(2,6-Dimethylphenyl) Acetamide	Show index list

Search or Add to history

图 5-51　盐酸利多卡因胶浆在 PubMed 数据库中的自由词检索

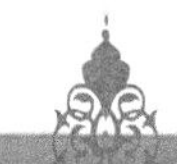

盐酸利多卡因胶浆构面的组配检索：完成主题词与自由词检索后，再次进入高级检索界面，将主题词检索结果与自由词检索结果以逻辑运算符“OR”组配，然后执行组配检索，见图 5-52。

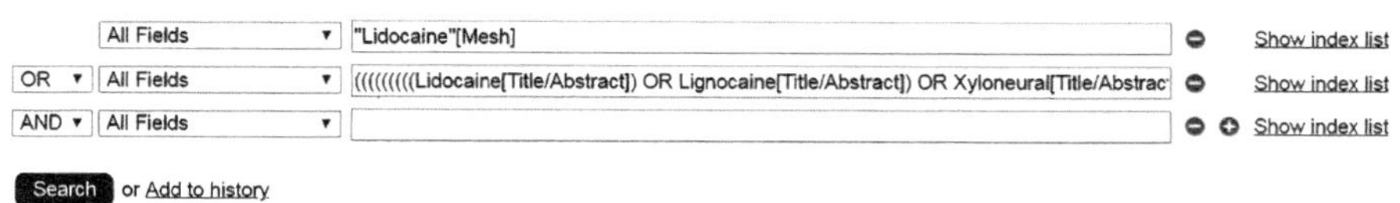

图 5-52　盐酸利多卡因胶浆在 PubMed 数据库中的组配检索

第三步：胃镜检查构面的文献检索

胃镜检查的主题词检索：进入主题词数据库，在提问框输入“gastroscopy”检索对应的主题词，并执行主题词检索，见图 5-53。

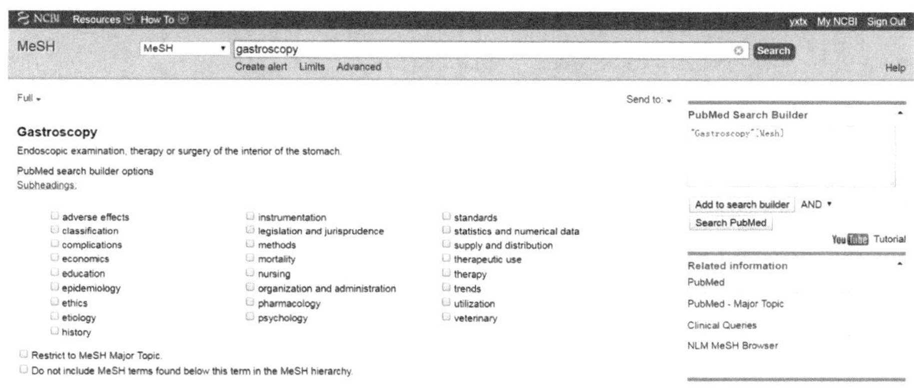

图 5-53　胃镜检查在 PubMed 数据库中的主题词检索

胃镜检查的自由词检索：进入高级检索界面，依次输入胃镜检查的检索词，并设置检索字段为“Title/Abstract”，然后执行自由词检索，见图 5-54。

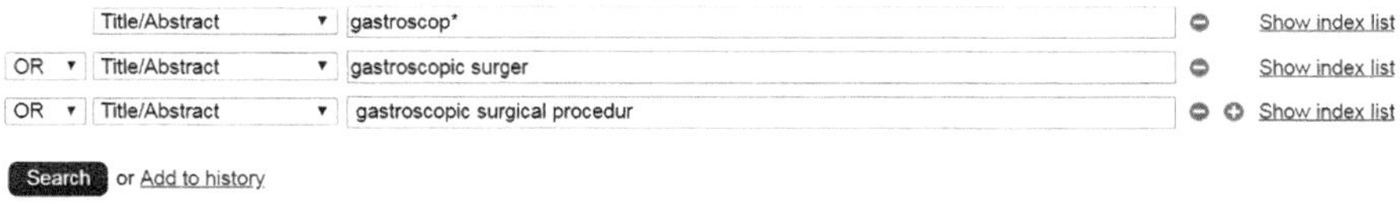

图 5-54　胃镜检查在 PubMed 数据库中的自由词检索

胃镜检查构面的组配检索：完成主题词与自由词检索后，再次进入高级检索界面，将主题词检索结果与自由词检索结果以逻辑运算符“OR”组配，然后执行组配检索，见图 5-55。

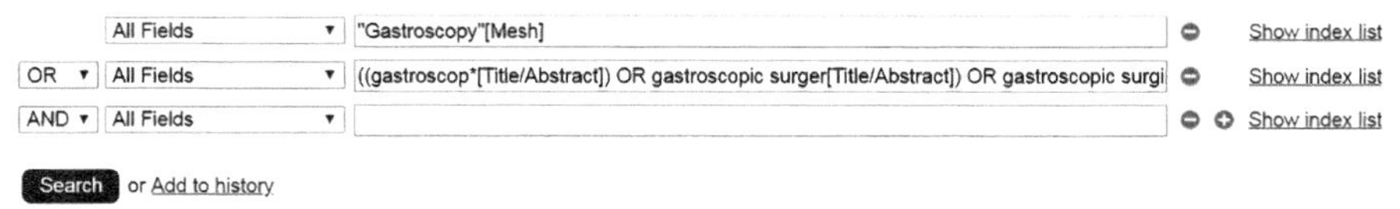

图 5-55　胃镜检查在 PubMed 数据库中的组配检索

第四步：随机对照试验构面的文献检索

随机对照试验的主题词检索：进入主题词数据库，在提问框输入“randomized controlled trial”检索对应的主题词，并执行主题词检索，见图 5-56。

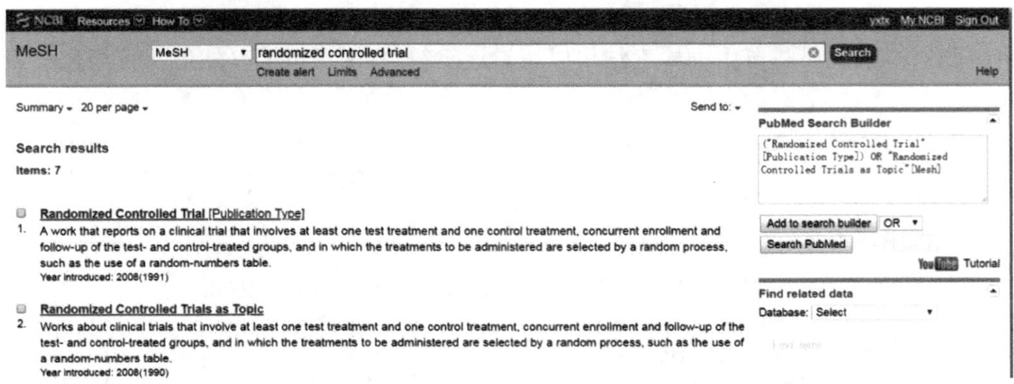

图 5-56 随机对照试验在 PubMed 数据库中的主题词检索

随机对照试验的自由词检索：进入高级检索界面，输入随机的检索词，并设置检索字段为“Title/Abstract”，然后执行自由词检索，见图 5-57。

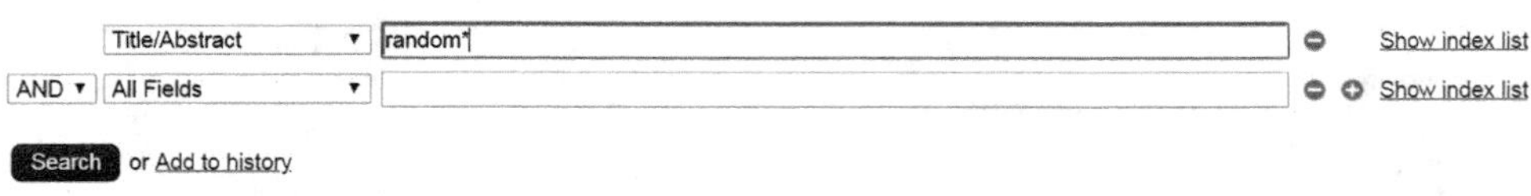

图 5-57 随机对照试验在 PubMed 数据库中的自由词检索

随机对照试验构面的组配检索：完成主题词与自由词检索后，再次进入高级检索界面，将主题词检索结果与自由词检索结果以逻辑运算符“OR”组配，然后执行组配检索，见图 5-58。

All Fields ("Randomized Controlled Trial" [Publication Type]) OR "Randomized Controlled Trials as Tc Show index list
OR All Fields random*[Title/Abstract] Show index list
AND All Fields Show index list
Search or Add to history

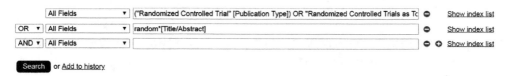

图 5-58 随机对照试验在 PubMed 数据库中的组配检索

第五步：不同构面的组配检索

完成 4 个独立构面的检索后，进入高级检索界面采用“AND”执行不同构面的组配检索，见图 5-59。

All Fields (((((Dyclone[Title/Abstract]) OR Tanac[Title/Abstract]) OR Sucrets[Title/Abstract]) OR "dycl Show index list
AND All Fields ("Lidocaine"[Mesh]) OR ((((((((Lidocaine[Title/Abstract]) OR Lignocaine[Title/Abstract]) OR Show index list
AND All Fields ("Gastroscopy"[Mesh]) OR (((gastroscop*[Title/Abstract]) OR gastroscopic surger[Title/Abst Show index list
AND All Fields ((("Randomized Controlled Trial" [Publication Type]) OR "Randomized Controlled Trials as Show index list
AND All Fields Show index list
Search or Add to history

图 5-59 4 个独立构面在 PubMed 数据库中的组配检索

通过上述 5 个步骤即可获得主题相关文献，进入高级检索界面可下载详细的检索策略（图 5-60），图中以不同下划线标注了不同构面独立检索的检索式。

Search (((((((((Dyclone[Title/Abstract]) OR Tanac[Title/Abstract]) OR Sucrets[Title/Abstract]) OR "dyclonine hydrochloride"[Title/Abstract]) OR "dyclonine HCl"[Title/Abstract])) OR "dyclonine" [Supplementary Concept])) AND (("Lidocaine"[Mesh]) OR ((((((((((Lidocaine[Title/Abstract]) OR Lignocaine[Title/Abstract]) OR Xyloneural[Title/Abstract]) OR Octocaine[Title/Abstract]) OR Xylesthesin[Title/Abstract]) OR Xylocaine[Title/Abstract]) OR Xylocitin[Title/Abstract]) OR Dalcaine[Title/Abstract]) OR 2-2EtN-2MePhAcN[Title/Abstract]) OR 2-(Diethylamino)-N-(2,6-Dimethylphenyl) Acetamide[Title/Abstract]))) AND (("Gastroscopy"[Mesh]) OR (((gastroscop*[Title/Abstract]) OR gastroscopic surger[Title/Abstract]) OR gastroscopic surgical procedur[Title/Abstract]))) AND (((("Randomized Controlled Trial" [Publication Type]) OR "Randomized Controlled Trials as Topic"[Mesh])) OR random*[Title/Abstract])

图 5-60　PubMed 中的最终检索式

（2）中国知网：中国知网的检索流程与 PubMed 类似，不同之处在于后一步均在前一步的检索结果中执行，通过每一步的缩小范围检索最终获得目标文献。

第一步：盐酸达克罗宁胶浆构面的文献检索

进入中国知网的高级检索界面，在提问框中输入盐酸达克罗宁胶浆的检索词，并设置检索字段为“主题”，然后执行检索（图 5-61）。由于达克罗宁胶浆不存在其他同义词，因此只需输入“达克罗宁胶浆”即可。

图 5-61　盐酸达克罗宁胶浆在中国知网中的检索

第二步：盐酸利多卡因胶浆构面与盐酸达克罗宁胶浆构面的组配检索

在盐酸达克罗宁胶浆检索结果界面的提问框中输入盐酸利多卡因胶浆的检索词，并设置检索字段为“主题”，然后执行“在结果中检索”（图 5-62）。由于盐酸利多卡因胶浆不存在其他同义词，因此只需输入“利多卡因胶浆”即可。

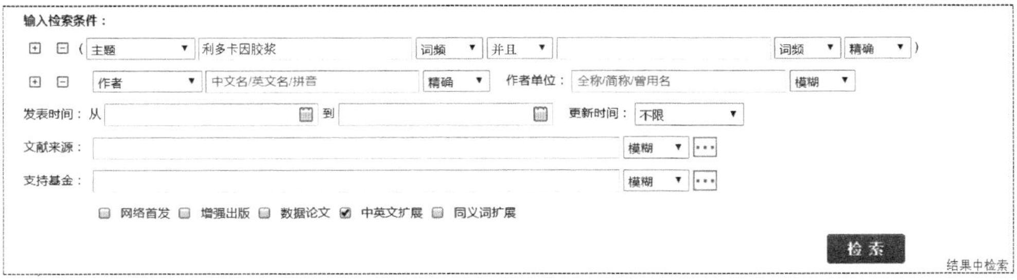

图 5-62　盐酸利多卡因胶浆与盐酸达克罗宁胶浆在中国知网中的组配检索

第三步：胃镜检查构面与第二步已执行检索构面的组配检索在第二步已执行检索构面的组配检索结果界面的提问框中输入胃镜检查的检索词，并设置检索字段为“主题”，然后执行“在结果中检索”（图 5-63）。

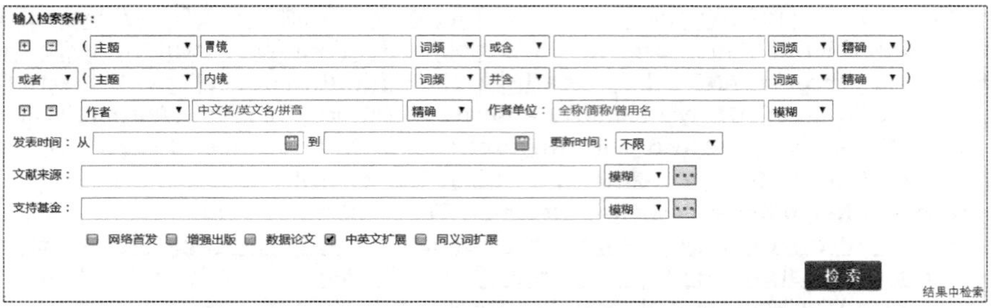

输入检索条件：
⊞ ⊟ （主题 ▾ 胃镜 词频 ▾ 或含 ▾ 词频 ▾ 精确 ▾）
或者 ▾ （主题 ▾ 内镜 词频 ▾ 并含 ▾ 词频 ▾ 精确 ▾）
⊞ ⊟ 作者 ▾ 中文名/英文名/拼音 精确 ▾ 作者单位：全称/简称/曾用名 模糊 ▾
发表时间：从 到 更新时间：不限 ▾
文献来源： 模糊 ▾
支持基金： 模糊 ▾
网络首发 增强出版 数据论文 ☑中英文扩展 同义词扩展
检索
结果中检索

图 5-63　胃镜检查构面与第二步已执行检索构面在中国知网中的组配检索

第四步：随机对照试验构面与第三步已执行检索构面的组配检索在第三步已执行检索构面的组配检索结果界面的提问框中输入随机对照试验的检索词，并设置检索字段为“全文”，然后执行“在结果中检索”（图 5-64）。

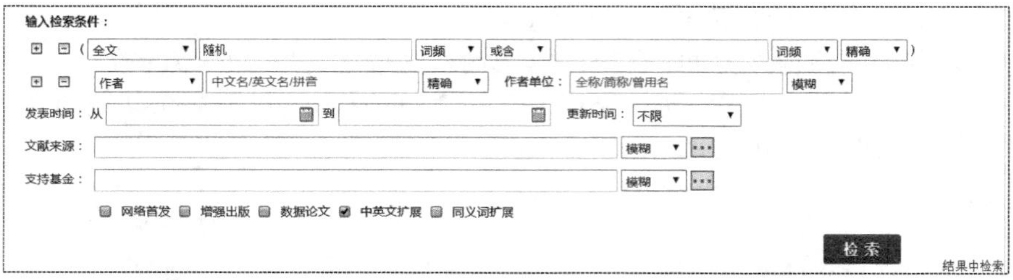

输入检索条件：
⊞ ⊟ （全文 ▾ 随机 词频 ▾ 或含 ▾ 词频 ▾ 精确 ▾）
⊞ ⊟ 作者 ▾ 中文名/英文名/拼音 精确 ▾ 作者单位：全称/简称/曾用名 模糊 ▾
发表时间：从 到 更新时间：不限 ▾
文献来源： 模糊 ▾
支持基金： 模糊 ▾
网络首发 增强出版 数据论文 ☑中英文扩展 同义词扩展
检索
结果中检索

图 5-64　随机对照试验构面与第三步已执行检索构面在中国知网中的组配检索

通过上述 4 个步骤即可在中国知网中获得主题相关文献，进入文献输出界面可下载详细的检索报告（图 5-65）。检索报告包括两部分，即本次检索输入的条件和检索结果统计报表。在本次检索输入的条件部分，可查阅本次检索的详细检索式。需要注意的是，中国知网数据库执行主题检索时，将会扩展检索题名字段，以保证查全率。

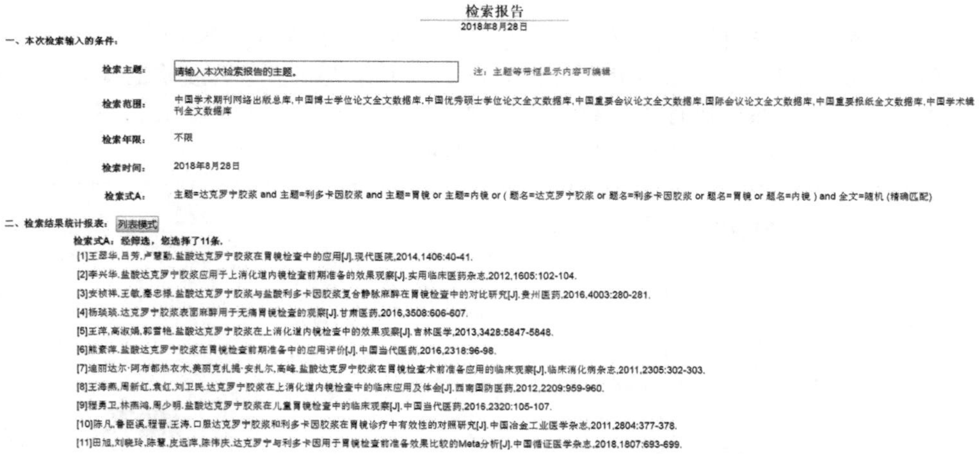

检索报告
2018年8月28日

一、本次检索输入的条件：

检索主题：请输入本次检索报告的主题。　注：主题等带框显示内容可编辑

检索范围：中国学术期刊网络出版总库,中国博士学位论文全文数据库,中国优秀硕士学位论文全文数据库,中国重要会议论文全文数据库,国际会议论文全文数据库,中国重要报纸全文数据库,中国学术辑刊全文数据库

检索年限：不限

检索时间：2018年8月28日

检索式A：主题=达克罗宁胶浆 and 主题=利多卡因胶浆 and 主题=胃镜 or 主题=内镜 or (题名=达克罗宁胶浆 or 题名=利多卡因胶浆 or 题名=胃镜 or 题名=内镜) and 全文=随机 (精确匹配)

二、检索结果统计报表：列表模式

检索式A：经筛选，您选择了11条.

[1]王翠华,吕芳,卢慧勤.盐酸达克罗宁胶浆在胃镜检查中的应用[J].现代医院,2014,1406:40-41.
[2]李兴华.盐酸达克罗宁胶浆应用于上消化道内镜检查前期准备的效果观察[J].实用临床医药杂志,2012,1605:102-104.
[3]安桢祥,王敏,蹇忠禄.盐酸达克罗宁胶浆与盐酸利多卡因胶浆复合静脉麻醉在胃镜检查中的对比研究[J].贵州医药,2016,4003:280-281.
[4]杨琰琰.达克罗宁胶浆表面麻醉用于无痛胃镜检查的观察[J].甘肃医药,2016,3508:606-607.
[5]王萍,高淑娟,郭雪艳.盐酸达克罗宁胶浆在上消化道内镜检查中的效果观察[J].吉林医学,2013,3428:5847-5848.
[6]熊素萍.盐酸达克罗宁胶浆在胃镜检查前期准备中的应用评价[J].中国当代医药,2016,2318:96-98.
[7]迪丽达尔·阿布都热衣木,美丽克扎提·安扎尔,高峰.盐酸达克罗宁胶浆在胃镜检查术前准备应用的临床观察[J].临床消化病杂志,2011,2305:302-303.
[8]王海燕,周新红,袁红,刘卫民.达克罗宁胶浆在上消化道内镜检查中的临床应用及体会[J].西南国防医药,2012,2209:959-960.
[9]程勇卫,林燕鸿,周少明.盐酸达克罗宁胶浆在儿童胃镜检查中的临床观察[J].中国当代医药,2016,2320:105-107.
[10]陈凡,鲁臣溪,程晋,王涛.口服达克罗宁胶浆和利多卡因胶浆在胃镜诊疗中有效性的对照研究[J].中国冶金工业医学杂志,2011,2804:377-378.
[11]田旭,刘晓玲,陈馨,皮远萍,陈伟庆.达克罗宁与利多卡因用于胃镜检查前准备效果比较的Meta分析[J].中国循证医学杂志,2018,1807:693-699.

图 5-65　实例检索在中国知网中的检索报告

检索方法分析：本次实例研究的主要目的在于系统评价达克罗宁与利多卡因用于胃镜检查前准备的效果。基于上述目的，笔者制订了详细的检索方法，其中纳入的目标数据库包括 PubMed、中国知网（CNKI）、中国生物医学文献服务系统（SinoMed）、维普（VIP）中文科技期刊数据库和万方数据资源系统。尽管笔者所纳入的数据库涵盖了中、英文两个语种的文献，然而笔者英文数据库只选择了 PubMed。但是本次研究涉及的干预属于药物，因此笔者理

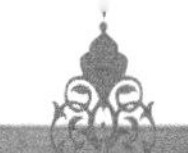

应检索 Embase 数据库，但实际上却未对 Embase 数据库进行检索。同时，胃镜检查前的准备干预属于护理领域，但笔者未检索 CINAHL 数据库。此外，作为一篇 Meta 分析，笔者也未对 Cochrane Library 对照试验注册中心（CENTRAL）进行检索，因此存在检索不全面的风险。综上可知，实例研究在检索方法制定与报告方面较为详细完整，既考虑了检索的敏感度和特异度，又保证了检索的可重复性，但在目标数据库选择上的不全面是该研究的一大遗憾。

知识强化与小结

循证护理决策是建立在当前最新最佳研究证据基础之上，证据是循证护理的核心，循证护理是“用证”和“创证”的过程。循证护理证据检索根据检索途径有用证检索和创证检索。目前，最常见的证据资源分类系统为 Brain Haynes 的“6S”模型，“6S”模型是当前最全面、最系统的证据资源分类系统。“6S”模型分别是计算机辅助决策系统（computer aided decision system）、证据汇总（summaries of evidence）、证据摘要（synopses of evidence）、系统评价（system reviews，SR）、原始研究摘要（synopses of studies）和原始研究（studies）。依据证据的“6S”金字塔分类模型指导用证检索，是确保检索快速、高效的途径。循证护理证据检索前，要明确检索目的和需求是“用证”还是“创证”。有证据则需要直接查找当前最新最佳研究证据用于解决临床护理问题。首先根据 PICO 确定明确的检索关键词，构建检索式，检索式中常使用逻辑运算，符如：AND、OR、NOT 制定检索策略，从循证资源库中查找证据，判断检索结果能否回答临床问题，这种有证查证用证的检索称为用证检索。在检索过程中，需使用各种检索方法，满足检索的查全率和查准率。如果没有证据则需要查找原始研究数据库，护理原始研究常用的数据库包括 Cumulative Index to Nursing and Allied Health Literature（CINAHL）、PubMed、Embase、Cochrane Library、Nursing Consult 数据库、中国生物医学文献服务系统（SinoMed）、中国知网（CNKI）、万方数据资源系统和维普（VIP）中文科技期刊数据库等创作高质量研究证据，解决临床护理问题，这种无证创证用证的检索称为创证检索。

（田　旭、达　瑛、路兴华 编，王新田 审、牟倩倩 校）

复习思考题

1. 阐述“6S”证据金字塔模型的证据资源分类。
2. 阐述“6S”证据金字塔模型中各层证据资源的常见来源。
3. 试述循证护理 “用证”证据的检索步骤。
4. 阐述循证护理 “创证”证据的检索步骤。

参 考 文 献

包旭，陈晓琴，喻曾珍，2008. Medline 数据库介 [J]. 中国合理用药探索，5（9）：29-31.
陈小忠，2003. 谈 Medline 数据库循证医学文献检索 [J]. 循证医学，3（4）：247-248.
邓可刚，张鸣明，2000. Cochrane 图书馆的数据库及其检索 [J]. 医学信息学杂志，21（5）：29-31.
丁明甫，邓可刚，何成奇，2003. Cochrane 图书馆检索方法 [J]. 中国组织工程研究，7（4）：534-536.
高金玉，朱小梅，2014. MeSH 在医学信息检索中的应用研究 [J]. 数字图书馆论坛，（10）：27-31.
葛玉荣，闫树英，赵丽丽，等 . 2016. 行动研究法在护士科研能力培训中的应用 [J]. 中华护理杂志，51（1）：75-78.
黄宇烽，2006. 美国 Medline 概述及向 Medline 源期刊投稿应注意的问题 [J]. 中华男科学杂志，12（6）：483-485.
黄正谷，李同心，2014. 医学文献的检索方法 [J]. 检验医学与临床，11（9）：1293-1294.

蒋若珊，2011. 医学信息检索途径和定制服务方法研究 [J]. 湖北科技学院学报，31（4）：129-132.
兰小筠，李蓓，2008. 循证医学信息数据库的查询利用（上）[J]. 中国全科医学，11（12）：1318.
李希明，邓大军，2004. PubMed 免费 Medline 检索方法与技巧研究 [J]. 情报理论与实践，27（3）：321-323.
李长芹，陈界，2013. 医学信息检索学概念初探 [J]. 中华医学图．书情报杂志，22（8）：28-29.
吕虹，刘莉，李欣欣，2007. EMBASE 数据库检索途径、检索方法及检索技巧 [J]. 吉林大学学报（医学版），33（4）：775-776.
庞清凌，2010. 循证医学在医学文献检索中的应用 [J]. 河南医学研究，19（2）：247-248.
帅婷，田旭，王新田，等，2016. 冲突性 Meta 分析评价方法：Jadad 法则简介 [J]. 中国循证医学杂志，16（4）：492-496.
田金徽，李伦，2017. 网状 Meta 分析方法与实践 [M]. 中国医药科技出版社：148-180.
田旭，刘晓玲，陈慧，等，2018. 达克罗宁与利多卡因用于胃镜检查前准备效果比较的 Meta 分析 [J]. 中国循证医学杂志，18（7）：693-699.
王新田，2005. 循证护理对护理学发展的影响 [J]. 中国实用护理杂志旬刊，22（4）：61-62.
王新田，2014. 实用循证护理学 [M]. 科学出版社：101-141.
邢双双，2018. 医护人员对急性白血病护理质量评价的质性研究 [J]. 护理研究，32（10）：3056-3060.
应硕，张文浩，2008. EMBASE 数据库的检索与使用 [J]. 广州医药，39（3）：3-4.
袁圳伟，徐仁华，孙风梅，2019. 大数据时代护理学专业本科生信息能力的培养研究 [J]. 滨州医学院学报，42（2）：132-134.
张华，2011. 循证医学与图书馆服务 [J]. 长治学院学报，28（3）：117-119.
张鸣明，邓可刚，刘鸣，2000. Cochrane 图书馆——循证医学的重要资料库 [J]. 华西医学，15（1）：12-13.
张天嵩，钟文昭，李博，2014. 实用循证医学方法学 [M]. 2 版．长沙：中南大学出版社：33-85.
周满英，2016. 基于 PICOS 模式的医学信息检索课程案例教学 [J]. 中华医学图书情报杂志，25（12）：73-76.
周晓政，2005. EMBASE.com 的检索特色 [J]. 图书情报工作，49（9）：136-139.
祝美红，2002. Medline 数据库在科研检索工作中的应用 [J]. 医学研究杂志，31（8）：65.
左红霞，牛玉明，程艳丽，2015. 循证护理证据资源的检索 [J]. 循证护理，1（4）：145-151.
左红霞，张超，彭乐，等，2017.CINAHL 数据库的检索系统及相关检索方法 [J]. 中国循证心血管医学杂志，9（2）：135-139.
D C Benton, M J Watkins, C J Beasley, et al, 2020. Evidence-based Policy: Nursing Now and the Importance of Research Synthesis[J]. Int Nurs Rev, 67（1）：52-60.
Julie Key, 2020. How to Undertake a Literature Search：Enhancing Your Search[J]. Br J Nurs, 29（8）：481-483.
Kerstin Herrström, Stina Larsson, Eva-Lena Einberg, et al, 2020. Assessment of Search Strategies in Literature-Review-Based Candidate Theses Within a Nursing Program[J]. Adv Med Educ Pract, 11：71-77.
Panapiupodlou K, Ke SM, 2002. Pressure area care：an exploration of Greeknurses' knowledge and practice[J]. J Adv Nurs, 40（3）：285-296.
Pranibof DS, Donal NE, 2001. Online joumals：access and support for evidence-based practice[J]. A ACN Clinical Issues, 12（4）：588-596,
Rosenfeld P, Salaar RN, Vieira D, 2002. Piloting an information literary program for staff nurses：lesson leamed[J]. Comput inform nurs, 20（6）：236-241.
Rutledge DN, DePalma JA, Cunning ham M, 2004. A process model for evidenee-based literature syntheses[J]. Oncology Nursing Forum, 31（3）：543-545.
Sabah VK, 2001. Nursing informatics：yesterday, today and tomorrow[J]. International Nursing Review, 48：177-187.
Shanen A, Wallace MC, Crookes PA, 2001. Developing information literacyia key to evidence-based nursing[J]. International Nursing Review, 48：86-92.
Sitzia J, 2002. Barriest or esearch utilization: the clinical setting and nurses themselves[J]. Intensive Crit Care Nurs, 18（4）：230-243.

第 6 章　制作护理干预性研究系统评价 /Meta 分析的技能

学习目标

1. 解释　文献综述（literature review）、系统评价（systematic review）、Cochrane 系统评价（COSR）、Meta 分析的概念。

2. 阐述　Cochrane 护理干预性研究系统评价 /Meta 分析的制作步骤与方法。

3. 理解　系统评价和传统综述的区别；综述、传统综述、系统评价和 Meta 分析的关系；控制系统评价偏倚和方法学质量评价的方法及内容。

4. 分析　Meta 分析不同统计模型的适用条件、异质性检验与处理方法。

系统评价 /Meta 分析是循证医学 / 循证护理学重要的研究方法和最佳证据的重要来源，可作为评价临床效果、制订和规范临床实践指南的基石。目前护理常见的系统评价类型有干预性研究系统评价 /Meta 分析和观察性研究系统评价 /Meta 分析，本章介绍干预性研究系统评价 /Meta 分析，有关观察性研究系统评价 /Meta 分析内容将在下一章介绍。

第一节　系统评价的概述

一、系统评价的基本概念

（一）系统评价

系统评价是一种全新的文献综合方法，是针对某一具体的临床问题（如疾病的病因、诊断、治疗、预后），系统、全面地收集现有已发表或未发表的临床研究，采用临床流行病学严格评价文献的原则和方法，筛选出符合质量标准的文献，进行定量或定性合成，得出可靠的综合性结论。

（二）Cochrane 系统评价

Cochrane 系统评价是 Cochrane 协作网的评价人员按照统一工作手册（Cochrane Handbook for Systematic Reviews of Interventions），在相应 Cochrane 评价小组编辑部的指导和帮助下所完成的系统评价。由于 Cochrane 协作网有严密的组织管理和质量控制系统，严格遵循 Cochrane 系统评价者手册，采用固定的格式和内容要求，统一的系统评价软件（Review Manager，RevMan 等）录入和分析数据、撰写系统评价计划书和报告，发表后根据新的研究定期更新，有着反馈和完善机制，因此 Cochrane 系统评价的质量通常比非 Cochrane 系统评价质量更高，被认为是单一的、评价干预效果最好的证据资源。目前，Cochrane 系统评价主要针对研究疾病防治、康复及护理等干预措施的有效性和安全性的随机对照试验（randomized controlled trials，RCT）进行评价，其方法较为完善和规范，观察性研究的系统评价初见成果，诊断性试验的系统评价已开始进行。

（三）Meta 分析（Meta-analysis）

Meta 分析首先由 Beecher 1955 年提出，并由心理学家 Glass 1976 年首次命名，多数专家认为："Meta 分析是一种综合性数据统计分析方法，它将多个独立的、可以合成的临床研究综合起来进行定量分析。"因此，如果没有明确的、科学的方法收集、选择、评价临床研究资料，而仅单纯采用统计方法将多个临床研究进行合成并不能保证结论的真实性和可靠性。目前，系统评价与 Meta 分析两个名词常被混用，系统评价不一定就是 Meta 分析过程，Meta 分析是定量的系统评价，两者的关系如图 6-1。

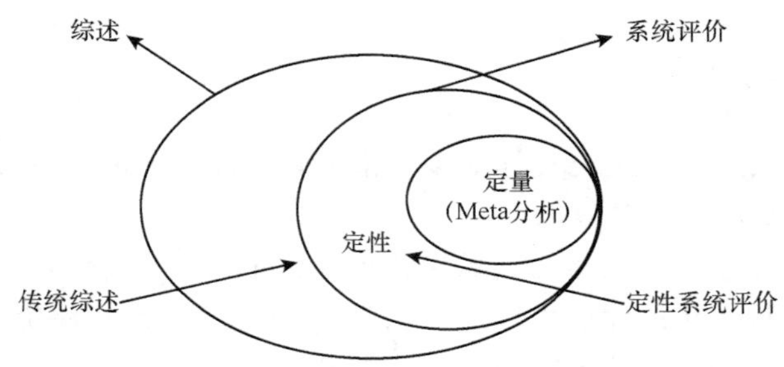

图 6-1　系统评价与 Meta 分析的关系

（四）文献综述

1. 文献综述的概念　文献综述（literature review）又称叙述性文献综述（narrative review）或传统文献综述（traditional review），由作者根据特定的目的和需要或兴趣，围绕某一题目收集相关的医学文献，采用定性分析的方法，对论文的研究目的、方法、结果、结论和观点等进行分析和评价，结合自己的观点和临床经验加以阐述和评论，总结成文，可为某一领域或专业提供大量的新知识和新进展，以便读者在较短的时间内了解某一专题的研究概况和发展方向，解决临床实践中遇到的问题。这种传统的文献综述，往往受综述者主观思维以及某些选择及测量性偏倚的影响。

2. 系统评价和传统文献综述　传统文献综述常常涉及某一问题的多个方面（如轻度认知功能障碍的病理学、病理生理学、流行病学、诊断方法及预防、治疗、护理措施），也可仅涉及某一方面的问题（如轻度认知功能障碍的护理措施或评估工具）。而系统评价均为集中研究某一具体临床问题的某一方面（如多成分干预对老年轻度认知功能障碍患者认知功能的干预效果），具有一定深度。2001 年，英国学者 Mark Petticrew 对二者进行了比较，见表 6-1。

表 6-1　高质量系统评价和传统文献综述的区别

特征	高质量系统评价	传统文献综述
明确问题	可以被清楚回答的临床问题和检验假设	可能有明确的研究问题，但通常是对主题进行综合讨论，无研究假设
检索文献	尽可能获得所有发表或未发表的相关研究，以避免发表偏倚和其他偏倚	通常并未试图查找所有相关文献
筛选文献	有明确的文献纳入排除标准，避免研究者的选择性偏倚	通常未说明文献纳入排除标准
评价质量	对原始研究的方法学质量进行评价，发现潜在的偏倚和纳入研究间异质性的来源	通常未考虑研究方法或研究质量的差异
合成结果	基于方法学最佳的研究得出结论	通常不区别研究的方法学质量

二、系统评价的分类

系统评价根据不同的分类标准，可有多样的分类结果。

1. 根据不同的研究领域　根据不同的研究领域，可涉及基础研究、临床研究、护理研究、医学教育、方法学研究和政策研究等方面。

2. 根据关注的临床问题不同　可分为病因、诊断、治疗、护理、预后、卫生经济学评价和质性研究（qualitative research）等系统评价。

3. 根据纳入原始研究的设计类型　可分为临床试验（clinical trial）和观察性研究（observational studies）的系统评价，前者又可分为 RCT 和非随机对照试验的系统评价，后者可分为队列研究和病例 - 对照研究及横断面研究等系统评价。

4. 根据纳入研究的方式和数据类型　根据系统评价纳入原始研究的方式和数据类型可分为前瞻性、回顾性、累积性和单个病例资料的系统评价。

5. 根据资料分析时是否采用统计学方法（Meta 分析）　可分为定量和定性的系统评价。

6. 根据 RCT 所进行的系统评价　在理论和方法上较完善且论证强度较高，有关 RCT 或评估干预措施的有效性和安全性的系统评价数量较多。

第二节　系统评价的基本步骤

针对不同研究问题的系统评价，其基本方法和步骤相似，护理系统评价均经历选题、设计研究方案、按照设计方案实施分析评价、撰写论文的过程。但不同类型的系统评价，在文献检索策略、文献质量评价方法、数据提取和统计分析等方面存在一定的差异。目前，Cochrane 系统评价是公认的高质量的系统评价，本节以 Cochrane 干预性研究系统评价（随机对照试验的系统评价）为例，主要介绍其步骤和方法。Cochrane 干预性研究系统评价的步骤如图 6-2。

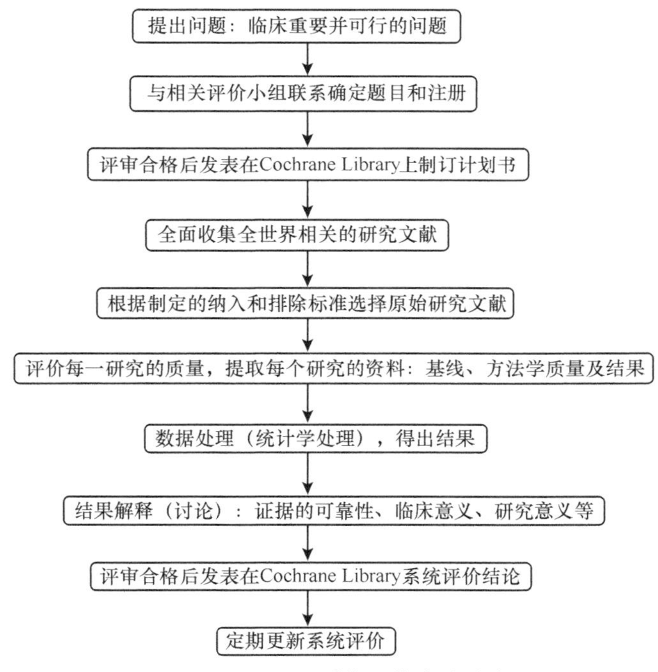

图 6-2　Cochrane 系统评价步骤路线图

一、确立题目并注册

在选定系统评价题目时，应明确围绕研究以下问题。

1. 系统评价题目的选择

（1）包含 5 个要素：干预性（PICOS）要素：①研究对象（participants/patients，P），包

括所患疾病类型及其诊断标准、研究人群和场所等。②干预措施（intervention，I）。③对照措施（comparison，C）。④研究的结局指标（outcome，O），包括所有的重要结局（主要结局和次要结局）及严重不良反应等。⑤纳入研究类型（study design，S）如随机对照试验或非随机对照试验等，这些要素对于检索、筛选、评价文献、提取数据、统计分析及结果解释等十分重要，必须准确、概念清楚。

（2）常用格式：①某干预措施对某疾病 [intervention] FOR [health problem]，如 health education for acute bronchitis，这种格式只规定干预措施，而未规定对照措施。②干预措施 A 与干预措施 B 对某疾病（intervention A VERSUS intervention B FOR health problem）：如留置静脉针肝素封管与生理盐水封管护理效果的系统评价，这种格式就对干预措施（肝素）和对照措施（生理盐水）进行了规定。③对某地区参与组的健康问题所实施的干预（intervention FOR health problem in“participant group/location”）。

2. 系统评价循证问题的构成 构建干预性研究系统评价循证问题 PICO 模式：P 为研究对象或特定人群（population），主要描述目标人群是什么，这类人群的主要特征是什么。I 为干预（intervention），主要描述需要考虑的干预措施。C 为对照组或另一种可用于比较和对照的措施（control/comparator）。O 为结局指标（outcome），描述感兴趣的结局是什么。例如“提供复合维生素和微量元素补充剂，对减少艾滋病患者肺结核发生整体效果优于单独补充维生素 A”转化为 PICO 循证问题：P 是艾滋病患者，I 是复合维生素和微量元素补充剂的营养干预，C 是单独补充维生素 A，O 是肺结核的发生率。

二、制定计划书

撰写系统评价研究方案和计划书可参考 PRISMA，该工作组于 2015 年发布的系统评价方案（systematic review protocal）的撰写规范—— PRISMA-P（PRISMA for systematic review protocols，PRISMA-P），具体内容见 PRISMA 网站：http：//www.prisma-statement.org/。

1. 研究背景（background） 包括 4 个部分。①提出研究问题：被干预某疾病概述，包括疾病的定义、病因、疾病负担（包括流行病学、疾病的自然病史、费用）等或护理问题的定义或原因。②当前该疾病研究及护理现状概述。③研究设计类型被评价干预措施概述，包括某干预措施介绍的完整描述、合并研究结果、干预对象的异质性、不同研究设计及其结果的预期处理方案、当前临床研究现状及其效果。④本系统评价的必要性（或重要性）阐述。

2. 研究目的（objective） 通常用一句话描述，干预性研究系统评价 /Meta 分析包括干预措施、疾病或（和）对象和目的，如：“健康教育对老年高血压干预效果的系统评价”或“系统评价与 Meta 分析老年高血压健康教育干预的有效性”等。

三、检索与筛选文献

为了更加全面、系统地检索文献，应采用多种来源的检索工具，如电子数据库 Medline、Embase、PubMed 等。也可以通过联系相应的专家、药厂以获取未发表的文献资料如学术报告、会议论文集或毕业论文。检索相关的临床试验注册平台，必要时可追溯已有系统评价的参考文献。

在系统评价制作过程中，文献的筛选一般包括 3 个基本步骤。①初筛：通过阅读文献的标题和摘要，剔除明显不合格的文献，对可能合格的文献进一步阅读全文筛选。②全文筛选：对初筛获得的可能合格的文献应仔细阅读和评估其全文的方法学部分，提取文献中的相关信息，以确定文献是否符合纳入标准，决定该文献是否纳入。③获取更多的信息，即使获得了文献的全文，仍有可能因提供的信息不全面而无法确定纳入。因此，对有疑问或分歧的文献应先纳入，然后通过与作者联系等途径获取更多的信息后再决定取舍，或在以后的过程中进一步评

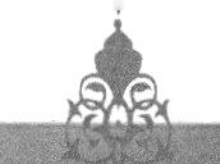

价。检索与筛选文献过程见图 6-3。

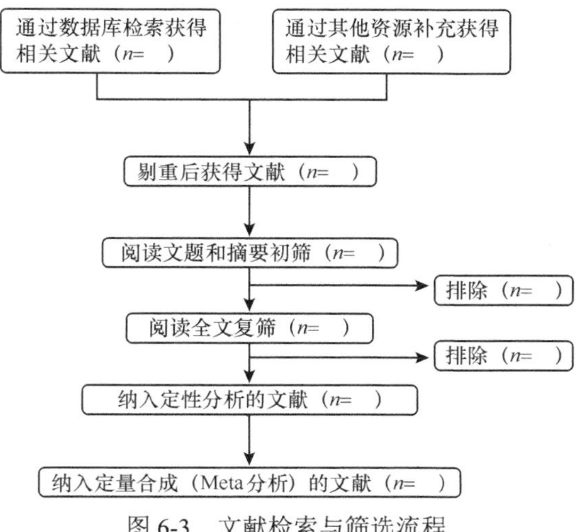

图 6-3　文献检索与筛选流程

四、文献质量评价

目前，文献质量评价尚无金标准的方法，可采用单个条目、清单或一览表。Cochrane 手册 5.1.0 中并未推荐使用任何一种清单或量表，仅要求采用由 Cochrane 协作网的方法学家、编辑和系统评价员共同制定的“偏倚风险评估工具”，文献质量评价详见本书第 3 章。为了避免筛选文献和评价文献质量人员的偏倚，对文献筛选和质量评价通常至少由 2 名评价员独立、双盲进行，也可采用专业与非专业人员相结合的共同筛选和评价方法，意见分歧时可由第三方或双方讨论协商解决。多人选择文献时，也可计算不同评价者间的一致性（Kappa 值或 ICC 值）。另外，通过预试验选择 3 ～ 6 篇文献进行初评，以摸索经验及统一筛选和评价方法。

五、提取资料

提取资料是系统评价制作过程中非常重要的步骤，直接影响系统评价的真实性和可靠性。需要保证原始研究文献数据收集的准确性，以避免偏倚和人为错误。系统评价制作者可以事先设计数据提取表，表格中常包含以下内容。

1. 纳入研究的基本信息　研究的基本信息是指纳入研究的一般特征，如纳入研究的编号、第一作者、发表年份、引用题录、研究类型、研究数（例数）、干预组与对照组特征及例数、年龄、性别、种族、人口学特征、基线可比性等。

2. 研究类型与纳排标准　干预性仅纳入 RCT（或半随机对照试验），注意干预措施需明确规定，如果已将所有的非随机对照试验排除掉，而不用另行规定“排除非随机对照试验、无对照的临床研究”。纳入和排除标准的关系不是“互补”，应以纳入标准为主，确定研究主体，以排除标准为辅，排除研究主体中具有影响结果因素的个体，进一步对研究主体进行准确定义。例如：纳入标准是男性，排除标准是低于 30 岁的男性，这是正确的纳入和排除关系，而“纳入标准是男性，排除标准是女性”则成为互补关系。

3. 研究对象（types of participants）　研究对象主体是患有某种疾病的特定人群，包括年龄、性别、诊断标准、疾病严重程度等可能导致临床异质性的因素。研究对象的纳入标准应是疾病的诊断标准，通常采用某专业委员会或世界卫生组织对某种疾病的定义和诊断标准，例如“健康教育对老年高血压干预效果的系统评价”文题，其纳入标准为：根据世界卫生组织对老年高血压的诊断标准，年龄是 60 岁以上的患者，不分性别和种族。排除标准：有并发症的高血压患者，如糖尿病，冠心病，心、肝、肾、脑等有基础疾病病史的继发性高血压患者。

4. 干预措施 干预措施主体包括规定试验组和对照组的干预措施，也可对两组干预措施的各种比较组进行详细的规定。如果在采用规定的干预药物和对照药物之外，给患者采用其他干预措施及其用法、时间等和对照组的措施及其方法，则可因混杂因素影响研究结果，这样的个体需要排除。

5. 文献质量评价相关内容 详见本书第 3 章。

6. 结局指标（outcome measures） 结局指标也称测量指标或终点指标，所谓疾病的结局指标是指干预后健康状况的改变。

（1）根据 Meta 分析的数据类型分为：①计量资料指标。又称定量资料（quantitative data）或称数值变量（numerical variable），也可分为连续型（continuous）和离散型（discrete）两类。前者如血压值、血糖值、抑郁评分、身高、体重、温度、生化指标测定水平的升高或降低，血清转氨酶、血脂水平等。后者如家庭成员数、脉搏、白细胞计数等。在医学领域通常对这两种数据类型不做特殊区别，统称为定量数据。②计数资料指标。计数资料（enumeration data）又称定性资料（qualitative data）或无序分类变量（disorder categorical variable）资料，定性资料指标常见的二分类变量资料，如描述临床结局的指标有死亡与存活、复发与不复发、临床痊愈与恶化、阳性与阴性、有效与无效、好转与恶化、阳性与阴性、副作用与无，也可以用数字编码等定性的结局，但不具有量的特征。③等级资料指标。等级资料（ranked data）又称半定量数据或有序多分类变量资料，如临床疗效的判定用"痊愈、显效、有效、无效"等表示。药物的治疗效果按照"显效、有效、好转、无效"进行分类等，治疗恶性肿瘤的类型分为"完全缓解、部分缓解、无变化、恶化"4 级。

（2）根据疾病缓急程度分为：①急性病指标。通常以痊愈率、病死率等作为评价疗效的指标。②慢性病指标。通常以缓解率、并发症发生率、生存率、复发率等作为评价指标。

（3）根据指标的重要性分为：①主要指标（primary endpoint），包括终点指标、特异性指标。根据研究目的选择，如生存率、病死率、复发率、临床事件（如卒中发生率、心肌梗死复发率等）、患者报告的指标（如症状、生活质量）、副作用、负担及经济学指标（如费用）、有潜在危险的不良反应、副作用的评价与生存质量（quality of life）。系统评价既要分析评价干预措施的有效性，也要分析评价其不良事件发生率，权衡利弊关系，以便决策者对干预措施做出抉择，所以不良事件发生率也可列在主要测量指标，也可单独列出。②次要指标（secondary endpoint），是指没有被列入主要指标的一些重要指标，对解释干预有益的额外指标也可作为次要指标或更低一级指标。

7. 研究结果 样本量、分组情况、治疗时间、测量尺度、数据类型、统计学数据（分类资料应收集每组总人数及事件发生率，连续资料应收集每组研究人数，均数和标准差或标准误等）。

8. 其他信息 重要引文、资助机构、潜在利益冲突等。

六、处理数据

系统评价对数据的分析包括定性分析和定量分析。

1. 定性分析 并非所有的系统评价都需进行统计学合并 Meta 分析，是否做 Meta 分析需视纳入研究是否有足够相似性而定。通常在各研究间，资料存在不同质性，即异质性时，资料性质不相同的情况下不能进行资料的定量综合，需要进行定性资料的综合分析。定性分析是对单个研究的结果进行描述性综合，即定性系统评价，将纳入的每一个研究的特征按研究对象、干预措施、研究结果、研究质量和设计方法等进行总结并列成表格，以便浏览纳入研究的情况、研究方法的严格性和不同研究间的差异，计划定量合成和结果解释。

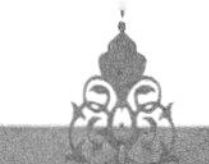

2. 定量分析　如果纳入研究的同质性好，具有足够的相似性，则进行合并分析，此类系统评价称为定量的系统评价，即对多个纳入研究的资料进行合并Meta分析得出定量结果。当异质性不明显时，可以采用固定效应模型（fixed effect model）估计合并的效应量。如果存在异质性，且假定的理论效应量不固定，服从某种分布，如正态分布时，可以选用随机效应模型（random effect model）。如果异质性过于明显，则应考虑处理异质性的方法予以解决。

七、结果的描述、解释、讨论、结论

1. 结果描述　一般包括文献检索结果、纳入文献的基本特征、文献质量评价结果、系统评价/Meta分析结果4个部分。其中，文献检索结果需详细报告从检索文献至确定纳入文献整个过程中每一步骤的文献数量和（或）相应的排除理由。纳入文献的基本特征可以以表格的形式对提取的文献基本信息进行呈现。文献质量评价结果可以让读者快速了解系统评价纳入研究的质量，对系统评价结果的可靠性做出判断，系统评价制作者可以以表格的形式呈现，也可以软件绘制偏倚风险评价结果图。系统评价/Meta分析结果主要是对研究结局指标的分析结果进行陈述，此过程往往需要结合森林图（forest plots）或者表格呈现。

2. 结果解释　慎重的讨论和明确的结论有助于患者、医师、护士、卫生管理者和决策者正确理解证据的含义及其与实际决策的关系。结果解释可以考虑从以下方面进行。

（1）主要研究结果总结：归纳总结所有重要结局指标的结果，包括有利和不利结果（如不良反应等），并讨论重要结局指标的证据质量。

（2）证据的可应用性：针对系统评价的应用价值，首先应考虑干预措施对患者利弊关系，其次也需要考虑系统评价纳入的研究，其研究对象是否与你的患者情况相似，是否存在生物学、社会文化背景、依从性、病情等方面的差异。

（3）证据质量与完整性：着重讨论研究的质量，可以从纳入研究的设计方案和每个研究的质量、是否存在重要的方法学缺陷、合成结果的效应值大小和方向、是否存在剂量-效应关系等方面进行讨论。纳入研究资料的完整性，主要取决于以下因素：①是否广泛地进行了检索？检索的范围越大则选择性偏倚的可能性越小。②纳入研究的选择是否正确？如果纳入研究偏倚因素太多，往往给分析潜在偏倚和评估效应量造成困难，甚至可能导致系统评价的结论不准确，这就是通常所说的“装进去的是垃圾，产出来的还是垃圾”。另一方面，如果应该纳入的研究没有被纳入，则会造成信息偏倚，影响系统评价结论的准确性。③资料提取是否正确。④合并分析是否正确？系统评价的定量分析是基于对多个同质研究结果进行合并，如果将不相似的资料做合并分析，必然产生错误的结果。⑤是否对纳入研究进行了严格的质量评价？潜在偏倚的分析是否准确？这是系统评价质量的关键，纳入了低质量研究并不等于系统评价就是低质量，关键在于对纳入研究的潜在偏倚进行了准确的评估。如果一个系统评价通过严格的评价没有发现合格的随机对照试验，成为一个“空系统评价”，这个系统评价分析了本领域临床试验存在的问题，指出应继续和怎样开展高质量的随机对照试验以获得关于该干预措施效果的证据，则这样的系统评价仍是高质量的，并不因为没有纳入一个研究而降低了它的质量。

（4）可能存在的偏倚或局限性：可以从检索策略是否全面、是否进行质量评价、研究的选择和纳入的可重复性、分析方法是否恰当等方面进行讨论。

（5）与其他研究或系统评价的异同点：将本次系统评价的结果与他人的相关原始研究或系统评价相比较，从中找出相同点支持自己的结果，并解释产生此结果的可能机制，若有不同之处，应讨论产生不同结果的原因。

3. 讨论　①结果解释应具有客观性、求实性、全面性和逻辑性，客观正确地理解结果的统计学意义和临床意义（临床实践的意义、临床研究的意义）。②需对相关偏倚进行讨论，包括发表偏倚、混杂因素和文献质量等。③重点对可能发生的偏倚或存在的混杂因素进行讨论。④偏倚可发生在原始研究之中（研究设计的先天缺陷），也可发生系统评价过程之中。

4. 结论 ①结论的得出需综合考虑证据质量、利弊权衡、价值观和意愿及资源利用，并对该系统评价 /Meta 分析的局限性做出陈述，对未来研究做出启发和展望。②鉴于系统评价中的这些偏倚，形成结论应审慎，需对所有结果进行恰如其分的解释和适当的概括总结。由于经费资助可能左右结论，建议一并报告资助方。

5. 结论评价 结论评价包括对临床实践和对临床研究的意义两部分。系统评价作者并不需要对临床实践的意义给出推荐意见，推荐意见是由临床实践指南制订者做出的。系统评价需要做的是描述证据的质量，受益与损害之间的平衡、患者价值观和意愿，可使用的医疗资源等因素。特别强调干预措施预期会发生的改变、患者的基础疾病风险或状况、成本费用及承担者、资源的可利用性、经济学评价（包括患者的承担能力和选择）等。

八、干预性研究系统评价 /Meta 分析结果的撰写报告

1. PRISMA 报告条目 系统评价制作者可参考由 19 名包括综述作者、方法学家、临床医生、医学编辑以及 1 位使用者在内的专家团队制定的系统评价 /Meta 分析应报告条目（PRISMA）对干预性研究系统评价的内容进行规范报告，PRISMA 的具体内容见表 6-2。

表 6-2 PRISMA 条目清单

项目	编号	条目清单
标题		
标题	1	明确本研究报告是系统评价 /Meta 分析，还是两者兼有
摘要		
结构化摘要	2	结构化摘要包括背景、目的、资料来源、纳入研究的标准、研究对象和干预措施、研究评价和综合的方法、结果、局限性、结论和主要发现、系统评价的注册号
前言		
理论基础	3	介绍当前已知的研究理论基础
目的	4	通过对研究对象、干预措施、对照措施、结局指标和研究类型（PICOS）5 个方面为导向的问题分析，提出所需要解决的、清晰明确的研究问题
方法		
方案及注册	5	如果已有研究方案，则说明方案内容并给出可获得该方案的途径（如网址），并且提供现有的已注册的研究信息，包括注册号
纳入标准	6	将指定的研究特征（如 PICOS 和随访的期限）和报告的特征（如检索年限、语种和发表情况）作为纳入研究的标准，并给出合理的说明
信息来源	7	针对每次检索及最终检索的结果描述所有文献信息的来源（资料库文献，与研究作者联系获取相应的文献）
检索	8	至少说明一个资料库的检索方法，包含所有的检索策略的使用，使得检索结果可以重现
研究选择	9	说明纳入研究被选择的过程（包括初筛、合格性鉴定及纳入系统评价等步骤，还可包括纳入 Meta 分析的过程）
数据提取	10	描述资料提取的方法（例如预提取表格、独立提取、重复提取）以及任何向报告作者获取或确认资料的过程
数据变量	11	列出并说明所有资料相关的条目（如 PICOS），以及做出的任何推断和简化形式
单项研究偏倚	12	描述用于评价单个研究偏倚的方法（包括该方法是否用于研究层面或结局层面），以及在资料综合中该信息如何被利用
效应指标	13	说明主要的综合结局指标，如危险度比值、均值差
研究结果合成	14	描述数据处理方法和合成结果综合的方法，如果进行了 Meta 分析，则说明异质性检验的方法

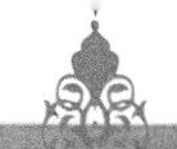

续表

项目	编号	条目清单
研究集的偏倚	15	详细评估数据综合结果可能存在的偏倚（如发表偏倚和研究中选择性报告偏倚）
其他分析	16	对研究中其他的分析方法进行描述（如敏感性分析或亚组分析，Meta 回归分析），并说明哪些分析是预先制定的
结果		
研究选择	17	报告初筛的文献数，评价符合纳入标准的文献数以及最终纳入研究的文献数。同时给出每一步排除文献的原因，最好提供流程图
研究特征	18	说明每一个被提取资料的文献的特征（如样本含量、PICOS 和随访时间）并提供引文出处
单项研究内部偏倚	19	说明每个研究中可能存在偏倚的相关数据。如果条件允许，还需要说明结局层面的评估（见条目 12）
各单项研究	20	针对所有结局指标（有效性或有害性），说明每个研究的各干预组结果的简单合并（a），以及综合效应值及其可信区间（b），最好以森林图形式报告
合并结果	21	说明每个 Meta 分析的结果，包括可信区间和异质性检验的结果
研究集的偏倚	22	说明研究间可能存在偏倚的评价结果（见条目 15）
其他分析结果	23	如果有，给出其他分析的结果（如敏感性分析或亚组分析，Meta 回归分析，见条目 16）
讨论		
总结证据	24	总结研究的主要发现，包括每一个主要结局的证据强度；分析它们与主要利益集团的关联性（如医疗保健的提供者、使用者及政策决策者）
局限性	25	探讨研究层面和结局层面的局限性（如偏倚的风险）以及系统评价的局限性（如检索不全面，报告偏倚等）
结论	26	给出对结果的概要性的解析，并提出对未来研究的提示
资金支持		
资助来源	27	描述本系统评价的资金来源和其他支持（如提供资料）以及资助者在完成系统评价中所起的作用

2. JBI 量性研究系统评价的报告　与 Cochrance 协作网相似，澳大利亚 Joanna Briggs 循证卫生保健中心（Joanna Briggs Institute，JBI）致力于系统评价标准化制作过程的推广，以增强在各协作机构之间制作系统评价的质量和可靠性。虽然，JBI 尚未制订出明确的 JBI 系统评价报告规范或指南，但提供了一份详尽的框架来规定必须报告的内容。针对干预效果的量性研究的 JBI 系统评价，应从系统评价题目、评价者、作者、执行摘要等方面报告，具体内容参见相关资料。

九、定期更新系统评价

系统评价发表后，需定期收集新的原始研究，按照上述步骤进行分析、评价、及时更新和补充新的信息，使系统评价更完善。Cochrane 系统评价在发表后要接受来自各方面的评论与批评，评价者需对这些评论做出答复并发表在该系统评价上。当有新的临床研究证据出现后，Cochrane 系统评价每隔 2 ～ 3 年更新一次。

第三节　Meta 分析

一、Meta 分析概述

（一）Meta 分析的由来

Meta 分析的前身源于 Fisher 1920 年“合并 P 值”的思想，定量合并分析思想最早于 1904 年由统计学家 Karl Pearson 提出。1955 年由 Beecher 首次提出初步的概念并在临床研究中具体应用。1976 年心理学家 Glass 进一步按照其思想发展为“合并统计量”，称之为 Meta 分析。同年 Glass 在教育研究中正式将这种综合分析文献的方法冠名为“Meta-analysis”，其中，

“Meta”为希腊词，具有“after”“more comprehensive”“secondary”的含义。中文译名有Meta分析、荟萃分析、综合分析、元分析、二次分析等，其中“Meta分析”最为常用。1979年英国临床流行病学家Archie Cochrane提出系统评价（systematic review，SR）的概念，并发表了《激素治疗早产孕妇降低新生儿死亡率随机对照试验的系统评价》。

（二）Meta分析的基本概念

1. Meta分析 Meta分析是对具备特定条件的、同课题的诸多研究结果进行综合的一类统计方法，也是对相同主题的一组同质性符合要求的文献进行量化分析，是一种定量合并方法。

2. 广义Meta分析 广义上的Meta分析指的是一个科学的临床研究活动，指全面收集所有相关研究并逐个进行严格评价和分析，再用定量合成的方法对资料进行统计学处理得出综合结论的整个过程，包括提出问题、检索相关文献、制定文献纳入和排除标准、评价文献质量、描述纳入研究基本信息、定量综合分析等一系列过程。

3. 狭义Meta分析 狭义Meta分析是指一种单纯定量合成的统计学方法，专指系统评价中的定量分析。系统评价往往选用多个结局指标，可以对其中一个结局指标进行Meta分析，也可以对其中多个结局指标进行Meta分析。由于纳入研究质量、设计类型、资料类型等限制，只有部分系统评价可以实现定量分析。

（三）Meta分析的类型

Meta分析的类型主要包括：①常规Meta分析（主要基于有对照组的直接比较的研究）。②相关性Meta分析（基于观察性研究）。③剂量-反应Meta分析（dose-response meta-analysis，DMA）。④单组率Meta分析（对只提供一组人群的总人数和事件发生人数的研究）。⑤间接比较的Meta分析和网状Meta分析（主要针对有公共比较组但无直接比较的研究）。⑥累积Meta分析（将研究资料作为一个连续的统一体，按研究开展的时间顺序及时将新出现的研究纳入原有Meta分析）。

（四）Meta分析优点

Meta分析优点主要有：①评价同一主题多个研究结果的一致性。②对同一主题多个研究结果进行定量总结。③提出新的研究问题。④由于时间和研究对象的限制，大样本多中心干预研究缺乏时，Meta分析可作为一种选择。⑤对现阶段某课题的研究设计进行评价。⑥对小样本的临床试验研究。⑦ Meta分析可以提高统计效能和效应值估计的准确度。

（五）Meta分析局限性

Meta分析局限性主要有：①常常无法纳入全部的相关研究。②不能提取全部的相关数据。③发表偏倚。④用于合并统计的临床终点定义有时不明确导致无法使用。

目前，系统评价及Meta分析已经在护理研究和护理实践得以应用和普及。只有设计合理、严谨的Meta分析文章才能对证据进行较为客观的评价，对效应指标进行更准确、客观地评估，其结果才能对临床护理实践具有参考价值。

二、Meta分析的统计过程

（一）Meta分析合并效应量及统计模型的选择

1. Meta分析合并效应量 合并效应量反映多个同类研究的综合效应，其步骤包括2个内容，首先逐一计算每个研究的效应量及其95%可信区间，然后按照资料类型及异质性检验结果，选择合适的统计模型估计合并效应量。

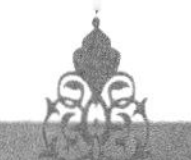

2. Meta 分析统计模型的选择　根据原始研究的设计类型不同，Meta 分析时也应选择相应的效应量。当异质性不明显时，采用固定效应模型（fixed effect model）估计合并效应量。如果存在差异，且假定理论效应不固定，服从某种分布，如正态分布时，选用随机效应模型（random effect model）。如果异质性过于明显，则应对异质性进行处理。固定效应模型根据资料的类型不同可以选用不同的方法，如二分类变量可以选用 RR、OR 或 RD 等合并效应量，模型可选用 Peta 法、Mantel-Haenszel 法。随机效应模型目前多用 D-L 法（DerSimonian & Laird 法）。随机效应模型估计合并效应量，实际上是通过计算多个原始研究效应量的加权平均值，以研究内方差与研究间方差之和的倒数作为权重。调整的结果是样本量较大的研究给予较小的权重，而样本量较小的研究则给予较大的权重。因此，随机效应模型可能削弱了质量较好的大样本研究的信息，而夸大了质量可能较差的小样本研究的信息，在下结论时应当慎重。

（1）计数资料：随机对照试验用 RR（最佳效应量）、OR、RD；非随机试验性研究用 OR（最佳效应量）、RR、RD；队列研究用 RR（最佳效应量）、OR、RD；病例 - 对照研究、横断面研究用 OR。

（2）计量资料：随机对照试验、非随机试验性研究、队列研究、病例 - 对照研究均用 WMD，SMD。

3. Meta 分析常用的分析方法及其与数据类型之间的关系　用不同计算方法得到的合并统计量都需要用假设检验的方法检验多个同类研究的合并统计量是否具有统计学差异。定量分析合并效应量的检验，有 Z（*U*）检验和可信区间法。当使用 Z（*U*）检验时，根据 Z（*U*）值推断该效应量的概率（*P*）值，如果 $P \leqslant 0.05$，则合并的效应量有统计学意义。如果 $P >$ 0.05，则合并的效应量没有统计学意义。当使用可信区间法，效应量的指标为 OR 或 RR 值时，95% 可信区间包含 1 时，等价于 $P > 0.05$，合并的效应量没有统计学意义。如果 95% 可信区间上、下限不包含于 1（均大于 1 或均小于 1），则等价于 $P \leqslant 0.05$，即合并的效应量有统计学意义，见表 6-3。

表 6-3　常用 Meta 分析方法一览表

资料类型	效应量	模型选择	计算方法	资料类型	效应量	模型选择	计算方法
二分类变量	OR	固定模型 固定模型 随机模型	Peto 法 Mantel-Haenszel 法 D-L 法	数值变量	WMD	固定模型 随机模型	倒方差法 D-L 法
	RR	固定模型 随机模型	Mantel-Haenszel 法 D-L 法	数值变量	SMD	固定模型 随机模型	倒方差法 D-L 法
	RD	固定模型 随机模型	Mantel-Haenszel 法 D-L 法	个案资料	OR	固定模型	Peto 法

注：RR. relative risk，相对危险度；OR. odds ratio，比值比；WMD. weighted mean difference，加权均数差值；SMD. standardized mean difference，标准化均数差值；D-L 法 . DerSimonian & Laird 法

（二）异质性检验及处理

1. 异质性种类与来源　Cochrane 系统评价员手册将系统评价或 Meta 分析的异质性分为以下几种。

（1）临床异质性（clinical heterogeneity）：临床异质性指的是研究对象（参与者）不同（P）、干预研究的终点指标不同（O）所导致的变异。包括：①人类学差异，如年龄、性别、种族、信仰、生活方式、病程长短、疾病类型及严重程度等。②干预方面的差异，如不同干预时间、方法、效果、随访等。

（2）方法学异质性（methodological heterogeneity）：方法学异质性是由试验设计和质量

方面的差异引起的。①不同的设计方案：完全随机与半随机设计、分配隐藏充分与不充分、采用盲法与不采取盲法等。②不同的结果测量：测量方法、指标和度量单位不同等造成的差异。

（3）统计学异质性（statistical heterogeneity）：统计学异质性是不同研究间被估计的治疗效应的差异，是以数据为基础，原理是比较各研究结果及其精确性的差异，而精确性是由可信区间所代表，各研究间可信区间的重合程度越大，则各研究间存在统计学同质性的可能性越大。相反，可信区间重合程度越小，各研究间存在统计学异质性的可能性越大，用图 6-4 直观表示。

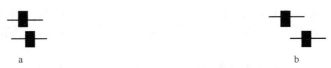

a. 两个结果间可信区间重合度大，则二者同质的可能性大
b. 两个结果间可信区间重合度小，则二者异质的可能性大

图 6-4　统计学异质性比较

2. 异质性检验　进行 Meta 分析时，应首先保证纳入研究在临床和方法学上的同质性，否则就要进行亚组分析或只描述不分析。只有在临床和方法学同质性的基础上，才可进入研究间的统计学异质性检验（heterogeneity test）和下一步的合并。

（1）异质性 Q 值定性检验：Q 检验的无效假设为纳入各研究的效应量均相同。在 Cochrane 系统评价的专用软件 RevMan 中采用 χ^2 检验和 P 值来定性分析各研究间是否存在异质性。χ^2 值在 Cochrane 系统评价中又称 Q 值，Q 值相对于自由度（df，即纳入研究数减 1：$df=n-1$）越大，P 值越小，则存在异质性的可能性就越大。反之，Q 值相对自由度越小，P 值越大，则存在异质性的可能性就越小。使用 χ^2 和概率（P）值描述异质性或同质性时，只能表述有无异质性或同质性，而不能说异质性或同质性“大”或“小”，“好”或“差”。

（2）异质性 I^2 定量检验：在 RevMan 4.2 及以后版本的软件中，出现了一个异质性指标（I^2），I^2 是对异质性效应量进行定量分析的参数，反映了异质性部分在效应量总的变异中所占的比重。在 RevMan 软件中，I^2 统计量越大，则异质性越大。常通过 Meta 分析各种软件系统计算，其值分布于 0 ～ 100%，0 表示无异质性，越大表示异质性增加越多。当 $I^2<25\%$ 时，表示异质性低。50% ～ 75%，表示有中等程度的异质性。$I^2>75\%$ 则表示有很大程度的异质性。一般而言，当 $I^2>50\%$ 时，表示有实质性的异质性存在。只要 I^2 不超过 50%，则说明异质性可以接受。

（3）异质性 P 阈值检验：P 值为 0.05 ～ 0.10 时，为差异有或无显著性的边缘值，当 $P<0.05$ 时，差异肯定有统计学意义。当 $P>0.10$ 时则差异肯定没有统计学意义。在采用统计学方法做异质性检验时，组内的异质性阈值设定为 $P>0.10$ 和 $I^2<50\%$，即 $P>0.1$、$I^2<50\%$ 时，研究间没有异质性。组间合并分析时，有时将异质性阈值设定为 $P\leqslant 0.05$，即 $P\leqslant 0.05$ 时，组间存在异质性。但我们推荐当 $P\leqslant 0.10$ 和 $I^2>50\%$ 时，都采用随机效应模型做合并分析。

（4）其他检验：除了以上 3 种常用检验方法外，异质性检验还可以采用 H 检验、加尔布雷斯图（Galbraith plot）、拉贝图（L’Abbe plot）等。本章不作详细介绍，具体请参考其他书籍。

3. 异质性处理　识别异质性后，如何对异质性进行处理是保证 Meta 分析结果准确度的一个重要环节。当存在异质性时，可按图 6-5 步骤进行处理。

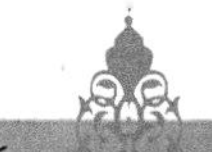

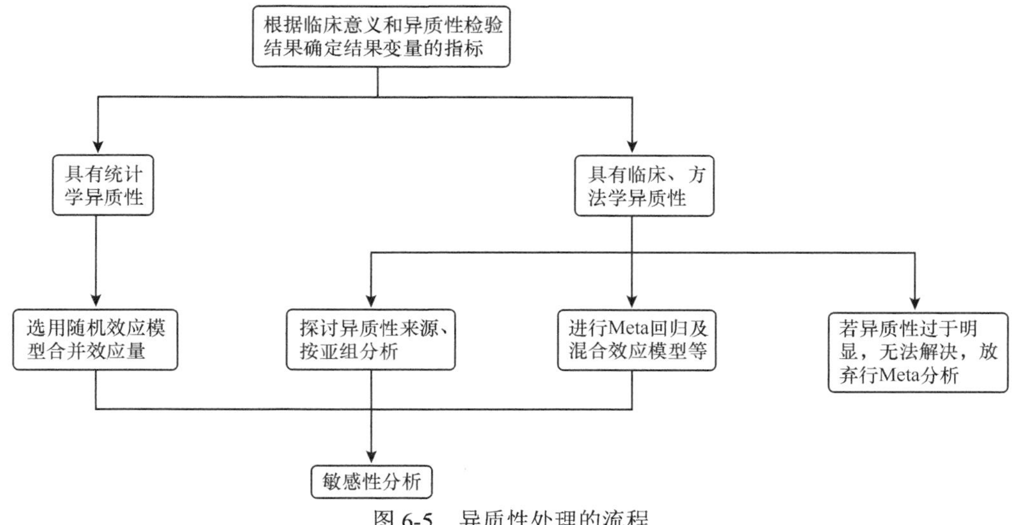

图 6-5　异质性处理的流程

（1）亚组分析（subgroup analysis）：亚组分析是在出现异质性或要回答特定患者、特定干预措施或特定研究时，从临床和方法学异质性的角度探讨异质性的来源。例如，可以按照研究对象的不同年龄、性别、病情的严重程度、治疗时间、随访时间等分成亚组，并进行亚组分析。

（2）选用随机效应模型：若异质性的来源不能用临床和方法学异质性解释时，可以选用随机效应模型合并效应量。随机效应模型是用以处理异质性资料的一种统计模型，而不能处理研究间的变异。

（3）改变效应量：1993 年，哥伦比亚大学公共卫生学院 Joseph L. Fleiss 指出，仅仅改变结局指标的效应量，也可能达到充分去除异质性的效果。例如，对于二分类变量，将结局指标的效应量由绝对测量标度（如 RR）变为相对测量标度（如 OR），可以降低异质性的程度。对于连续性变量，由加权均数差（WMD）变为标准均数差（SMD）或转化为对数形式也是常用的方法。

（4）Meta 回归分析（Meta-regression analysis）：Meta 回归是通过建立回归方程，反映 1 个或多个解释变量（explanatory variable）与结果变量（outcome variable）之间的关系，以试图明确各研究间异质性的来源，从而筛选出导致异质性的重要影响因素。Meta 回归是亚组分析的一种扩大，主要通过对多因素的效应量进行联合分析实现，仅当 Meta 分析纳入研究数量在 10 个及 10 个以上时才行此分析。

（5）放弃 Meta 分析：若异质性过于明显，特别是具有明显的临床异质性、方法学异质性而无法通过上述方法解决时，可考虑放弃做 Meta 分析，只对结果进行一般统计描述。

4. 发表偏倚分析　发表偏倚是指“统计学上有意义”的阳性研究结果较“统计学上无意义”的阴性研究结果或无效的研究结果更容易被发表由此产生的偏倚。发表偏倚主要可能来源于作者、研究的赞助者和杂志社的编辑。发表偏倚的识别和处理主要有 3 种比较简单的识别方法：漏斗图法（funnel plots method）、Egger 线性回归法（Egger linear regression test method）和剪补法（trim and fill method）。

（1）漏斗图法：漏斗图法是最常用检验发表偏倚定性分析的一种方法，是用每个研究效应量的估计值为 x 轴，研究精度（以样本量大小为基础，漏斗图中以标准误或效应方差估计表示）为 y 轴绘制的散点图（图 6-6）。小样本研究，研究精度低，分布在漏斗图底部，且向周围分散。大样本研究，研究精度高，分布在漏斗图顶部，且向中间集中。当偏倚影响较小时，其形状类似一个倒置的漏斗，故称漏斗图。如果资料存在偏倚，会出现不对称的漏斗图，不对称越明显，偏倚程度越大。绘制漏斗图需要纳入较多的研究个数，一般推荐 Meta 分析的研究个数在 10 个及以上时才需做漏斗图。漏斗图的对称与否通常无严格限定，均为主观判断。

（2）Egger 线性回归法：Egger 线性回归法是由 Matthias Egger 等 1997 年开发的一种简单的线性回归法，是检验漏斗图对称性的定量分析法，又称“Egger 检验”。Egger 法对发表偏倚的检验统计量为截距 α 对应的 t 值和 P 值，并通过其 95%CI 是否包含 0 来判断其是否有发表偏倚。若截距 α 对应的 $P < 0.05$ 或 95%CI 不包含 0，则提示有发表偏倚。反之，无发表偏倚。Egger 检验的局限性：①其自变量的标准差估计均来自纳入的原始研究数据，由于抽样误差的存在，导致回归方程的斜率 b 和截距 α 都为有偏估计。②当纳入研究个数较少时，该检验效能受到局限，以至于不能检测出漏斗图是否对称，此时不建议进行该检验。③ Egger 检验只能检测出漏斗图是否对称，但不能解释其不对称的原因。

（3）剪补法：剪补法是由 Sue Taylor 和 Richard Tweedie 1998 年提出的，目的是校正和识别发表偏倚引起的漏斗图的不对称。其主要是通过先剪掉初估后漏斗图中不对称的部分，用剩余对称部分估计漏斗图的中心值，然后沿中心两侧粘补上被剪切部分以及相应的遗漏部分，最后基于贴补后漏斗图估计合并效应量的真实值。剪补法是建立在漏斗图严格对称的基础上，但实际上，漏斗图可能受其他情况的影响而导致不对称，例如实验设计的不同。另一个不足之处是采用不同的方法表达的效应值可能会得到不同的结论。此外，用剪补法探测发表偏倚容易受极端值的影响。

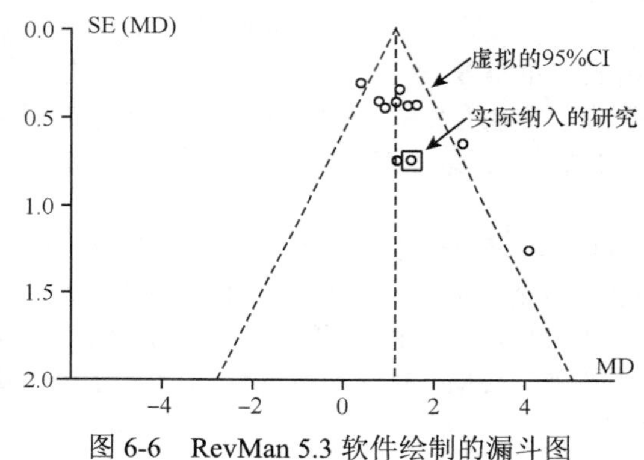

图 6-6 RevMan 5.3 软件绘制的漏斗图

5. Meta 分析结果稳定性和可靠性分析

（1）敏感性分析（sensitivity analysis）：敏感性分析是用于评价某个研究结果的稳定性和可靠性，如果敏感性分析结果与原结果相同，提示没有冲突，那么该结果加强了原结果的可信度和可靠性。如果敏感性分析得出不同结果结论，提示存在与干预措施有关的潜在重要因素，应进一步研究明确干预效果存在争议的来源。由于纳入研究设计和方法可能存在差异或纳入方法学质量低下的研究，必须考虑方法学上潜在的影响因素和差异可能对结果的影响，其方法可采用：①改变研究类型的纳排标准、观察对象、干预措施或终点指标的纳入标准。②排除纳入或排除某些含糊不清的研究，不管其是否符合纳入标准。③对缺失数据不确定的结果，将其合理性的结果数据资料重新估计后再进行分析。④从纳入研究中剔除质量相对较差的文献后重新做 Meta 分析，比较前后合并效应间有无显著性差异等方法实现。⑤使用不同的统计方法对资料进行重新分析，如随机效应模型替换固定效应模型或者相反。⑥纳入低质量研究，尤其是样本量大，事件数量多，可信区间窄的研究，无论其质量高低，都会产生较大的权重，在很大程度上影响 Meta 分析结果。通常做法首先计算包括所有纳入研究在内的 Meta 分析结果，再计算排除低质量研究后的 Meta 分析结果，如果两次分析结果一致，则结果可靠。如果两次分析结果不一致，则在解释时应该十分慎重，一般应主要根据高质量研究结果来解释 Meta 分析结果。

（2）最佳结果演示：最佳结果演示是将试验组中缺失的资料者作为“有效结果”的受试

者，对照组中缺失资料者作为“无效结果”的受试者。

（3）最差结果演示：最差结果演示是将试验组中缺失的资料者作为“无效结果”的受试者，对照组中缺失资料者作为“有效结果”的受试者。

（三）Meta 分析结果的解释

Cochrane 系统评价 /Meta 分析目前可使用的软件很多，护理学科领域尤以 Review Manager 和 STATA、R 软件为主（有关 Review Manager 和 STATA 软件的使用将在第 9 章做相关介绍）。使用 Review Manager、STATA、R 软件（免费下载）对数据进行分析，包括混杂偏倚分析、研究质量分析、异质性分析、统计方法选择、结果表达方式、结果稳定性和可靠性（敏感性分析）等。在此主要介绍 Review Manager 软件 Meta 分析结果森林图的解释。森林图是 Review Manager 软件做 Meta 分析展示统计结果最常用最常见的形式，是以统计效应量和统计分析方法（可信区间）为基础，用数值运算结果绘制出的图形，并以一条数值为 0 或 1 的中心垂直线为无效标尺线，即无统计学意义的值。森林图中原点的左右两侧坐标刻度可以是相同的也可以是不同的。每个纳入研究的效应量横向排列，每条横线代表一个独立的研究，横线的长短为每个研究效应量 95% 可信区间上下限的连线，表示可信区间范围的大小，横线中央的小方块表示效应量的位置，该方块大小表示相应研究权重的大小。如果横线触及或跨越无效线，则表示该研究的结局效应差异无统计学意义，反之，如果横线落在无效线的左边或右边并且不与无效线相交，则表示该研究的结局效应有统计学意义。合并效应量用一个小菱形方块表示，菱形的中心点表示合并效应量的点估计值，菱形的宽度（对角线）为合并效应量的 95% 可信区间，合并效应量有无统计学意义需根据菱形对角线是否与无效线相交来判断。

RD、WMD 和 SMD 的无效线对应的横轴尺度是 0（图 6-7），当 RD/WMD/SMD < 0（或其对应的 95%CI 上、下限均< 0），即森林图中其 95%CI 横线不与无效线相交，且该横线落在无效线左侧时，可认为干预组某指标均数小于对照组，若研究者所研究事件为不利事件时，干预因素为有益 / 保护因素。若研究者所研究的事件是有益事件时，干预因素为有害 / 易感因素。当 RD/WMD/SMD > 0（或其对应的 95%CI 上、下限均> 0），结果正好与 RD/WMD/SMD < 0 相反。

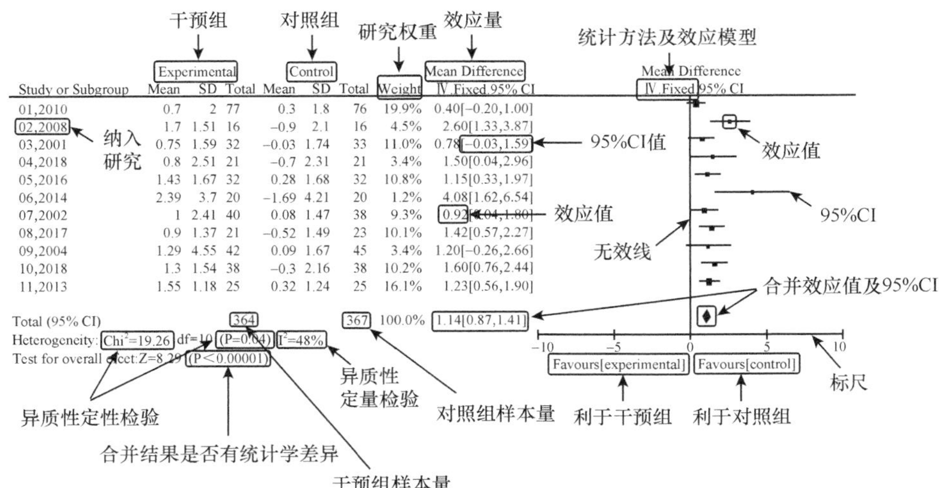

图 6-7　RevMan 5.3 软件绘制的森林图

RR 或 OR 的无效线对应的横轴尺度是 1。当某研究 RR/OR < 1（或其 95%CI 上、下限均< 1）时，即在森林图中其对应的 95%CI 横线不与无效线相交，且该横线落在无效线的左侧时，可认为干预组的发生率小于对照组的发生率，若研究者所干预的事件是不利事件（如发

病、患病、死亡等）时，干预组会减少该不利事件的发生，干预组为有益因素；若研究者所研究的事件为有益事件（如有效、缓解、生存等），干预组会减少有益事件的发生。反之，当 RR/OR ＞ 1（或其 95%CI 上、下限均＞ 1）时，结果正好与 RR/OR ＜ 1 相反。

三、系统评价 /Meta 分析的案例分析

现以“魏洪悦，靳英辉，谷晓玲，等，2017. 太极拳对心力衰竭患者作用效果的系统评价 . 中国循证医学杂志，17（6）.”为例，阐述干预性研究系统评价 /Meta 的基本过程和步骤。

（一）提出研究问题

心力衰竭（heart failure，HF）简称心衰，是各种心脏疾病导致心室射血和（或）充盈障碍而引起的静脉系统淤血、动脉系统缺血的一组临床综合征。目前心力衰竭已成为老年人死亡的主要原因之一，有临床症状的患者 5 年存活率与恶性肿瘤相似。运动康复对改善心衰患者机体及生活质量具有一定效果。太极拳是其中一种运动形式，其动作刚柔相济，是既可技击防身，又能增强体质、防治疾病的传统拳术。有研究显示，长期进行太极练习可使心血管系统、神经及内分泌系统功能得到改善。近年来，已有大量太极运动对心力衰竭患者作用效果的随机对照试验（randomized controlled trial，RCT），但其结论尚不统一。因此，本研究旨在利用系统评价的方法评价太极拳对心衰患者的作用效果，以期为其临床应用提供循证医学证据。

分析：作者首先介绍本篇系统评价涉及的两个核心概念“心力衰竭”和“太极拳”，以及心力衰竭的危害性和太极拳对其作用效果，针对目前太极拳对心力衰竭的作用效果尚有争议的现象，阐明本研究的目的和意义。

（二）资料与方法

1. 纳入与排除标准

（1）研究类型：太极拳对心衰患者作用效果的 RCT，无论其是否采用分配隐藏或盲法。

（2）研究对象：心衰患者，其诊断参考如下。①美国纽约心脏病学会（New York Heart Association，NYHA）评级心功能 Ⅰ ～Ⅳ级。② 2007 年中华医学会心血管病分会、《中华心血管病杂志》编辑委员会联合制定的中国心血管疾病的诊断及治疗指南。③ 2012 年欧洲心力衰竭学会心力衰竭诊断和治疗指南中对心衰的诊断标准等。

（3）干预措施：①试验组。在常规治疗的基础上加太极拳锻炼。②对照组。在常规治疗基础上加上日常活动。

（4）结局指标：明尼苏达生活心力衰竭问卷（Minnesota living with heart failure question naire，MLHFQ）、6 分钟步行试验（the six minute walk test，6MWT）、最大摄氧量（maximal oxygen consumption，VO_{2max}）、左室射血分数（left ventricular ejection fractions，LVEF）、脑钠肽（brain natriuretic peptide，BNP）、收缩压（systolic blood pressure，SBP）、舒张压（diastolic blood pressure，DBP）、心率（heart rate，HR）。

（5）排除标准：①重复发表文献；②不能提取数据文献；③非中、英文文献。

分析：作者从 PICOS 4 个方面明确规定了文献的纳入与排除标准。

2. 文献检索策略 计算机检索 CNKI、VIP、Wangfang Data、Web of Science、PubMed、Embase 和 The Cochrane Library（2016 年 8 期）中有关太极拳对心力衰竭患者的作用效果的随机对照试验（RCT），检索时限均为建库至 2016 年 8 月。中文检索词包括心衰、心脏衰竭、左心衰、左侧心脏衰竭、右心衰、右侧心脏衰竭、慢性心衰、急性心衰、太极、太极拳。英文检索词包括 heart failure、cardiac failure、heart decompensation、right-sided heart failure、

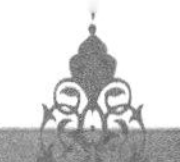

right sided heart failure、myocardial failure、congestive heart failure、left-sided heart failure、left sided heart failure、ventricular dysfunction、Tai-ji、Tai Chi、Tai Ji Quan、Taiji、Taijiquan、Tai Chi Chuan。检索时依照各数据库特点选择检索策略，并追溯纳入研究的参考文献和查找灰色文献。以 PubMed 为例，其具体检索策略见图 6-8。

#1	heart failure OR cardiac failure OR heart decompensation OR right-sided heart failure OR right sided heart failure OR myocardial failure OR congestive heart failure OR left-sided heart failure OR left sided heart failure OR ventricular dysfunction
#2	Tai-ji OR Tai Chi OR Tai Ji Quan OR Taiji OR Taijiquan OR Tai Chi Chuan
#3	#1 AND #2

图 6-8　PubMed 检索策略

分析：作者阐述了检索的数据库、检索词、检索时间，并以 PubMed 为例呈现具体检索策略。但文中检索时间为建库至 2016 年 8 月，检索的终止时间应具体至日期，如 2016 年 8 月 7 日。文中仅纳入中、英文文献，为避免发表偏倚和语言偏倚，应不限语种。作者通过追溯纳入研究的参考文献和查找灰色文献进一步补充文献，尽可能全面收集相关文献。

3. 文献筛选与资料提取　由 2 名研究者按照预先制定的纳入与排除标准独立筛选文献、提取资料并交叉核对。如有分歧，则通过讨论解决或交由第三方裁决。资料提取内容包括研究对象、国家、患者心功能分级、样本量、干预措施、对照措施、干预频次、干预持续时间、结局指标及偏倚风险评价的相关内容。

分析：作者明确规定了 2 名人员独立参与文献筛选和资料提取并交叉核对，减少偏倚，提出了出现分歧时的解决方案。

4. 纳入研究的偏倚风险评价　采用 Cochrane 5.1.0 版手册推荐的针对 RCT 的偏倚风险评估工具评价纳入研究的偏倚风险。

分析：作者阐明了纳入研究的质量评价工具，应对该工具的具体内容和评价结果进行简要介绍，并说明由何人参与此过程，提供偏倚评价结果不一致时的解决方法。

5. 统计分析　采用 RevMan5.3 软件进行 Meta 分析。本研究关注结局数据类型均为计量资料，采用均数差（MD）为合并统计量，同时给出 95% 可信区间（CI）。纳入研究结果间的异质性采用 χ^2 检验进行分析（检验水准为 α=0.1），同时结合 I^2 定量判断异质性的大小。若各研究结果间无统计学异质性，则采用固定效应模型进行 Meta 分析。若各研究结果间存在统计学异质性，则进一步分析其异质性来源，在排除明显临床异质性的影响后，采用随机效应模型进行 Meta 分析。明显的临床异质性采用亚组分析或敏感性分析等方法进行处理，或只行描述性分析。Meta 分析的检验水准设为 α=0.05。

分析：作者对数据分析的软件、异质性检验方法和判断依据以及如何根据异质性检验的结果选用 Meta 分析模型进行了说明。

（三）结果

1. 文献检索结果　初检共获得相关文献 13 899 篇，经过逐层筛选，最后纳入 10 个 RCT，共计 689 例患者。文献筛选流程及结果见图 6-9。

分析：尽管作者详细报告了文献筛选的具体过程，但仍需介绍文献排除的具体理由及相应篇数，如排除重复发表的文献 8 篇，排除非中、英文文献 10 篇。

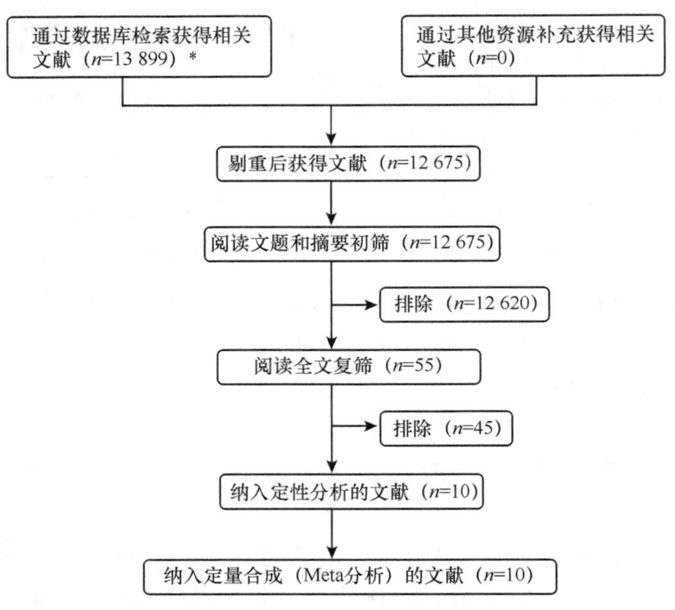

图 6-9 文献筛选流程

* 所检索的数据库及检出文献数具体如下：CNKI（n=1 763）、VIP（n=196）、Wanfang Data（n=2 473）、Web of Science（n=4 310）、PubMed（n=690）、Embase（n=1 419）、The Cochrane Library（n=3 048）

2. 纳入研究的基本特征 见表 6-4。

表 6-4 纳入研究的基本特征

纳入研究	国家	例（T/C）	心功能分级	干预措施		太极干预频次	持续时间（月）	结局指标
				T	C			
Barrow，2007	英国	32/33	Ⅱ～Ⅲ	太极拳＋常规治疗	常规治疗	2 次 / 周	4	①⑥⑦
Caminiti，2010	美国	30/30	Ⅱ	太极、耐力训练＋常规治疗	常规治疗	4 次 / 周	3	②③④⑥⑦
Sato，2010	日本	10/10	–	太极训练＋常规治疗	常规治疗	3 次 / 周	12	⑤⑥⑧
Yeh，2004	美国	15/15	Ⅰ～Ⅳ	太极身心运动疗法＋常规治疗	常规治疗	每次 60min，2 次 / 周	3	①②⑤
Yeh，2011	美国	50/50	Ⅰ～Ⅲ	太极运动＋常规治疗	常规治疗	至少 3 次 / 周	3	①②④⑤
Yeh，2012	美国	8/8	Ⅰ～Ⅲ	太极＋常规治疗	常规治疗	每次 60min，2 次 / 周	3	①②③④⑤
姚成栋，2010	中国	80/70	Ⅱ	太极拳运动＋常规治疗	常规治疗	每次≥ 30min，≥ 5 次 / 周	6	①②③
桑林，2015	中国	50/70	Ⅱ～Ⅲ	太极康复操＋常规治疗	常规治疗	每次 15min，1 次 / 天	3	③
桑林，2015	中国	30/30	Ⅱ～Ⅲ	太极康复操＋常规治疗	常规治疗	每次 15min，1 次 / 天	3	①②③④
黄超，2014	中国	44/44	Ⅲ	太极抱球云手康复＋常规治疗	常规治疗	每次 30 ～ 40min，5 次 / 周	1	①②③④

注：T. 试验组；C. 对照组；–. 不清楚；① MLHFQ；② 6MWT；③ LVEF；④ BNP；⑤ VO_{2max}；⑥ SBP；⑦ DBP；⑧ HR

分析：作者以表格的形式对纳入研究的 PICO 等信息进行呈现。

3. 纳入研究的偏倚风险评价结果

分析：作者以表格的形式对纳入研究的质量评价结果等信息进行呈现，见表 6-5。

表 6-5　纳入研究的偏倚风险评价

纳入研究	①	②	③	④	⑤	⑥	⑦
Barrow，2007	不清楚	不清楚	否	否	失访 13 例	不清楚	不清楚
Caminiti，2010	不清楚	不清楚	否	否	完整	不清楚	不清楚
Sato，2010	不清楚	不清楚	否	否	完整	不清楚	不清楚
Yeh，2004	不清楚	不清楚	否	否	完整	不清楚	不清楚
Yeh，2011	最小化法	不清楚	否	否	完整	不清楚	不清楚
Yeh，2012	不清楚	不清楚	否	否	完整	不清楚	不清楚
姚成栋，2010	不清楚	不清楚	否	否	完整	不清楚	不清楚
桑林，2015	不清楚	不清楚	否	否	完整	不清楚	不清楚
桑林，2015	不清楚	不清楚	否	否	完整	不清楚	不清楚
黄超，2014	随机数字表	不清楚	否	否	完整	不清楚	不清楚

注：①随机方法；②分配隐藏；③患者和实施者盲法；④结局评价者盲法；⑤结果数据的完整性；⑥选择性报告研究结果；⑦其他偏倚来源

4. Meta 分析结果　作者考虑的结局指标众多，本内容仅以生活质量和最大摄氧量为例，介绍系统评价研究结果。

（1）MLHFQ：共纳入 7 个研究，包括 549 例患者。Meta 分析结果显示：太极拳组患者生活质量优于对照组，其差异有统计学意义 [MD=–9.37，95%CI（–13.09，–5.65），$P < 0.0$]（图 6-10）。

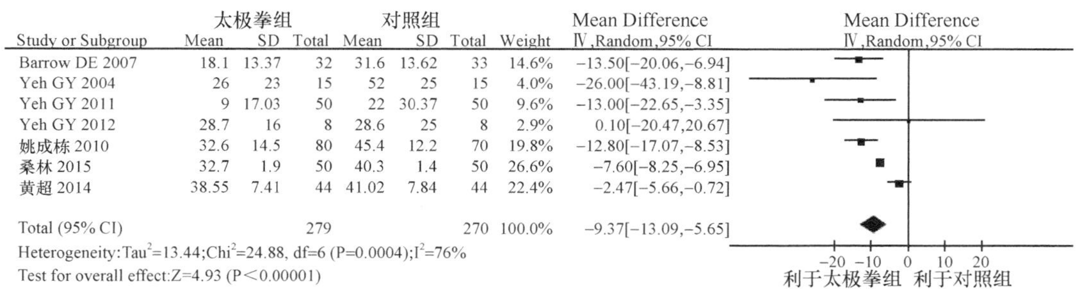

图 6-10　太极拳组与对照组明尼苏达生活质量分数比较的 Meta 分析

分析：7 个研究间存在中度异质性：I^2=76%，P=0.000 4，作者未探究临床异质性，未进行亚组分析或敏感性分析，怀疑可能存在统计学异质性，故选择随机效应模型进行数据合并，总效应显示两组差异具有统计学意义（$P < 0.000\ 01$）。

（2）VO_{2max}：共纳入 3 个研究，包括 146 例患者。Meta 分析结果显示：两组间 VO_{2max} 差异无统计学意义 [MD=0.29，95%CI（–1.23，1.81），P=0.71]（图 6-11）。

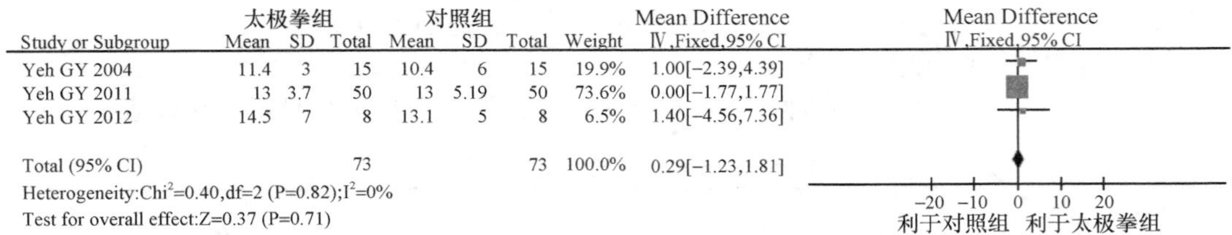

Study or Subgroup	太极拳组 Mean	SD	Total	对照组 Mean	SD	Total	Weight	Mean Difference IV,Fixed,95% CI
Yeh GY 2004	11.4	3	15	10.4	6	15	19.9%	1.00[-2.39,4.39]
Yeh GY 2011	13	3.7	50	13	5.19	50	73.6%	0.00[-1.77,1.77]
Yeh GY 2012	14.5	7	8	13.1	5	8	6.5%	1.40[-4.56,7.36]
Total (95% CI)			73			73	100.0%	0.29[-1.23,1.81]

Heterogeneity:Chi²=0.40,df=2 (P=0.82);I²=0%
Test for overall effect:Z=0.37 (P=0.71)

图 6-11 太极拳组与对照组 VO_{2max} 比较的 Meta 分析

分析：3 个研究间不存在异质性：I^2=0%，P=0.82，选择固定效应模型进行数据合并。总效应结果显示两组差异无统计学意义（P=0.71）。

（四）讨论

长期坚持太极拳运动有助于舒缓心衰患者压力，增强心衰患者抗病信心，提高患者生活质量。MLHFQ 是敏感、有效，且适合中国慢性心力衰竭患者的生活质量调查表，分数越高提示患者生活质量越差。心衰患者的生活质量明显低于同龄健康人群，且心衰等级越高生活质量越低。本研究显示太极拳锻炼可有效降低 MLHFQ 得分，提高患者生活质量。Meta 分析显示太极拳组与对照组患者在最大摄氧量无显著性差异，太极运动没有增加因心肌耗氧量所致的身体不适。

本研究的局限性：①因单个结局指标进入 Meta 分析文献数量较少，本文未进行发表偏倚评估，不能排除存在发表偏倚。②纳入研究未对患者心功能分级进行明确区分，因此无法进行亚组分析。

分析：作者在讨论部分分析了太极拳对心衰患者生活质量、最大摄氧量的影响，并提出本研究的局限性，但未以结局指标为单位，讨论针对该结局研究结果的可靠性。

第四节 系统评价常见的偏倚与质量评价

系统评价 /Meta 分析是一种定性描述或定量综合同类研究效应的文献综合研究方法，但其结论是否可信和有意义，取决于是否能够客观而又全面地评价分析研究过程中的各种偏倚，及时识别和控制偏倚是提高系统评价制作质量的关键。

一、系统评价 /Meta 分析常见的偏倚

方法学质量或偏倚风险评估是系统评价 /Meta 分析的关键之一，分析系统评价 /Meta 分析过程中产生的偏倚是制作系统评价 /Meta 分析产生偏倚最常见最重要的环节。

波士顿大学的 David T. Felson 在 1992 年将干预性研究系统评价 /Meta 分析的偏倚分类 3 类：抽样偏倚（sampling bias）、选择偏倚（selection bias）和研究内偏倚（within study bias）。

1. 抽样偏倚（sampling bias） 是指查找相关文献时产生的偏倚。可细分为 7 个内容：①发表偏倚（publication bias）；②索引偏倚（index bias）；③查找偏倚（search bias）；④参考文献偏倚（reference bias）或引用偏倚（citation bias）；⑤重复发表偏倚（multiple publication bias）和主题多重使用偏倚（multiple used subjects bias）；⑥英语语种偏倚（English language bias）；⑦数据提供偏倚（bias in provision of data）。

2. 选择偏倚（selection bias） 是根据预先制定的文献纳入和排除标准选择符合系统评价 /Meta 分析文献时产生的偏倚，主要包括纳入标准偏倚（inclusion criteria bias）和选择者偏倚（selector bias）。

3. 研究内偏倚（within study bias） 是在资料提取时产生的偏倚，包括 3 个内容：①提取者偏倚（extractor bias）；②研究质量评价偏倚（bias in scoring study quality）；③报告偏倚

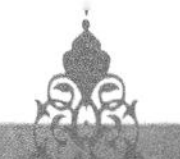

（reporting bias）。

二、系统评价方法学质量评价

目前已有研究者发布多种质量评价工具，如 AMSTAR（a measure Tool to Assess Systematic Reviews）量表、Oxman-Guyatt 概述质量评估问卷或量表（Oxman-Guyatt Overview Quality Assessment Questionnaire，OQAQ）、关键评估技能方案（Critical Appraisal Skills Programme，CASP）清单、Sacks 质量评估清单（Sacks Quality Assessment Checklist，SQAC）清单。其中，AMSTAR 是目前国际上公认的且最常被用来评价系统评价 /Meta 分析的工具。

AMSTAR 由荷兰、加拿大研究机构的临床流行病学、循证医学专家于 2007 年制定而成，在随后的 10 年间，AMSTAR 成为国际认可，应用最为广泛的评价工具。随后大量应用 AMSTAR 工具的相关文献出现，研究显示 AMSTAR 的使用对规范系统评价制作与报告，促进高级别证据的产生和传播起到了积极的促进作用。2017 年，由原研发小组专家成员联合非随机干预研究（Non-randomised Studies of the Effects of Interventions，NRSI）领域专家、医学统计学家、工具评价制定方法学家，在综合相关评论性文章、网站反馈意见和自身实践经验的基础上，对 AMSTAR 进行了修订和更新，并在 2017 年 9 月推出 AMSTAR 2，见表 6-6，表 6-7。其英文版可从 http：//amstar.ca/docs/AMSTAR-2.pdf 上免费获取。AMSTAR 2 的适应范围包括基于随机对照研究（RCTs）或 NRSI 或两者都有的系统评价。但不包括诊断性试验系统评价、网状 Meta 分析、单个病例数据的 Meta 分析、概况性评价和现实主义评价。

表 6-6　AMSTAR 2 评价清单

条目	描述及评价标准		评价选项
1	研究问题和纳入标准是否包括了 PICO 部分		
	“是”： □人群 □干预措施 □对照组 □结局指标	备选（推荐）： □随访期限	□是 □否
2	是否声明在系统评价实施前确定了系统评价的研究方法对于与研究方案不一致处是否进行说明		
	“部分是”：作者声明其有成文的计划书或指导文件，包括以下内容： □研究问题 □检索策略 □纳入 / 排除标准 □偏倚风险评估	“是”：在“部分是”的基础上，计划书应已注册，同时还应详细说明以下几项： □如果适合 Meta 分析 / 合并，则有相应的方案 □且异质性原因分析的方案 □说明与研究方案不一致的理由	□是 □部分是 □否
3	系统评价作者在纳入文献时是否说明纳入研究的类型		
	“是”，应满足以下一项： □说明仅纳入 RCTs 的理由 □或说明仅纳入 NRSI 的理由 □或说明纳入 RCTs 和 NRSI 的理由		□是 □否
4	系统评价作者是否采用了全面的检索策略		
	“部分是”，应满足以下各项： □至少检索 2 个与研究问题相关的数据库 □提供关键词和（或）检索策略 □说明文献发表的限制情况，如语言限制	“是”，还应包括以下各项： □检索纳入研究的参考文献或书目 □检索试验 / 研究注册库 □纳入 / 咨询相关领域合适的专家 □检索相关灰色文献 □在完成系统评价的前 24 个月内实施检索	□是 □部分是 □否

续表

条目	描述及评价标准	评价选项
5	是否采用双人重复式文献选择 “是”，满足以下一项即可： □至少应有两名评价员独立筛选文献，并对纳入的文献达成共识 □或两名评价者选取同一文献样本，且取得良好的一致性（Kappa 值≥ 80%），余下可由一名评价员完成	□是 □否
6	是否采用双人重复式数据提取 “是”，满足以下任意一项： □至少应有 2 名评价者对纳入研究的数据提取达成共识 □或 2 名评价者选取同一文献样本，且取得良好的一致性（Kappa 值≥ 80%），余下可由一名评价员完成	□是 □否
7	系统评价作者是否提供了排除文献清单并说明其原因 “部分是”： □提供了全部潜在有关研究的清单。这些研究被全文阅读，但从系统评价中被排除 “是”，还需满足以下条件： □说明从系统评价中每篇文献被排除的原因	□是 □部分是 □否
8	系统评价作者是否详细地描述了纳入的研究 “部分是”，需满足以下各项： □描述研究人群 □描述干预措施 □描述对照措施 □描述结局指标 □描述研究类型 “是”，还应包括以下各项： □详细描述研究人群 □详细描述干预措施（包括相关药物的计量） □详细描述对照措施（包括相关药物的计量） □描述研究的场所 □随访期限	□是 □部分是 □否
9	系统评价作者是否采用合适工具评估每个纳入研究的偏倚风险 RCTs： “部分是”，需评估以下偏倚风险： □未进行分配隐藏，且 □评价结局指标时，未对患者和评价者进行施盲（对客观指标则不必要，如全因死亡率） “是”，还必须评估： □分配序列不是真随机，且 □从多种测量指标中选择性报告结果，或只报告其中指定的结局指标	□是 □部分是 □否 □仅纳入 NRSI
	NRSI： “部分是”，需评估以下偏倚风险： □混杂偏倚，且 □选择偏倚 “是”，还需评估以下偏倚风险： □用于确定暴露和结局指标的方法，且 □从多种测量指标中选择性报告结果，或只报告其中指定的结局指标	□是 □部分是 □否 □仅纳入 RCTs
10	系统评价作者是否报告纳入各个研究的资助来源 “是”： □必须报告各个纳入研究的资助来源情况 备注：评价员查找了相关信息，但纳入研究的原作者未报告资助来源也为合格	□是 □否
11	在做 Meta 分析时，系统评价作者是否采用了合适的统计方法合并研究结果？ RCTs： “是”： □做 Meta 分析时，说明合并数据的理由 □且采用合适的加权方法合并研究结果；当存在异质性时予以调整 □且对异质性的原因进行分析	□是 □否 □未进行 Meta 分析
	NRSI： “是”： □做 Meta 分析时，说明了合并数据的理由 □且采用合适的加权方法合并研究结果；当存在异质性时予以调整 □且将混杂因素调整后再合并 NRSI 的效应估计，并非合并原始数据；当调整效应估计未被提供时，需说明原始数据合并的理由 □且当纳入 RCTs 和 NRSI 时，需分别报告 RCTs 合并效应估计和 NRSI 合并效应估计	□是 □否 □未进行 Meta 分析

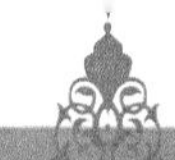

续表

条目	描述及评价标准	评价选项
12	做Meta分析时，系统评价作者是否评估了每个纳入研究的偏倚风险对Meta分析结果或其他证据综合结果潜在的影响 “是”： □仅纳入偏倚风险低的RCTs □或当合并效应估计是基于存在不同等级偏倚风险的RCTs和（或）NRSI研究时，应分析偏倚风险对总效应估计可能产生的影响	□是 □否 □未进行Meta分析
13	系统评价作者解释或讨论每个研究结果时是否考虑纳入研究的偏倚风险 “是”： □仅纳入偏倚风险低的RCTs □或RCTs存在中度或重度偏倚风险或纳入非随机研究时，讨论偏倚风险对研究结果可能产生的影响	□是 □否
14	系统评价作者是否对研究结果的任何异质性进行合理的解释和讨论 “是”： □研究结果不存在有统计学意义的异质性 □或存在异质性时，分析其来源并讨论其对研究结果的影响	□是 □否
15	如果系统评价作者进行定量合并，是否对发表偏倚（小样本研究偏倚）进行充分的调查，并讨论其对结果可能的影响 “是”： □采用图表检验或统计学检验评估发表偏倚，并讨论发表偏倚存在的可能性及其影响的严重程度	□是 □否 □未进行Meta分析
16	系统评价作者是否报告了所有潜在利益冲突的来源，包括所接受的任何用于制作系统评价的资助 “是”： □报告不存在任何利益冲突或描述资助的来源以及如何处理潜在的利益冲突	□是 □否

表6-7　系统评价质量4个等级的含义

质量等级	含义
高	无或仅1个非关键条目不符合：针对研究问题，系统评价基于可获取研究的结果提供了准确而全面的总结
中	超过1个非关键条目不符合*：基于可获取研究的结果，系统评价可能提供了准确的总结
低	1个关键条目不符合并且伴或不伴非关键条目不符合：基于可获取研究的结果，系统评价可能不会提供准确而全面的总结
极低	超过1个关键条目不符合，伴或不伴非关键条目不符合：基于可获取研究的结果，系统评价不可能提供准确而全面的总结

注：“*”表示当多个非关键条目不符合时，会降低对系统评价的信心，可从中等降级至低等质量

AMSTAR 2较AMSTAR不同之处主要表现在3个方面。首先，部分条目更改，如原来的10项内容做了相应文字的修改，增加了4项新的内容（“研究问题和纳入标准是否遵循了PICO原则？”“是否在纳入标准中对研究类型的选择进行了说明”等）。其次在评分选项上，删除了“不清楚”和“不适应”评价选项，并且根据评价标准的满足程度评价为“是”、“部分是”和“否”。完全满足评价标准时，评价为“是”。部分满足标准时，评价为“部分是”。当系统评价中没有报告相关信息时，评价为“否”。最后，在评分原则方面，AMSTAR 2并不是根据每个条目的评价结果提供一个总分，因为高得分可能会掩盖一些非常严重的方法学缺陷，如系统评价中存在文献检索不全面或没有对纳入的研究进行偏倚风险评估。

AMSTAR 2研发团队推荐重点考虑关键的条目是否存在方法学缺陷，并据此评价系统评价的总体质量，即对总的评价结果进行“信心（overall confidence）”分级，见表6-8。此外，AMSTAR 2研究团队遴选出影响系统评价制作及其结果效度关键的7个条目，分别为条目2、4、7、9、11、13和15。需要注意的是，关键条目的选取可以根据特定的情况进行调整。AMSTAR 2条目解读，见表6-8。

表 6-8 AMSTAR 2 条目解读

条目	说明
1	研究问题和纳入标准应遵循 PICO 原则 研究者需在系统评价中明确具体的 PICO，确保评价者能够判断纳入的研究是否合理及是否存在异质性，也有助于判断研究结果的适用性，必要时补充随访期限。评价者需从摘要、引言、方法学部分提取 PICO 信息
2	前期设计方案 研究者在系统评价中详细说明具有前期设计方案，当全文内容与计划书出现偏离时，要进行报告和解释。研究者可通过注册（如 PROSPERO、Cochrane 协作网）、公开发表（如 BMJ Open）、提交科研办公室或伦理委员会对计划书进行审核。当能够获取计划书时，评价者应将系统评价与计划书进行对比
3	纳入标准中需要对研究类型的选择进行说明 研究者仅纳入 RCT 时，需要考虑是否会导致纳入的研究不够全面，如当没有相关的 RCT 存在、纳入的 RCT 缺少不良反应等不利结局指标、统计效能不足、RCT 纳入人群存在局限性、干预 / 对照措施缺乏代表性；当 RCT 不能提供必需的结果数据时，或已制作完成 RCT 部分的系统评价时可以仅纳入 NRSI。当同时纳入 RCT 和 NRSI 时，定量合成则应该按照研究设计的不同分别进行。无论纳入或排除 NRSI，研究者都应予以说明
4	采用系统的检索策略 研究者至少应检索两种电子数据库，并采用关键词和（或）主题词和全部的检索策略，检索报告应该包括年份及数据库，如 CENTRAL、Embase 和 Medline 等，必要时，补充检索综述、专业注册库，咨询特定领域的专家以及检索纳入研究的参考文献。应检索所有相关语种的文献，限制语种时，应当予以说明。需要检索灰色文献时，应检索试验注册库、会议摘要、学位论文及个人网站上未发表的报告等资源
5	文献的筛选具有可重复性 要求至少应有两名评价者独立进行文献的筛选，意见不统一时，应通过共识过程达成一致。如果一名评价者负责文献筛选时，要求其与另一名评价者先选取文献样本，从中筛选符合纳入标准的文献且取得良好的一致性，Kappa 相关系数应达到 80% 或 80% 以上
6	数据的提取具有可重复性 同样要求至少有 2 名评价者独立进行数据提取，基本要求与条目 5 类似
7	研究者提供排除文献清单并说明排除的原因 研究者排除文献的原因包括研究人群、干预措施或对照组与研究问题不相符或不相关等。需要注意的是不应该根据偏倚风险排除文献
8	应对纳入的研究进行详细的描述 研究者应详细描述纳入研究的研究对象、干预措施、结局指标、研究类型和研究场所等信息
9	选择合适的偏倚风险评价工具 推荐使用 *Cochrane Handbook* 相关工具
10	研究者报告纳入研究的资助来源 研究者需要报告纳入研究是否获得相关资助，若有，描述资助来源的具体情况
11	进行 Meta 分析时，研究者应选择合适的统计方法合并研究结果 研究者应当在系统评价计划书中，陈述其进行 Meta 分析时遵循的原则。如对 RCTs 进行 Meta 分析时，需解释采用随机效应模型或固定效应模型的原因，及异质性分析的方法。若合并 RCT 和 NRSI 数据时，研究者需根据研究的类型对合并效应量分别进行报告。此外，对 NRSI 研究结果进行合并时，需对调整效应量而不是原始数据进行统计合并，当调整效应量不可行时，需验证原始数据合并的合理性
12	研究者进行 Meta 分析时，需要评估纳入研究的偏倚风险对 Meta 分析结果或其他证据综合结果可能产生的影响 仅纳入高质量的 RCTs 时，偏倚风险对结果的影响较小；当纳入的 RCTs 质量参差不齐时，需要采用回归分析评估其对研究结果的影响，或者仅对低偏倚风险的研究结果进行效应量合并。对纳入的 NRSI，应估计低度或中度偏倚风险和（或）仅估计低偏倚风险研究的合并效应量。进行定性分析时，同样需要讨论偏倚风险对单个研究结果可能产生的影响
13	对研究结果进行解释或讨论时，研究者需考虑纳入研究的偏倚风险 既要讨论 ROB（risk of bias）对合并效应量的影响，也要讨论和解释是否 ROB 的不同是纳入研究不同效应量的原因；若未进行 Meta 分析也需在结果分析时对偏倚风险的影响进行讨论，尤其是纳入的研究质量高低不同，或纳入了 NRSI 时

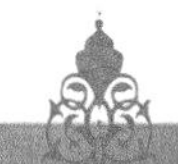

续表

条目	说明
14	研究者对研究结果的异质性进行合理的解释和讨论 研究间的异质性可能产生于研究设计、分析方法、人群和干预强度等方面的差异，需根据 PICO 原则及偏倚的来源进行分析。研究者需要验证异质性存在的可能性，以及就异质性对研究结论和推荐意见产生的影响进行讨论
15	研究者进行定量分析时，应对发表偏倚进行合理的分析，并讨论其对结果可能产生的影响 研究者可采用统计学检验或图表辅助评估是否存在发表偏倚，但其敏感性不高，阴性结果同样可能存在发表偏倚
16	注重对所有潜在利益冲突来源进行报告 研究者应对制作系统评价过程中所接受的任何资助情况进行说明，包括是否接受医药公司资助，即便未接受资助，若研究者与系统评价中涉及产品的公司存在关系时，也应进行报告。此外，需考虑是否存在研究者专业利益冲突，尤其是当研究者在该领域发表了大量原始研究且被纳入到系统评价的制作中时

AMSTAR 2 是在第一版的基础上，综合多方的意见，经过严格的修订程序而形成的。与第一版相比，AMSTAR 2 细化了各条目的评价标准，完善了评价选项，并提供了系统评价质量等级的评价标准。此外，AMSTAR 2 还纳入了评价 NRSI 的内容，丰富了评价工具的适用范围。但是，关于 AMSTAR 2 的信效度还有待进一步验证。

知识强化与小结

JBI 循证卫生保健中心，全称 JBI 循证护理与助产研究中心（Joanna Briggs Institute for Evidence Based Nursing and Midwifery，JBIEBNM），是一个致力于循证卫生保健理论、方法及实践研究的国际非营利性学术组织，同时也是目前全球最大的循证护理协作网（Joanna Briggs Collaboration，JBC）。其中，JBI 图书馆（Joanna Briggs Institute Library）是 JBI 循证卫生保健中心建立的一个收录卫生保健领域循证出版物和信息的知识库，旨在为政策制定者、卫生保健专业人员、健康专家及对循证卫生保健实践和理论感兴趣的用户提供信息支持，JBI 图书馆仅包括 JBI 系统评价和应用报告数据库（JBI Database of Systematic Reviews and Implementation Reports），该数据库是一本在线同行评议期刊，发表由 JBI 循证卫生保健中心和其国际协作中心及团体依据 JBI 方法学制作的卫生保健研究主题的系统评价方案和全文的系统评价。依据 JBI 系统评价作者手册与已发表的 JBI 系统评价报告，一份合格的 JBI（侧重于有效性量性研究）系统评价应当包括 18 个部分共 41 个条目：系统评价题目、评价者、作者、执行摘要、引言、综述目的或问题、纳入标准、检索策略、方法学质量评估、数据收集、数据合成、结果、讨论、结论、利益冲突、致谢、参考文献、附件等。JBI 图书馆收录系统评价类型包括原始研究的系统评价（如量性研究、质性研究和卫生经济评估）、综合性系统评价（纳入了两种以上证据类型的系统评价，如量性研究、质性研究、卫生经济学评价和文本证据）、文本和专家观点资料的系统评价、系统评价概览（“伞形系统评价”或系统评价再评价）和勘察性系统评价。

（靳英辉、王新田、路兴华、王　倩 编，王新田 审，王云云 校）

复习思考题

1. 阐述制作干预性研究系统评价 /Meta 分析的基本步骤。
2. 阅读一篇干预性研究系统评价，分析其方法学有无不规范之处。

参 考 文 献

胡雁，郝玉芳，2018. 循证护理学 [M]. 2 版 . 北京：人民卫生出版社 :107-113.
李幼平，2013. 循证医学 [M]. 3 版 . 北京：高等教育出版社 .

刘建平，2009. 循证中医药临床研究方法 [M]. 北京：人民卫生出版社 :285-295.

唐琪，靳英辉，孙文茜，等，2016. 2012—2015 年国内护理领域系统评价及 Meta 分析的方法学质量评价 . 护理研究，30（10）：3578-3581.

王新田，2014. 实用循证护理学 [M]. 北京：科学出版社：143-167.

王新田，李志敏，钟月欢，等，2011. 中国静脉留置针肝素钠封管与生理盐水封管效果比较的 Meta 分析 [J]. 中国循证医学杂志，11（01）：96-100.

王新田，彭娴，张延霞，等，2015. 老年高血压健康教育研究的循证评价 [J]. 中国老年学杂志，35（23）：6734-6738.

魏洪悦，靳英辉，谷晓玲，等，2017. 太极拳对心力衰竭患者作用效果的系统评价 [J]. 中国循证医学杂志，17（6）.

杨克虎，2013. 循证医学 [M].2 版 . 北京：人民卫生出版社：46-61.

曾宪涛，冷卫东，郭毅，等，2012. Meta 分析系列之一：Meta 分析的类型 [J]. 中国循证心血管医学杂志，04（1）：3-5.

张方圆，沈傲梅，曾宪涛，2018. 系统评价方法学质量评价工具 AMSTAR 2 解读 [J]. 中国循证心血管医学杂志，10（1）：14-18.

张天嵩，钟文昭，李博，2014. 实用循证医学方法学 [M].2 版 . 长沙：中南大学出版社：29-36.

朱政，胡雁，邢唯杰，等，2017. 不同类型循证问题的构成 [J]. 护士进修杂志，32（21）：1991-1994.

Joanna Briggs Institute，2011.Joanna Briggs Institute reviewers'manual：2011 edition[M]. Adelaide，SA：Joanna Briggs Institute .

Petticrew M，2001.Systematic reviews from astronomy to zoology：myths and misconceptions[J]. BMJ，322（7278）：98-101.

Porta M，2008.A Dictionary of Epidemiology[M]. 5th ed. Oxford University Press.

Shea B J，Reeves B C，Wells G，et al，2017. AMSTAR 2：a critical appraisal tool for systematic reviews that include randomised or non-randomised studies of healthcare interventions，or both[J]. BMJ，358：j4008.

第 7 章　制作观察性研究系统评价 /Meta 分析的技能

学习目标

1. 解释　观察性研究、观察性研究 Meta 分析的概念。

2. 阐述　观察性研究系统评价 /Meta 分析的制作步骤与方法。

3. 理解　观察性研究系统评价 /Meta 分析的常见偏倚及其控制？方法学质量评价的工具和内涵。

4. 分析　观察性研究系统评价 /Meta 分析与干预性研究系统评价 /Meta 分析的方法、异质性检验与处理等有何不同。

观察性研究能够提供许多极为重要的信息，并在医学研究中占很大比例。近年来观察性研究的系统评价 /Meta 分析大量涌现，并呈逐年增多的趋势，已成为循证证据中的重要部分。随着对护理复杂性、人文特征性认知的不断深入，护理证据的多元性已成共识，虽然 RCT 结果的可参考性最强，但类实验性研究、队列研究和病例 - 对照研究，这些观察性研究、描述性研究、质性研究的结果经过质量评价（critical appraisal）后的证据和观察性研究的系统评价 /Meta 分析，在护理领域对于证据的生成与应用同样具有重要的价值。

第一节　观察性研究系统评价 /Meta 分析的基本概述

一、观察性研究

1. 观察性研究（observational study）　又称非实验性研究（non-experimental study），指没有加入研究人员的任何干预（试验或其他方面）措施，允许事件自然发展的研究过程。观察性研究可分为分析性研究和描述性研究两大类。分析性研究主要有队列研究和病例 - 对照研究，描述性研究最常见的是横断面研究等。

2. 观察性研究论证强度　医学研究中有很大部分是观察性研究，多用于评估研究可能造成疾病或损害的危险因素，由于人的属性特点或实施条件涉及医学伦理等原因，这类研究通常不能实现随机化。因此，与随机对照试验相比，观察性研究更容易受到偏倚风险影响，发生选择性偏倚的风险大于实验性研究。由于观察性研究没有加入研究人员的任何干预措施，允许事件自然发展的研究过程，GRADE 一般将来自观察性研究的证据定位低质量证据，但某些特定情况下，观察性研究所提供的证据同能升级为中等甚至高质量的证据。观察性研究与 RCT 在某种程度上是互补的。高质量的观察性研究可以使研究证据延伸应用到更广泛的人群，增加 RCT 结果的可应用性，在鉴定干预措施的负面效应方面有更大的优越性，而且 RCT Meta 分析中纳入观察性研究，使结论的推广意义更大。

3. 观察性研究作用与价值　①数量庞大，可定量分析某危险因素。②设计灵活、临床适用性好，特别是对分析罕发暴露因素和罕发疾病，意义明显。③ RCT 有伦理学限制。④纳入与排除标准宽松，可进行大样本研究，提高效应量估计精度和效能，特别是不能随机以及 RCT 无法观测的指标。⑤分析与评估观察性研究的不足和存在问题，为开展 RCT 做准备。⑥观察未纳入临床试验者的临床疗效，作为 RCT 研究结果的重要补充。

二、观察性研究系统评价 /Meta 分析

1. 观察性研究 Meta 分析 观察性研究 Meta 分析是指纳入的原始研究为观察性研究的 Meta 分析，旨在提供更准确的效应量估计和增加统计效能，定量分析观察性研究，以确定某因素是否为危险因素，并能研究稀有暴露因素或少见疾病危险因素及其相互作用。观察性研究 Meta 分析在病因、危险因素、预后因素、药物毒副作用、外科手术治疗、吸烟、饮酒及药物成瘾等方面起着不可或缺的作用。

2. 观察性研究 Meta 分析重要意义 ①对观察性研究进行定量分析，以确定某因素是否为危险因素。②提供更准确的效应量估计和增加统计效能，分析量效关系。③分析不同研究间的异质性。④总结各单个研究的结果。⑤研究稀有暴露因素及其相互作用。⑥研究稀少疾病的危险因素。

三、观察性研究系统评价 /Meta 分析的统计过程

（一）观察性研究系统评价 /Meta 分析常用效应量及其意义

理解 Meta 分析中常用效应量及其意义，对正确选择效应指标、理解和应用统计结果至关重要。

1. 二分类变量 观察性研究中二分类变量常用的效应指标包括相对危险度、比值比或优势比、危险差。

（1）相对危险度（relative risk，RR）是前瞻性研究（队列研究）中较常用的指标。它是暴露组的发生率 p_1 与非暴露组 p_0（或低暴露）的发生率之比，用于说明前者是后者的多少倍，常用来表示暴露与疾病联系的强度及其在病因学上的意义大小。

（2）比值比或优势比（odds ratio，OR）是测量疾病与暴露关联强度的一个重要指标。比值（odds）：是某事件发生可能性的一种表示方式，为一个样本中发生某事件的人数与没有发生某事件的人数之比。是某组中某事件的比值与另一组该事件的比值之比。OR=1 表示比较组间没有差异。当研究结局为不利事件时，OR ＜ 1 表示暴露可能会降低结局风险。风险（risk）是观察对象中发生研究事件的人数与总的观察人数之比，而比值（odds）是观察对象中发生研究事件人数与未发生研究事件人数之比。例如，24 人去滑雪，其中 6 人跌倒，那么跌倒的风险为 6/24=0. 25=25%，跌倒的比值为 6/18=1/3=0. 33。比值也可以定义为某事件发生的概率与不发生的概率之比，即 $P/(1-P)$，P 表示根据流行病学不同的研究设计类型，可以获得以下 3 种比值比。①发病比值比（incidence odds ratio）：在队列研究或病例 - 对照研究可以获得发病比值比，表示某事件发生的概率。②暴露比值比（exposure odds ratio）：病例 - 对照研究不能得到发病比值比，只能得到暴露比值比。③患病比值比（prevalence odds ratio）：对横断面研究而言，可以获得患病比值比。由于横断面研究的因果论证强度非常低，因此在使用和解释患病比值比时务必谨慎。OR 可用于队列研究，但更重要的是用于病例 - 对照研究。少见病 OR 可当作 RR 解释，即 OR 近似于 RR。RR 与疾病关系见表 7-1，RR/OR 与疾病关联强度见表 7-2。

表 7-1 RR 或 OR/ 可信区间暴露因素与疾病关系

OR 值	有益指标，如有效率、治愈率等	有害指标，如死亡率、病死率、患病率等
OR ≠ 1	暴露因素与疾病有关	
OR=1	暴露因素与疾病无关	
OR ＞ 1	因素是疾病的有益因素，二者呈正相关性（提示暴露是保护因子），且 OR 越大，试验因素对疾病的有益影响越大	因素是疾病的有害因素，二者呈正相关性（提示暴露是损害因子），OR 越大，关联越强，该因素对疾病的不利因素越大

续表

OR 值	有益指标，如有效率、治愈率等	有害指标，如死亡率、病死率、患病率等
OR < 1	因素是疾病的有害因素，二者呈负相关性且 OR 越小，该因素对疾病的有害作用就越大	因素是疾病的有益因素，二者存在负相关性且 OR 越小，该因素对疾病的有益作用越大
可信区间	不包含 1，有统计学意义；包含 1，无统计学意义	

表 7-2　RR/OR 及其所表示的关联强度

RR/OR 值		关联强度
0.9 ~ 1.0	1.0 ~ 1.1	无
0.7 ~ 0.8	1.2 ~ 1.4	弱
0.4 ~ 0.6	1.5 ~ 2.9	中
0.1 ~ 0.3	3.0 ~ 9.9	强
< 0.1	> 10	很强

（3）危险差（risk difference，RD）及可信区间详见相关内容。

2. 连续性变量　加权均数差或标准化均数差。

（1）加权均数差（weighted mean difference，WMD）：WMD 用于 Meta 分析中所有研究具有相同连续性结局变量（如体重）和测量单位。计算 WMD 时，需要知道每个原始研究的均数、标准差和样本量。每个原始研究均数差的权重（例如每个研究对 Meta 分析合并统计量的影响大小）由其效应估计的精确性决定。Cochrane 协作网的 RevMan 统计软件设定计算 WMD 的权重为方差的倒数。

（2）标准化均数差（standardized mean difference，SMD）：SMD 为两组估计均数差值除以平均标准差，由于消除了量效的影响，因而结果可以被合并。

3. 等级变量　由于方法学上某些局限性，该类资料在等级较少时一般转化为二分类变量，在等级较多时可以视为连续性变量处理。

4. Pearson 相关系数　横断面研究可以计算患病比值比，常用 Pearson 相关系数 r 值作为综合结局指标，相关系数 r 绝对值的取值范围来判断变量的相关强度，见表 7-3。

表 7-3　相关系数 r 和变量的相关强度

r 绝对值的取值范围	相关强度
0.8 ~ 1.0	极强相关
0.6 ~ 0.8	强相关
0.4 ~ 0.6	中等程度相关
0.2 ~ 0.4	弱相关
0.0 ~ 0.2	极弱相关或无相关

（二）观察性研究设计类型的 Meta 分析合并效应量

观察性研究设计类型的 Meta 分析合并效应量，见表 7-4。

表 7-4　观察性研究设计类型的 Meta 分析合并效应量

资料类型	研究设计类型	合并效应量
计数资料	队列研究	RR*、OR、RD
	病例 - 对照研究、横断面研究	OR

续表

资料类型	研究设计类型	合并效应量
计量资料	队列研究	WMD#、SMD
	病例 - 对照研究	WMD#、SMD
	横断面研究	WMD#、SMD

注：* 最佳效应量；#RevMan 5.0 及以上版本中均以“MD”显示

（三）观察性研究系统评价 /Meta 分析常见的类型

1. 传统综述，即叙述性文献的定性汇总 传统综述是一种定性而不是定量的分析，易受发表偏倚和综述作者的影响。由于往往没有预先制订综述计划书，因此，这种叙述性综述只是对纳入研究的主观判断，其优点是可以在短时间内用很低的代价得到对当前研究状况的一个概括了解。

2. 已发表文献的 Meta 分析 Meta 分析的一个重要目的是对效应量进行定量汇总分析。这种类型的综述可使用不同质的已发表资料，甚至相互间缺乏一致性的研究。必要时，可从影响研究的因素中获得更多的信息。已发表文献的 Meta 分析也有严重缺陷：一是由于选择纳入文献采用了非常粗略的方法，且仅选择了已发表的文献做 Meta 分析，当某一研究出现显著性结果时，它往往容易被发表，由此而造成对危险因素的过度估计。二是纳入研究可能在其设计、资料收集方法及对暴露和混杂变量的定义不同，当对各研究中的不同混杂因素进行校正时会十分困难，这类 Meta 分析如果不对各纳入研究之间的异质性进行充分的分析，则其结果的参考价值将很有限。

3. 基于原始研究的单个资料的重新分析 有时又称为 Meta 分析，在流行病学中常使用名词合并分析（pooled analysis）。如果能将研究中的所有单个资料纳入使用，则可避免类型 2 Meta 分析中的一些问题。在比较类型 1 和类型 2 Meta 分析中，即使纳入了未发表资料，发表偏倚也未必减少。对于单个资料可能要再次进行统计分析，包括对各研究的纳入标准、变量的统一定义和应用新的统计学模型。样本量大可估计出稀有暴露因素的效应量，这种类型的合并分析可获得新的假设，也可对一些特别的亚组如年龄组进行分析。

4. 预先计划前瞻性非随机设计的多个研究的系统评价 /Meta 分析 每个研究都具有资料收集程序、变量的定义、问题和假设等标准化设计。由于单个研究都是分别分析和发表的，不同于经典的多中心治疗性研究，在许多情况下，由于地方或地区的不同，各研究的设计也会有一些差异。

5. 剂量 - 反应 Meta 分析（dose-response Meta-analysis，DMA） DMA 是一种探讨连续性自变量与因变量之间关于剂量 - 效应关系的 Meta 分析，基于多个包含剂量反应关系数据的原始研究，对其剂量反应结果进行定量合并，直接估计暴露因素与疾病的剂量 - 反应关系，得出综合的剂量反应线性或非线性曲线，从而明确某种暴露（干预）水平的变化与结局指标发生风险的潜在关系，为某疾病的机制研究提供线索，寻找临界安全线，达到对该结局进行有效预防或干预的目的。

第二节　观察性研究系统评价 /Meta 分析的基本步骤

以美国疾病预防与控制中心（Centers for Disease Control and Prevention，CDC）、JAMA、牛津大学等单位的流行病学专家和统计学专家组成的流行病学观察性研究 Meta 分析方法学组 [Meta-analysis of Observational Studies in Epidemiology（MOOSE）Group] 就观察性研究系统评价 /Meta 分析的方法学进行了整理汇总，提出了一个可供操作的方案。

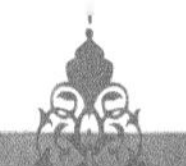

（一）立题：提出临床问题

实施观察性研究 Meta 分析前，明确提出来源于临床实践欲解决的结构化临床问题，围绕临床决策结构化，设定的主题遵循 PECOS 原则，即研究对象（participants，P）、暴露因素（exposures，E）、对照措施（comparisons，C）、结局指标（outcomes，O）、研究设计类型（studies，S）。以“吸烟是否增加高血压患病风险”为例阐述如何提出观察性研究的结构化要素：P（研究对象）：原发性高血压或无高血压的吸烟人群（无论年龄，性别）；E（暴露因素）：暴露在吸烟状态下（吸烟与高血压发病率间是否存在关联？）暴露于任何时间，现在，过去（时间不限）；C（对照措施）：不吸烟人群；O（结局指标）：高血压发病率或血压增高变量；S（研究设计类型）：观察性研究（病例 - 对照研究、队列研究、横断面研究）。

（二）制定计划书

1. 研究背景　包括四个部分：①提出研究问题，即对被观察对象的某疾病进行概述，包括疾病和研究问题的定义、病因、疾病负担（包括流行病学、疾病的自然病史、费用）等或观察问题和暴露因素的定义或原因。②当前该疾病研究及观察研究现状及概述。③研究设计类型，即对被观察对象的暴露因素的进行概述，包括某观察或与某疾病暴露因素关系等介绍的完整性描述、合并观察研究结果、观察对象的异质性、不同的观察性研究设计 (如病例 - 对照研究与队列研究) 及其结果的预期处理方案。④本系统评价的必要性或相关性阐述。

2. 研究目的　观察性研究系统评价 /Meta 分析的目的通常用一句话描述，即观察因素（或某暴露因素）与某疾病的相关性，如：“维生素 C 与血压相关性的系统评价”或“系统评价维生素 C 与血压的相关性”等，多用“A 与 B 相关性的系统评价 /Meta 分析”表示（A 为某观察因素或暴露因素，B 为某疾病）。

（三）研究类型与纳入及排除标准

1. 研究类型　观察性研究类型要阐述清楚，是病例 - 对照研究？还是队列研究？或是横断面研究？若有必要需分类做亚组分析。

2. 纳入和排除标准　观察性研究根据 PECOS 原则，从研究对象、暴露因素、观察结局指标、研究设计类型等方面制订合适的纳入、排除标准，还可以对文献语种、研究年限、样本量、观察时间、随访时间等做出详细规定，以便从相关研究中选出符合要求的研究，观察性研究受混杂因素影响较大，一定要严格控制各种偏倚，尽可能减少偏倚，保证纳入的各项独立研究具有较高的同质性。

3. 观察指标　根据变量类型分为

（1）二分类变量：观察性研究二分类变量常用的效应指标：①相对危险度 RR（relative risk，RR）是前瞻性研究（队列研究）中较常用的指标；②比值比或优势比 OR（odds ratio，OR）是测量疾病与暴露关联强度的一个重要指标；③危险差（risk difference，RD）及可信区间；④ Pearson 相关系数（r）。

（2）连续性变量：加权均数差（weighted mean difference，WMD）和标准化均数差（standardized mean difference，SMD）。

（四）制定检索策略并检索研究

文献检索以修订版的观察性研究 Meta 分析指南（MOOSE）为指导，观察性研究 Meta 分析检索应包括对检索者、选用文献数据库、检索策略的描述。应特别注明是否使用手检与作者联系，是否应用非英语资料及灰色文献。要求尽可能全面系统地收集全世界所有与该临床问题相关的观察性研究。PECOS 原则是确定检索词、制定检索策略的关键。检索词由医学主题词和自由词组配，将检索词利用布尔逻辑运算符、位置算符、截词符、限制符等连接而构成检索策略。需要经过预检索，根据预检索结果与 PECOS 原则的匹配情况调整、完善检索词或限定检索范围等，从而优化检索策略。凡是可能收录与研究问题相关的医学数据库均应考虑检索。除了已发表的研究外，已发表研究的参考文献、相关的系统评价、灰色文献、正在进行和未发表的研究也应该作为进一步检索的来源，必要时，与原作者联系获取相关文献。

（五）文献筛选和资料收集

1. 文献筛选 根据 PECOS 原则、纳入标准和排除标准，文献的纳入和数据的提取由两位研究者独立完成，两位评价者按照事先设计的数据提取表独立提取信息与数据，如遇意见不统一，则与第三方讨论采用协商解决达成一致。运用文献管理软件进行，并利用 PRISMA 流程图记录初筛、全文筛选、纳入、综合的过程及每个过程纳入的文献数量和理由，并筛选纳入研究的参考文献中符合纳入标准的研究。

2. 数据提取 确定了纳入的研究后，按照事先设计好的提取表提取数据。提取数据是系统评价最重要的环节之一，应采用类似随机试验标准模式提取数据和数据处理或换算。

（1）提取内容：①收集研究人员信息第一作者姓名、研究发表的年份、纳入研究的样本量、研究对象的性别与年龄、病程、暴露因素、疗程。②强调在收集数据时尽量考虑混杂因素，特别是与可比性相关的混杂因素，收集控制混杂所使用的方法。③收集多终点效应数据、结局指标、随访时间、不良反应等。④若缺乏所需要的数据资料，需要与原作者取得联系。

（2）提取表：①设计方案特征一览表。②基线可比性信息。③混杂因素一览表。④控制混杂因素及效应量的估计方法信息。⑤特别是矫正（调整）数据和未矫正（未调整）数据，使用前者绘制森林图和 Meta 分析。

（六）观察性研究的质量评价

方法学质量或偏倚风险评估是观察性研究系统评价 /Meta 分析的关键之一，熟悉其质量评价的工具内容与方法尤其重要。

1. 观察性研究的质量评价工具 常用于观察性研究 Meta 分析的原始研究有队列研究、病例 - 对照研究及横断面研究三大类，因为这三类研究受偏倚影响的程度依次增加，至今尚无通用的评价工具。目前适用于队列研究、病例 - 对照研究的质量评价工具主要有纽卡斯尔 - 渥太华量表（Newcastle-Ottawa Scale，NOS）、CASP 清单。适用于横断面研究的质量评价工具主要为 AHRQ 横断面研究评价标准。观察性研究中的描述性研究仍无适宜的质量评价工具。

（1）NOS 量表：NOS 量表适用于队列研究和病例 - 对照研究的质量评价。它通过 3 个项目、8 个条目进行评价。3 个项目具体内容包括研究人群选择（selection）、可比性（comparability）和暴露（exposure）或结果（outcome）评价。3 个项目对应的 8 个条目的内容和评价标准详见本书第 3 章表 3-3、表 3-4。NOS 文献质量评价采用星级系统的半定量化原则，每颗星 1 分，满分为 9 颗星。评价标准：低质量（0 ～ 3 分）；中质量（4 ～ 6 分）；高质量（7 ～ 9 分）。

（2）CASP 清单：英国牛津大学循证医学中心文献质量评价项目（critical appraisal skill program，CASP，2004）除了制定了针对随机对照试验的质量评价清单外，也制定了针对观察性研究的评价清单，主要包括队列研究与病例 - 对照研究。CASP 清单用于评价队列研究的清单包括 12 个问题，其中前 2 条是筛选问题，后 10 条是细节问题。1 ～ 7 和 10 ～ 12 条均用“是”、“否”及“不知道”判定，详见有关文献。用于评价病例 - 对照研究的清单包括 11 个问题，其中前 2 条是筛选问题，后 9 条是细节问题。1 ～ 6 和 9 ～ 11 条均用“是”“否”

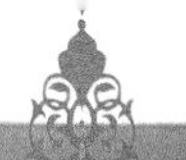

和“不知道”判定，本章不做详细介绍，具体请参考相关资料。

（3）AHRQ 横断面研究评价标准：美国卫生保健质量和研究机构（Agency for Health Care Research and Quality，AHRQ）对横断面研究（cross sectional study）的质量进行了推荐，评价标准包括 11 个条目，分别用“是”“否”和“不清楚”作答。质量评价标准：低质量，0 ～ 3 分；中质量，4 ～ 7 分；高质量，8 ～ 11 分。AHRQ 横断面研究质量评价的 11 条目包括：①是否明确了资料的来源。②是否列出了暴露组及非暴露组的纳入及排除标准。③是否给出了鉴别患者的时间阶段。④如果不是人群来源的话，其研究对象是否连续。⑤评价者主观因素是否掩盖了研究对象的其他方面情况。⑥描述了为保证质量而进行的评估。⑦解释了排除分析任何患者的理由。⑧描述如何评价及控制混杂因素的措施。⑨如果可能，解释了分析中是怎样处理丢失数据的。⑩总结患者的应答率和数据收集的完整性。⑪如果有随访，查明预期的患者不完整数据所占的百分比或随访结果。

2. 观察性研究常见的偏倚风险评估

（1）观察性研究潜在偏倚风险：①选择性偏倚 (潜在混杂与调整)；②实施偏倚（包括观察实际执行力度和信息可靠性）（如观察接受者是否明确，观察者是否接受调适 ?）；③测量性偏倚（包括盲法的实施）；④随访偏倚（包括样本完整率、随访是否充分等）；⑤报告偏倚（发表性偏倚和有选择地报告结果）。

（2）观察性研究偏倚评估要点：①设计方案有先天缺陷，需要审慎评价纳入研究的偏倚风险。②选择性偏倚和混杂的潜在风险。③报告偏倚，有选择报告结果的风险。④需结合设计方案的重要属性：如时间性、可比性。

（3）观察性研究与 RCT 控制偏倚风险的主要方法比较，见表 7-5。

表 7-5　观察性研究与 RCT 控制偏倚的方法比较

类型	观察性研究	RCTs
选择性偏倚	混杂控制	随机
实施偏倚	硬性指标测量	盲法
随访偏倚	随访充分	随访充分
测量性偏倚	盲法测量	盲法测量
报告偏倚	注册	强制注册

（七）观察性研究系统评价 /Meta 分析的方法

1. 确定效应指标　观察性研究结局指标的效应量常用 OR、RR、RD、HR、WMD、SMD 等表达。由于各独立研究的设计方法、试验条件、暴露因素或结局指标的定义、测量方法等不尽相同及存在其他混杂因素的影响等，研究间均可能产生异质性，需进行异质性检验。

2. 统计分析方法　已发表研究的综合资料的统计分析方法用于随机对照研究，也用于流行病学的观察性研究。

（1）单个研究分析：首先对研究特性和研究结果的描述。表格和简单图示法用于形象化地表示其结果，直观表示比值比（OR）及其可信区间的森林图是一种显示研究结果间差异的简单方法。雷达图是一种分析异质性更复杂的并且能将所有研究对结果的影响反映出来的表达方法。

（2）异质性分析：分析不同研究间的异质性是系统评价的主要内容，异质性检验方法主要有图示法（森林图、漏斗图、拉贝图、Galbraith 星状图等）和统计学检验法（Q 检验、I^2 统计量、H 统计量等）。经过异质性检验，如果各独立研究间的同质性较好，可采用固定效应模型计算合并后的综合效应，反之则采用随机效应模型，必要时做亚组分析、敏感性分析、Meta 回归分析等。①森林图目测：可信区间的重叠交叉程度，图示法可使异质性分析直观化，如成组的单个研究和按照特殊的协变量（如研究的类型、发表时间）绘制的图形，用漏斗图表示发表偏倚，雷达图表示研究受异质性影响的大小。② Q 检验：$P > 0.10$ 和 $P < 0.10$。③ I Square（I^2）：I^2 检验同干预性 Meta 分析的 I^2，见第 6 章相关内容。

（3）异质性分类：在已发表资料的 Meta 分析类型 2 中，敏感性分析可对异质性的程度进行分析。如果类型 3、类型 4 中单个研究资料可以使用，则可对异质性的来源进行详细分析，使用相同统计模型可在一定程度上减少所有单个研究的异质性。对于类型 4 的 Meta 分析，所有单个研究的分析策略和定义都应事先设定，因此，各研究中心可使用同一种多元回归分析，避免不同策略模式异质性的产生，如不同的变量选择和定义、混杂因素的校正。

（4）合并分析：资料能否合并需在分析研究结果的异质性之后才能决定。如果是非常重要的结果，应列出未合并的估计值或所选择的亚组进行估计，例如仅合并病例 - 对照研究的结果，合并的方法取决于资料的可用性。通常使用两个步骤，首先必须估计出（类型 2）或计算出（类型 3、4）危险因素和每个研究之间的变异，然后得到各估计值的权重均数（weighted average）作为合并估计值，可通过合并效应量对方差进行估计，并可计算其可信区间。两种不同的统计模型可用于估计合并危险度。各研究的暴露效应量相同时，用固定效应模型，总方差及其可信区间反映每个研究内的随机变异，而不是各研究之间的潜在异质性。如果单个数据是可用的，则可将其合并成一个新的亚变量，再使用回归模型来获得 Meta 分析中的合并效应量和方差，Poisson 回归或 logistic 回归均可使用。各研究之间的方差用随机效应模型合并，围绕中心效应量的真实暴露效应量呈随机分布，从不同研究观察到的效应量用于估计这种分布。

运用合适的 Meta 分析软件处理所提取的相关数据，对具有同质性的多个研究进行数据合并分析即 Meta 分析（定量系统评价），Meta 分析前一定要考虑纳入的原始研究是否足够同质，若同质性尚可且偏倚风险小，可使用 RevMan 的方差倒置法（generic inverse-variance）进行汇总分析，效应量选用 adjusted EES。如果纳入研究不具有同质性，则不进行 Meta 分析，仅进行描述性系统评价。纳入研究包含队列研究、病例 - 对照研究及横断面研究 2 种或 3 种，Meta 分析宜设亚组。若纳入研究的数据包含剂量 - 反应关系时，则宜做剂量 - 反应 Meta 分析。

（5）剂量 - 反应关系的 Meta 分析：剂量 - 反应关系的 Meta 分析，多应用于观察性研究的队列研究和病例 - 对照研究，剂量 - 反应 Meta 分析模型还适用于随机对照设计的研究，也可用于基因多态性的研究。但观察性研究较随机对照试验更易获得大样本量，而大样本量能为剂量 - 反应关系模型提供足够的统计效能，这样结果才有较高的可信度，这使剂量 - 反应 Meta 分析在容易获取大样本量的队列研究应用最广泛，在观察性研究中的证据等级当中也是最高。一般来说，基于队列研究的剂量 - 反应 Meta 分析提供的证据等级仅次于单个大样本、多中心的随机对照试验。剂量 - 反应 Meta 分析包括选题、确定剂量、单项研究的回归分析、多项研究的剂量反应分析等基本过程。

3. 观察性研究 Meta 分析特殊性及常用软件 原始研究中潜在偏倚可能误导生成合并的效应量，如基于人群研究设计及人群间异质性过于明显。常规 Meta 分析方法难以处理这些特殊因素，需要借助特殊方法，如 Meta 回归、亚组分析等。Meta 分析常用软件有：STATA、RevMan、R 软件、SAS、WinBug，推荐使用 Bayes 方法来拟合模型，通过后验概率分布参数得到推断结果。使用 STATA、R 软件（免费下载）对数据进行分析，包括混杂偏倚分析、研究质量分析、异质性分析、统计方法选择、结果表达方式、结果稳定性和可靠性（敏感性分析）等。

4. 发表偏倚分析　发表偏倚是报告偏倚中最常见、研究最多的一类。一般有统计学意义的研究结果比无统计学意义的研究结果更容易发表，阳性研究结果比阴性研究结果更容易发表，正是因为存在这种发表偏倚，无论文献检索策略如何详尽，也不可能全面检索到所有相关研究，因此，对发表偏倚的正确评价显得尤为重要。漏斗图法（倒漏斗图形法、Begg 秩相关检验法、Egger 线性回归法）是识别发表偏倚的最常用方法，其他识别发表偏倚的方法有剪补法、失安全系数法等，其检验方法同干预性研究系统评价 /Meta 分析，详见第六章第三节有关内容。

（八）观察性研究系统评价 /Meta 分析结果的撰写报告

观察性研究系统评价 /Meta 分析结果的撰写报告建议图文并茂，多使用图表，报告应完整全面，特别对敏感性分析、亚组分析以及无统计学意义的结果报告。有关观察性研究系统评价 /Meta 分析的撰写规范报告（Meta-analysis of Observational Studies in Epidemiology，MOOSE）于 2000 年面世，与 QUOROM、PRISMA 几乎同步。按照 MOOSE 模式规范化报告架构，可参考由 19 名专家团队包括综述作者、方法学家、临床医师、医学编辑以及 1 位使用者在内制定的系统评价 /Meta 分析应规范报告 PRISMA 条目清单，本清单具体内容在第六章第二节相关介绍，见表 6-2。

（九）讨论与结论

按照 MOOSE 模式规范化报告清晰的结果、慎重的讨论和明确的结论是观察性研究 Meta 分析必不可少的部分。

1. 讨论　①结果解释应具有客观性、求实性、全面性和逻辑性，客观正确地理解结果的统计学意义和临床意义（临床实践的意义、临床研究的意义）。②需对相关偏倚进行讨论，包括发表偏倚、混杂因素和文献质量等。③重点对可能发生的偏倚或存在的混杂因素进行讨论。④偏倚可发生在原始研究之中（研究设计的先天缺陷），也可发生在系统评价过程之中。

2. 结论　①结论的得出需综合考虑证据质量、利弊权衡、价值观和愿望及资源利用，并对该观察性研究 Meta 分析的局限性做出陈述，对未来研究做出启发和展望。②鉴于观察性研究系统评价中的这些偏倚，形成结论应审慎，需对所有观察结果进行恰如其分的解释和适当的概括总结。由于经费资助可能左右结论，建议一并报告资助方。

（十）定期更新

观察性研究 Meta 分析从制作到成功发表，往往具有滞后性，其间可能陆续会有新的相关观察性研究出现。加之观察性研究通常不能实现随机化和盲法设计，且研究者通常不会对受试人群的依从性进行干预，因此观察性研究很容易受到偏倚风险的影响。在做观察性研究 Meta 分析时，需严格把握好纳入标准，严格评价文献质量，运用恰当的统计方法进行统计并客观分析，从而得出尽可能可靠的结论，提高观察性研究 Meta 分析的适用性，定期收集新的原始研究，并按前述步骤重新进行评价、分析、定期及时更新和补充新的信息，持续完善与优化该观察性研究 Meta 分析，及时为临床实践和临床研究提供最新、最佳的循证护理学证据。

第三节　观察性研究 Meta 分析的案例分析

现以“朱伟，邹婷，等，2015. 双上肢收缩压差与心血管疾病（冠心病）相关性的 Meta 分析．中国循证心血管医学杂志，7（2）：157-160．”为例，介绍观察性研究系统评价和 Meta 分析的基本步骤与过程。

（一）提出研究问题

血压测量对于心血管疾病的诊断、观察与护理具有重要的意义，早在 100 年前有学者发现双上肢血压存在差值并被认为是动脉粥样硬化及心血管事件的危险因素，但这一种现象及其发生机制一直未给予足够重视。受 ABI 的启示，近年来，双上肢收缩压差值（IADSBP）这一指标在高血压领域得到了众多学者的关注，2013 年 ESH/ESC 高血压管理指南中也明确提出，双上肢压差的形成提示外周血管疾病存在的可能，在某些情况下需测量双臂血压，如果双臂收缩压（SBP）之差值＞ 20mmHg 和（或）舒张压（DBP）之差值＞ 10mmHg 时，应进一步检查外周血管是否存在异常，也有学者认为外周血管疾病是心血管疾病的危险因素，近期研究发现 IADSBP ≥ 10 或≥ 15mmHg 可作为血管性疾病及死亡率的预测指标。但目前尚未确定 IADSBP 为心血管疾病的危险因素，本研究通过 Meta 分析，进一步明确 IADSBP 与心血管疾病的相关性。

分析：作者首先介绍本篇系统评价涉及的两个核心概念：上臂收缩压差和心血管病的相关性，针对目前上臂收缩压差作为心血管病的暴露因素及作用关联性尚有争议的现象，阐明本研究的目的意义和必要性。

（二）资料与方法

1. 纳入与排除标准 纳入标准：① IADSBP 值与心血管疾病相关性的中、英文观察性研究。②研究对象为接受过 IADSBP 测量，并记录心血管疾病病史数据资料的患者。③暴露因素 IADSBP ≥ 15mmHg；观察指标心血管疾病的发生率。排除标准：①对 SBP 差值定义不明确的文献。②所需资料无法获取的文献。③重复发表的文献。

分析：作者从 PECOS 5 个方面明确规定了文献的纳入与排除标准。

2. 检索策略 以“IADSBP；双臂收缩压差、心血管疾病、冠心病、冠状动脉粥样硬化性心脏病”，“difference in systolic blood pressure、blood pressure difference between arms、inter arm systolic blood difference、inter arm differences in systolic blood pressure、cardiovascular disease、coronary artery disease”为中英文检索词，检索至 2014 年 9 月 30 日中国知网、万方数据、Cochrane Library、Pubmed、Medline、Embase 等中英文数据库。

分析：作者阐述了检索的数据库、检索词、检索时间，并以 PubMed 为例呈现具体检索策略，检索时间为建库日期至 2014 年 9 月 30 日，具体日期尚规范，但文中仅纳入中、英文文献，为避免发表和语言偏倚，应不限语种。文中未见作者通过追溯纳入研究的参考文献和查找灰色文献进一步补充尽可能全面收集相关文献，可能存在纳入原始文献的选择偏倚。

3. 资料提取 2 名研究者依照纳入、排除标准独立严格筛选和提取资料，内容包括：①发表年份、作者、基线情况等基本信息。②研究时间、试验设计、干预措施和结局指标。③反映研究方法学质量的指标。完成后进行互相交换审核，意见不同时，经讨论解决或交由第三方评价员咨询解决。

分析：作者明确规定了 2 名人员独立参与文献筛选和资料提取内容并交叉核对，减少偏倚，提出了出现分歧时的解决方案。

4. 文献质量评价 采用 AHRQ 关于横断面研究质量评价的条目时，对纳入文献进行质量评价，包括 AHRQ 评价 11 个条目，见表 7-6。

表 7-6 纳入研究质量评价

纳入研究	是否明确了资料的来源	是否列出了暴露组和非暴露组的纳入及排除标准	是否给出了鉴别患者的时间阶段	如果不是人群来源的话，研究对象是否连续	评价者的主观因素是否掩盖了研究对象其他方面情况	描述了任何为保证质量而进行的评价	解释了排除分析的任何患者的理由	描述了如何评价和控制混杂因素的措施	如果可能，解释了分析中是如何处理丢失数据的	总结了患者的应答率及数据收集的完整性	如果有随访，查明预期的患者不完整数据所占的百分比或随访结果
Clark 2007	是	是	否	不清楚	不清楚	否	否	否	是	是	否
Clark 2009	是	是	否	不清楚	不清楚	否	否	否	是	是	否
Orme 1999	是	是	否	是	不清楚	否	是	是	是	是	是
Frank 1991	是	是	否	是	否	否	是	是	否	否	是
Igarashi 2007	是	是	否	是	不清楚	否	是	是	是	是	否
Shadman 2004（population cohort）	是	是	否	是	不清楚	否	否	否	否	否	是
Shadman 2004（clinical cohort）	是	是	否	是	不清楚	否	否	否	否	否	是
Clark 2012	是	是	否	不清楚	不清楚	否	否	否	是	是	否

分析：作者阐明了纳入研究的质量评价工具和具体内容，但对质量评价结果未有汇总、证据强度和可能出现的偏倚风险及混杂因素等评估及控制均未做详细介绍和报告，可能存在实施、测量等偏倚。

5. 统计学处理 采用 RevMan5.3 软件统计分析。风险比（RR）和 95% 可信区间（CI）为统计量。首先对各纳入研究结果间的异质性检验采用 χ^2 检验及 I^2 检验。如果各研究结果间无统计学异质性（$P > 0.1$ 且 $I < 50\%$）时，采用固定效应模型进行 Meta 分析。如果各研究结果间存在统计学异质性（$P < 0.1$ 或 $I > 50\%$），采用随机效应模型进行 Meta 分析，进一步分析其异质性来源，对可能导致异质性的因素进行亚组分析，如果两组间异质性过大或无法找寻数据来源时，采用描述性分析和漏斗图评价发表偏倚。

分析：作者对数据分析的软件、异质性检验方法和判断依据以及如何根据异质性检验的结果，选用 Meta 分析模型进行了说明。但发表偏倚文中只报告了各研究对称性不佳，提示存在偏倚，但未呈现漏斗图本身，受 RevMan5.3 软件功能限制，难以做到定量分析发表偏倚检验，也未对结果稳定性和可靠性做敏感性分析。

（三）结果

1. 文献检索结果 初检文献 997 篇，均为英文文献，经过题目摘要及全文阅读后筛选出 31 篇，严格按照纳入、排除标准再次筛选，最终纳入 8 个研究。文献筛选流程及结果，流程图此处略，详见原文。

分析：作者以流程图形式呈现文献筛选和结果。

2. 纳入研究的基本特征 共纳入 7 篇文献，8 个研究，均为英文文献的横断面研究，时间从 1991 年到 2012 年，研究例数从 94 例到 2945 例不等，其中 5 个研究使用同步测量血压，3 个研究使用非同步测量血压，纳入研究的基本特征表，见表 7-7。

表 7-7 纳入研究的基本特征

纳入研究	国家	研究例数	性别比例（男 / 女）	测量血压方法	研究类型	所使用 IADSBP 截点
Clark，2007	UK	94	40/50	同步测量	横断面观察性研究	10mmHg；15mmHg
Clark，2009	UK	101	59/42	同步测量	横断面观察性研究	10mmHg；15mmHg
Clark，2012	UK	230	107/123	同步测量	横断面观察性研究	10mmHg；15mmHg
Orme，1999	UK	462	259/203	同步测量	横断面观察性研究	10mmHg；15mmHg
Frank，1991	USA	96	45/51	非同步测量	横断面观察性研究	10mmHg；15mmHg
Igarashi，2007	JPN	386	265/121	同步测量	横断面观察性研究	15mmHg
Shadman，2004	USA	2975	1084/1891	非同步测量	横断面观察性研究	15mmHg
Shadman，2004	USA	1248	864/384	非同步测量	横断面观察性研究	15mmHg

分析：作者以表格形式呈现纳入研究的 PECOS 等信息，但特征内容有待于全面完善。

3. Meta 分析 共纳入 8 个研究，5263 例，异质性检验各研究间有统计学异质性（$P < 0.02$，I^2=57%），随机效应模型 Meta 分析结果显示 IADSBP ≥ 15mmHg 组与 IADSBP < 15mmHg 组冠心

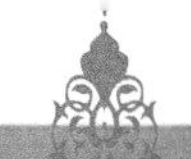

病发病率无统计学差异（RR=1.03，95% CI 为 0.67 ～ 1.58，P=0.88），提示 IADSBP ≥ 15mmHg 与冠心病发病无明显相关性。

分析：8 个研究间存在中度异质性：I^2=57%，P < 0.02，作者未探究临床异质性，未进行亚组分析或敏感性分析，怀疑可能存在统计学异质性，故选择随机效应模型进行数据合并，总效应显示 IADSBP ≥ 15mmHg 组与 IADSBP < 15mmHg 组冠心病发病率无统计学差异（P=0.88）。

亚组分析

（1）同步测量组：为进一步分析其异质性来源，亚组分析同步测量组组间无统计学异质性（P > 0.10，I^2=34%），固定效应模型 Meta 分析结果显示差异无统计学意义（RR=0.87，95% CI：0.59 ～ 1.30，P=0.51）。

分析：同步测量技术亚组分析 5 个研究间存在低异质性：I^2=34%，P > 0.10，选择固定效应模型进行数据合并，总效应结果显示两组差异无统计学意义（P=0.51）。

（2）非同步测量组：非同步测量组组间有统计学异质性（P < 0.10，I^2=80%），随机效应模型进行 Meta 分析结果提示差异无统计学意义（RR=1.13，95%CI：0.55 ～ 2.31，P=0.73）。亚组结果均提示 IADSBP ≥ 15mmHg 与冠心病发病无明显相关性。

分析：非同步测量技术亚组分析 3 个研究间存在高度异质性：I^2=80%，P < 0.10，选择随机效应模型数据合并，总效应结果显示两组差异无统计学意义（P=0.73）。

4. 发表偏倚分析 结果分析显示各研究对称性不佳，提示存在发表偏倚。

分析：本研究发表偏倚分析未呈现定性漏斗图和定量 Egger 检验分析，发表偏倚情况有待进一步检验与探究。

（四）讨论

随着高血压及血管性疾病发病率的上升，对四肢血压的整体关注也越来越多，四肢多普勒广泛密切关注，IADSBP 成为高血压的诊断的重要依据。2011 年 Clark 等发表的一项 Meta 分析中显示：IADSBP ≥ 10mmHg 与锁骨下动脉狭窄等外周血管疾病的发生密切相关，IADSBP ≥ 15mmHg 将增加心血管死亡及全因死亡的风险，但当把心血管疾病的发病率作为结局指标时，不同的 IADSBP 没有显示出统计学差异性。

本研究为进一步探讨 IADSBP 对心血管疾病发病率预测可靠性，Meta 分析结果提示 IADSBP ≥ 15mmHg 均与心血管疾病发生无明显相关性。根据血压测量的方法不同亚组。分析（同步测量组与非同步测量组），仍然未见统计学差异。结果提示 IADSBP ≥ 15mmHg 与心血管疾病发病无明显相关性，暂不能较好地作为冠心病的危险预测因素。

纳入 8 个研究，1 个研究显示 IADSBP ≥ 15mmHg 与心血管疾病的发生相关，有部分研究 RR < 1，临床意义可理解为 IADSBP ≥ 15mmHg 成为心血管疾病的保护因素。此结果与以往多种研究结果相悖，分析原因有：①从纳入研究的基本特征看均来源于某些特定疾病的患者群体，如高血压、糖尿病。缺血性心肌病等，众所周知，高血压、糖尿病本为心血管疾病的独立危险因素，它们可增加不同人群的心血管疾病发病率。本研究这些危险因素同样可使 IADSBP 较小的患者心血管疾病发病率升高，使得高 IADSBP 的负面作用被掩盖，甚至体现出保护作用。②提示 IADSBP ≥ 15mmHg 与心血管疾病发病率有相关性的研究，其研究对象为一般住院患者或志愿体检者，基线特征能够较好的代表广大人群包括健康人群。而其他研究的基线特点参差不齐，不能较好地代表多数人群。还有研究以 IADSBP ≥ 10mmHg、IADSBP < 10mmHg 作为实验对照组，但在体检中 IADSBP ≥ 10mmHg 人群比例较大，如体位变化、情绪波动、袖带松紧程度等因素易致 IADSBP ≥ 10mmHg，以 10mmHg 为界限 Meta 分析显示总体和亚组分析有很高的异质性，IADSBP ≥ 10mmHg 的意义有待质疑，故本文未纳入其进一步分析。

本纳入研究存在较高的异质性和发表等偏倚，纳入研究数过少的横断面研究，证据质量较低，若能够有更多探讨 IADSBP 与冠心病发病相关性的病例 - 对照研究及队列研究，则可能会得出更有指导意义的结果。目前学者们对双上肢血压的差异多被定义为差值，当关注双臂血压值的比值时或更高值的 IADSBP 时，可能会有新的结果。

综上所述，IADSBP ≥ 15mmHg 与心血管疾病的发病率相关性甚微，虽然个别研究显现出 IADSBP 相关研究仍在不断进行中，还需大量的随机对照试验或前瞻性研究加以证实。

分析：作者在讨论部分分析了 ADSBP ≥ 15mmHg 组与 IADSBP < 15mmHg 组冠心病发病率相关性及其影响（混杂）因素分析，并提出本研究的局限性，虽有亚组分析但不够详细，如性别，年龄等生物学因素所致异质性未做亚组分析探讨，发表偏倚未深入做定量分析，敏感性分析未提及，该研究在方法学质量及设计上有待于再严谨，以证实该研究结果的稳定性和可靠性。

知识强化与小结

基于观察性研究与观察性研究的系统评价 /Meta 分析已成为流行病学和循证研究领域的重要内容。由于观察性研究通常不能实现随机化和盲法设计，且研究者通常不能对受试人群的依从性进行干预，因此观察性研究很容易受到偏倚风险的影响。观察性研究的系统评价 /Meta 分析的基本步骤和方法与干预性研究系统评价 /Meta 分析方法及步骤基本相同，但在做观察性研究 Meta 分析时，需严格遵循 PECOS 原则，构建把握好结构化临床问题，完整描述制定纳入标准和排除标准，以修订版的观察性研究 Meta 分析指南（MOOSE）为指导，提取 PRISMA 流程图和数据，使用 NOS、AHRQ 量表和 CASP 清单严格评价文献质量及偏倚风险，运用恰当和适合的统计学方法和软件（如 STATA、R、RevMan 等）进行统计，严格按照 MOOSE 模式规范化报告清晰的结果，慎重讨论并客观分析，尽可能得出明确可靠的结论，提高观察性研究 Meta 分析的适用性，为临床实践提供循证医学和循证护理学证据。

（王新田、靳英辉 编，田 旭 审校）

复习思考题

1. 举例阐述观察性研究系统评价 /Meta 分析的基本制作步骤。

2. 观察性研究系统评价 /Meta 分析的质量评价与干预性研究系统评价 /Meta 分析的质量评价有何不同？观察性研究 Meta 分析的质量评价工具有哪些？

3. 观察性研究的系统评价 /Meta 分析的潜在偏倚风险有哪些？如何评估和控制？

4. 阅读一篇观察性研究的系统评价 /Meta 分析范例，分析评价其方法学。

参 考 文 献

刘鸣，2011. 系统评价 /Meta- 分析设计与实施方法 [M]. 北京：人民卫生出版社 .

文进，李幼平，2007. Meta 分析中效应尺度指标的选择 [J]. 中国循证医学杂志，7（8）：606-613.

吴泰相，刘关键，赵娜，等，2004. 观察性研究系统评价 /Meta- 分析的方法 [J]. 中国循证医学杂志，4（5）：337-341.

曾宪涛，李胜，马钻，等，2012. Meta 分析系列之八：Meta 分析的报告规范 [J]. 中国循证心血管医学杂志，4（6）：500-503.

曾宪涛，刘慧，陈曦，等，2012. Meta 分析系列之四：观察性研究的质量评价工具 [J]. 中国循证心血管医学杂志，4（4）：297-299.

詹思延，2020. 流行病学 [M]. 8 版 . 北京：人民卫生出版社 .

张天嵩，钟文昭，李博，2014. 实用循证医学方法学 [M]. 2 版 . 长沙：中南大学出版社 .

朱伟，邹婷，等，2015. 双上肢收缩压差与心血管疾病（冠心病）相关性的 Meta 分析 [J]. 中国循证心

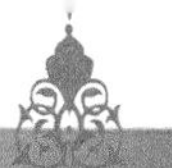

血管医学杂志，7（2）：157-160.

Higgins JPT，Thompson SG，Deeks JJ，et al，2003. Measuring inconsistency in meta-analyses[J]. BMJ，327（7414）：557-560.

Sanderson S1，Tatt ID，Higgins JPT，2007. Tools for assessing quality and susceptibility to bias in observational studies in epidemiology：a systematic review and annotated bibliography[J]. Int J Epidemiol，36（3）：666-676.

Stang A，2010. Critical evaluation of the Newcastle-Ottawa scale for the assessment of the quality of non-randomized studies in meta analyses[J]. Eur J Epidemiol，25（9）：603-605.

Stroup DF，Berlin JA，Morton SC，et al，2000. Meta-analysis of observational Studies inEpidemiology（MOOSE）group[J]. JAMA，283（15）：2008-2012.

Zeng XT，Zhang YG，Kwong JSW，et al，2015. The methodological quality assessment tools for preclinical and clinical studies，systematic review and meta-analysis，and clinical practice guideline：a systematic review[J]. J Evid Based Med，8（1）：2-10.

第 8 章　制作护理系统评价再评价的技能

学习目标

1. 解释　系统评价再评价的基本概念。
2. 比较　系统评价再评价与系统评价的区别。
3. 阐述　举例叙述系统评价再评价的基本步骤和过程。
4. 分析　系统评价再评价的方法学质量评价、证据质量评价内容。

第一节　概　述

一、系统评价再评价的概念

系统评价再评价是全面收集同一疾病或同一健康问题的治疗或病因、诊断、预后等方面的相关系统评价，进行综合研究的一种方法。对系统评价再评价从更高层面对系统评价的证据进行综合，所含信息量更大、更全面，临床实用性更强，可使读者快速浏览有关特定决策的现有干预措施，为决策者提供综合证据，特别在缺少直接证据比较的情况下，系统评价再评价可为决策者提供间接比较证据，回答单个系统评价很难给出的答案。开展系统评价再评价综合特定领域内的系统评价，可解决该领域内出现矛盾或不相符的结论。

二、系统评价再评价的起源

20 世纪末，有学者开始对同类的多个系统评价进行再评价。英国埃克斯特大学的 Ernst 于 1999 年对应用草药治疗抑郁、失眠和前列腺良性增生等老年常见病的相关系统评价进行了再评价，并首次使用“overview of systematic reviews”一词。2000 年，第八届国际 Cochrane 年会正式提出了系统评价再评价的问题，Cochrane 急性呼吸道感染组、精神分裂症组和嗜烟组分别对普通感冒的预防措施、精神分裂症的药物治疗和与戒烟有关的系统评价进行了再评价。2004 年，Cochrane 协作网成立了系统评价再评价工作组（Umbrella Reviews Working Group），开展系统评价再评价研究。2008 年 9 月，系统评价再评价被写入《Cochrane 系统评价员手册》（第 5 版）中。Cochrane 图书馆 2009 年第 4 期发表一篇题名为“生物制剂治疗类风湿关节炎：Cochrane Overviews（*Biologics for Rheumatoid Arthritis*：*An Overview of Cochrane Reviews*）”的研究，对 6 篇有关不同生物制剂治疗风湿性关节炎的 Cochrane 系统评价进行了再评价。伴随系统评价论文的增多，研究者们对系统评价进行再评价的研究也在逐步开展。

三、系统评价再评价与系统评价的区别

系统评价再评价与系统评价都是对研究证据进行综合分析的方法，两者的区别见表 8-1。

表 8-1　系统评价再评价与系统评价的区别

条目	系统评价再评价	系统评价
目的	基于多个相关系统评价的综合研究	基于多个相关原始研究的综合研究

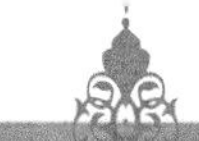

续表

条目	系统评价再评价	系统评价
纳入研究	系统评价	原始研究
研究计划	有	有
文献筛选标准	有严格的纳入、排除标准	有严格的纳入、排除标准
检索策略	有系统的检索策略，广泛全面地收集同一主题的相关系统评价	有系统的检索策略，广泛全面地收集相关原始研究
文献质量评价	对纳入的系统评价进行方法学质量评价及证据质量评价	对纳入的原始研究进行方法学质量评价
资料分析	综合评价各纳入系统评价的结果。条件适宜时可应用一些附加分析方法，如间接比较等	针对每一个重要的结局指标，对纳入研究结果进行 Meta 分析或描述性分析
结果	客观描述纳入系统评价的特征、质量评价结果及效应量等信息	客观描述纳入原始研究的特征、质量评价结果、效应量及发表偏倚等信息
结论	主要对相关信息进行客观陈述，获得当前研究现状下更为全面、客观的结论，并描述对将来研究的提示	综合考虑纳入原始研究质量、效应量等多方面内容，并描述对将来研究的提示
报告	依据 PRIO -harms	依据 PRISMA 规范进行报告

注：PRIO 危害，系统评价再评价首选报告项目，包括危害清单；PRISMA，系统评价 /Meta 分析的首选报告项目

四、护理系统评价再评价的现状

在医学发展的过程中，从基础实验到临床试验（原始研究），从临床试验到系统评价，从系统评价到系统评价再评价，证据的级别不断提高，并趋于集中，更利于知识转化和证据的传播与应用，也便于临床医护人员使用证据。系统评价再评价从更高层面对系统评价的证据进行综合，所含信息量更大、更全面，临床实用性更强。目前，护理领域中的系统评价再评价仍处于起步阶段。在 PubMed 中以“overviews or overviews of reviews”为标题的医学文献只有 148 篇（截至 2020 年 7 月 17 日），其中关注护理领域的研究更是少之又少。系统评价再评价是全面收集同一疾病或同一健康问题的治疗或病因、诊断、预后等方面的相关系统评价，进行综合研究的一种方法。开展系统评价再评价综合特定领域内的系统评价，可解决该领域内出现矛盾或不相符的结论。随着循证护理学在中国的迅速发展，循证护理中心对临床实践科学性的持续推动，以及临床护理专家或护理研究者对临床实践指南的青睐，基于高质量系统评价制订的指南推荐意见可以为护理工作者提供具有客观性、科学性的指导意见。因此，将系统评价再评价的方法应用于护理领域十分必要且急切。

第二节　护理系统评价再评价的制作步骤与案例分析

系统评价再评价的制作步骤和系统评价相似，主要包括明确研究问题、明确文献纳入及排除标准、制订文献检索策略、筛选文献和提取资料、评价纳入文献质量、明确资料分析方法、分析及解释结果、讨论及总结等。

现以“周英凤，胡雁，张晓菊，等，2016. 不同置管方式对 PICC 有效性及安全性影响的系统评价再评价 . 护理学杂志，31（14）：7-11.”为例，介绍其基本步骤和过程。

（一）明确并提出研究问题

1. 系统评价再评价的目的和选题　系统评价再评价的目的是更好地为决策者提供证据。因此，选题时需注意两点：①研究的临床护理问题是临床医护人员或患者及其照顾者关注的，亟待被解决的。②所关注的问题已有多个相关的系统评价，以保证进行系统评价再评价的可行性。如例文中提及经外周穿刺中心静脉导管（peripherally inserted central catheter，PICC）是近年来开展的静脉治疗新技术，为患者提供了长期、方便、有效的静脉给药途径，减轻反复穿刺带来的痛苦，被广泛应用到临床中。不同置管方式与 PICC 置管成功率及导管头端最佳位置密切相关，也是影响 PICC 静脉输液技术有效性及安全性的关键因素。经不同静脉、不同上肢、是否采用辅助技术行 PICC 置管，均会影响 PICC 穿刺、置管成功率、导管头端位置的准确性及并发症的风险。目前，不同置管方式对 PICC 输液技术安全性及有效性影响方面的证据越来越多，单项研究或系统评价仅提供针对单个问题的零散证据，目前仍缺乏对不同置管方式全面、系统的评估。鉴于上述背景，该研究作者认为进行这一项工作是必要的且可行的。

2. 构成系统评价再评价的循证问题 构建系统评价再评价的问题可以采用 PICO、PICo、PIRD、CoCoPop、PEO 和 PICOS 等不同形式的模式。构建系统评价再评价的问题需要根据研究的目的和纳入的系统评价所纳入研究的类型，选择相应的模式。例如“为什么有效的非药物干预措施可以管理老年痴呆患者的攻击行为？”转化为循证问题：P 为老年痴呆患者，I 为非药物干预措施管理患者的攻击行为。

（二）明确文献纳入及排除标准

按照“PICOS”格式将相应的临床问题结构化，包括研究类型、研究对象、干预措施、结局指标、研究类型等。

1. 研究类型 系统评价再评价应该纳入所关注问题的所有相关系统评价。在纳入标准中，研究类型一般是指系统评价或 Meta 分析。

2. 研究对象 可根据研究问题的需要，在纳入、排除标准中，对研究对象的基本信息如疾病诊断方式、年龄、性别、种族、疾病阶段、其他并发症等进行描述。

3. 纳入及排除标准

（1）纳入标准：根据研究问题的需要，在纳入标准中对系统评价涉及的干预措施和主要结局指标进行界定。如“不同置管方式对 PICC 有效性及安全性影响的系统评价再评价”一文。①研究类型：系统评价或 Meta 分析。②研究对象：采用 PICC 进行输液治疗的患者，不限年龄、病种、病程、种族、国籍。③干预与对照：对不同置管技术，试验组采用超声引导 / 或结合改良赛丁格技术；对照组采用常规 PICC 置管术；对不同静脉，主要包括贵要静脉、肘正中静脉及头静脉；对不同上肢，主要包括左上肢及右上肢，均无通常意义上的暴露因素。

（2）排除标准：为重复发表的文献、会议摘要、系统评价计划书、非中文或英文文献。

4. 结局指标 有效性评估指标包括一次穿刺成功率、一次置管成功率及导管头端位置准确率；安全性评估指标包括穿刺及维护过程中各种并发症的发生率。

（三）制订文献检索策略

根据研究问题，预先制订检索策略，使用多个数据库进行全面而广泛的检索。检索的数据库一般包括 Cochrane 图书馆、PubMed、Embase、CNKI、万方数据资源系统、维普中文科技期刊数据库等。检索词通常由研究对象、干预措施、研究类型构成，各要素之间用逻辑运算符“AND”连接。对于结局指标比较明确的研究，还可以加上表述主要结局指标的检索词。在确定检索词时，应当充分考虑各要素关键词的同义词和近义词，建议采用主题词和自由词相结合的检索方法进行检索。检索过程中可首先检索循证中心收录的系统评价，如 Cochrane 图书馆、The Joanna Briggs Institute Library。其次检索常用数据库 PubMed、Embase、CNKI 等。必要时追溯参考文献。如例文中的检索策略为：计算机检索 Cochrane Library（2015 年第 10 期）、Medline、Embase、SinoMed、CNKI、万方数据资源系统、维普中文科技期刊数据库，搜集与 PICC 静脉输液技术相关的系统评价和 Meta 分析，检索时间从建库至 2015 年 10 月，检索采

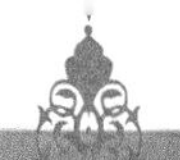

用主题词和自由词相结合的方式，中文检索词包括外周中心静脉置管、外周中心静脉导管、中心静脉导管、系统评价、Meta 分析、荟萃分析，英文检索词包括 peripherally inserted central catheter、peripherally inserted venous central catheter、PICC、central venous catheter、central venous catheter access、CVC、systematic review、Meta-analysis。

（四）筛选文献和提取资料

筛选文献和提取资料时至少需要 2 名评价员独立进行，若评价员间的意见存在分歧则需进行讨论或咨询第三人，以确保研究结果的可靠性。在正式筛选文献和提取资料前，应事先对评价员进行培训，统一规范文献筛选和数据提取的标准、方法。筛选文献时一般遵循以下步骤：阅读初步检索获得文献的题目和摘要，对可能符合纳入标准的文献进一步查阅全文。进一步确定符合纳入标准的文献。在此过程中需详细记录文献筛选的信息和数量，并注明排除文献的原因。

资料提取时，应事先设计好资料提取表格，提取的信息包括纳入研究的基本信息，如作者、发表年份、纳入研究类型、纳入研究的数量及样本量、研究对象的年龄、干预措施、结局指标、主要结论等，也包括系统评价的方法学，如文献检索数据库、文献质量评价工具、纳入研究的方法学质量评价。应详细记录资料提取过程中遇到的问题及缺失数据的处理。

例文中对于这一环节的描述为：由 2 名评价员通过阅读题目和摘要，对可能符合纳入标准的文献进一步查阅全文，如遇到分歧，进行讨论或咨询第三方。对纳入文献的提取内容包括：①基本信息。作者、发表（更新）年份、纳入研究类型及数量、研究对象年龄、干预（或暴露）和对照（或非暴露）措施、结局指标及主要结论等。②系统评价的方法学。文献检索数据库、文献质量评价工具及纳入研究的方法学质量评价。

（五）评价纳入文献的质量

纳入文献的质量评价方法包括方法学质量评价和证据质量评价两个部分。至少由 2 名评价员独立进行文献质量评价，并详细记录所使用的评价标准、评价过程中遇到的问题及解决方案等。

1. 方法学质量评价　系统评价方法学质量评价内容见第 6 章相关内容。

2. 证据质量评价　建议采用 GRADE 证据分级系统，从结局指标的层面评估证据质量，并进行分级。GRADE 将系统评价的证据质量分为高、中、低和极低 4 个等级，评价内容包括所纳入单个研究的偏倚风险、直接证据、异质性、效应量的精确性和发表偏倚风险等。如果原始研究存在如下因素，应考虑降低系统评价的证据质量：①研究的设计实施存在不足，极有可能存在偏倚。②简介证据。③难以解释的异质性或结果的不一致性。例文中对此内容的描述为：由 2 名评价者采用多维系统评价评估工具（Assessment of Multiple Systematic Reviews，AMSTAR）对纳入的系统评价 /Meta 分析进行方法学质量评价。采用 GRADE 系统对结局指标进行证据质量评价，将证据质量分为高、中、低、极低 4 个等级。

（六）明确资料分析方法

大部分系统评价再评价作者采用文字、结果汇总表格或图示的方式进行描述性分析，鲜有运用统计学方法进行资料分析。部分系统评价再评价作者会对不同干预措施进行重新对比分析，或从不同人群等方面重新进行亚组分析或 Meta 分析。重新对资料分析进行比较时，需以纳入研究的具体情况和临床实践为依据。在缺乏直接比较证据的情况下，有些论文应用间接比较的方法，借助相同处理因素的相关证据来评价两种干预措施的效果。但间接比较的分析获得的结论不如直接比较可靠，分析过程受纳入系统评价资料完整性的限制，且其方法学尚未成熟，有待进一步完善。例文中对资料分析方法描述为：采用描述性分析。

（七）分析及解释结果

系统评价再评价结果呈现一般包括文献检索结果、纳入研究的基本特征、纳入研究的方法学质量评价、证据质量评价 4 个方面。

1. 文献检索结果 一般用文字描述和流程图相结合的方式，列出文献筛选流程及结果。例文中关于“文献结果”仅文字描述检索结果，共检索出 4565 篇文献，阅读题目和摘要后筛选出 197 篇，阅读全文后最终纳入 8 篇系统评价 / Meta 分析。但未呈现检索流程图。

2. 纳入研究的基本特征 详细描述纳入研究的基本特征可以帮助读者判断纳入研究的同质性，结果中应当呈现信息提取表格中提及的内容。例文中对此描述为：纳入的 8 篇系统评价 /Meta 分析中，2 篇为英文，6 篇为中文。发表年份 2008—2015 年，其中 7 篇在 2010 年之后发表。在 8 篇系统评价 /Meta 分析中， 4 篇评价了超声引导 / 或结合改良赛丁格技术与常规 PICC、置管术对 PICC 有效性和安全性的影响， 1 篇评价了不同静脉、不同上肢行 PICC 置管的有效性和安全性，3 篇评价了不同技术对提高 PICC 导管头端最佳位置的效果。7 篇报告了纳入人群的样本量，但所有系统评价 /Meta 分析均未报告人群的年龄。7 篇对纳入研究进行了方法学质量评价，并阐述质量评价工具，所有研究均未采用 GRADE 系统进行证据质量评价。在质量评价工具中，有 2 篇采用了 Jadad 评分系统，有 1 篇采用了 Cochrane 偏倚风险评估工具，2 篇同时采用了 Cochrane 偏倚风险评估工具和 Newcastle-Ottawa scale，1 篇采用澳大利亚 Joanna Briggs 循证卫生保健中心（Joanna Briggs Institute，JBI）质量评价清单，1 篇采用自行发展的 6 个条目组成的文献质量评价清单。6 篇对数据进行了合并，研究观察的结局指标主要有一次穿刺成功率、一次置管成功率、PICC 头端位置准确率、各种感染性及非感染性并发症发生率等。所纳入系统评价 / Meta 分析的基本情况见表 8-2。

3. 纳入研究的方法学质量评价 纳入文献较少时，可以文字描述，也可以结合表格呈现。例文中关于纳入研究的方法学质量评价描述为：根据 AMSTAR 清单的 11 个条目（①是否提供了前期设计方案；②纳入研究的选择和资料提取是否具有可重复性；③是否进行了全面的文献检索；④发表状态是否已考虑在纳入标准中，如灰色文献；⑤是否提供了纳入与排除的研究文献清单；⑥是否描述了纳入研究的基本特征；⑦是否评价和报道了纳入研究的科学性；⑧是否恰当运用了纳入研究的科学性推导结论；⑨合成纳入研究结果的方法是否得当；⑩是否评估了发表偏倚的可能性；⑪是否说明相关利益冲突）进行纳入文献的方法学质量评价。结果表明，1 项系统评价高质量，3 项中等质量，4 项低质量。纳入的 8 项系统评价最大的方法学的质量缺陷主要为缺乏前期设计方案、未考虑纳入文献的发表状态、未列出排除文献清单及未说明相关利益冲突。

4. 证据质量评价 可以对此结果进行文字描述，也可以用表格呈现评价结果。例文对此内容用表 8-3 呈现。

（八）讨论及总结

讨论基于前期的研究结果而定，主要涉及对主要结果的总结、证据强度、证据实用性等方面，包括纳入研究的质量、效应量、是否有其他证据支持研究结论，系统评价再评价制作过程潜在的偏倚等。可以从研究人群的生物学、文化差异及依从性差异等方面进行分析，讨论证据的实用性。必要时可对研究的完整性和局限性进行讨论。结论重在向读者呈现相关信息而非建议，可从研究对临床实践的指导意义和存在的尚未解决的关键问题需要未来开展相关研究解决的这两个角度考虑。例文中对这一部分的报告如下。

表 8-2　纳入系统评价 /Meta 分析的基本特征

系统评价 Meta 分析	纳入类型	纳入研究数量（样本量）	干预措施		结局指标	质量评价工具	主要结论
			干 / 暴露因素	对照 / 非暴露因素			
王苏兰，2014	RCT，CCT	23（3017）	超声引导下改良赛丁格技术	常规 PICC 置管术	①②③④⑤⑥⑦	Jadad 评分系统	超声引导下改良赛丁格技术一次穿刺成功率、一次置管成功率高于常规 PICC 置管术；而静脉炎、血栓、感染、导管意外、穿刺点渗血发生率低于常规 PICC 置管术
李全磊，2013	RCT，CCT 队列研究	20（4052）	超声引导 / 或结合改良赛丁格技术、肘上置管	常规 PICC 置管术、肘下置管	①②③④⑤⑥⑦⑧	Cochrane 偏倚风险评估工具（NOS）	超声引导下 / 结合改良赛丁格技术肘上置管一次穿刺成功率、一次置管成功率高于常规肘下置管；超声引导下肘上置管穿刺点渗血、感染、静脉炎、血栓、导管异位发生率低于常规肘上置管；堵管方面无差异
张晓菊，2015	观察性研究	4（523）	影像学标识	无	⑩	JBI 描述性研究质量评价清单	X 线胸片是确定导管头端位置的首要方法
张晓菊，2014	RCT，CCT	7（1264）	改良体外测量方法估计 PICC 置入长度	常规方法估计 PICC 置入长度	⑩	Cochrane 偏倚风险评估工具	应用单纯的体外测量无法提高 PICC 管头端位置准确率
李全磊，2012	RCT，队列研究	18（6233）	不同静脉：贵要静脉、肘正中静脉、头静脉；不同上肢：左侧和右侧		①②③⑥⑨	Cochrane 偏倚风险评估工具，Newcastle-Ottawa scale	经不同静脉、不同上肢穿刺在一次穿刺成功率、置管成功率方面无差异；头静脉穿刺静脉炎发生率高于贵要静脉穿刺；头静脉、肘正中静脉穿刺导管异位发生率高于贵要静脉；头静脉穿刺送管困难发生率高于贵要静脉；不同上肢穿刺导管异位发生率无差异
张莉，2012	RCT	8（876）	超声引导下改良赛丁格技术	传统 PICC 置管术	①②③④⑦	Jadad 评分系统	超声引导下改良赛丁格技术一次穿刺成功率、一次置管成功率高于传统 PICC 置管术；而静脉炎、血栓及穿刺点出血发生率低于传统 PICC 置管术
Hostetter，2010	RCTCCT 队列研究	9（1042）	体外生理标志	无	⑩	未列出质量评价工具	应用体外生理标识无法提高 PICC 导管头端位置准确率
Krstenic，2008	临床对照研究	4（1909）	超声引导技术	体外生理标识	②	自行发展 6 个条目组成的文献质量评价清单	超声引导下行 PICC 置管比依靠体外生理标识能够提高 40% 置管成功率

注：①一次穿刺成功率；②一次置管成功率；③静脉炎；④血栓；⑤感染；⑥导管异常（包括导管异位、脱出、缩进、断裂等）；⑦穿刺点渗血；⑧堵管；⑨送管困难；⑩ PICC 导管头端位置准确率

表 8-3 GRADE 证据质量评价结果

纳入文献	超声引导 / 结合改良赛丁格技术与传统 PICC 成功率 / 发生率							
	一次成功	一次置管成功	静脉炎	血栓	导管异常	穿刺渗血	感染	堵管
王苏兰，2014	低	中	中	中	中	低	中	—
李全磊，2013	中	中	中	中	低	中	低	低
李全磊，2012	—	—	—	—	—	—	—	—
张莉，2012	中	中	中	中	—	低	—	—
Krsteni，2008	—	低	—	—	—	—	—	—

纳入文献	经不同静脉 / 上肢 PICC 一次穿刺 / 置管成功率 / 发生率						
	穿刺成功*	置管成功	穿刺成功△	静脉炎	导管异常*	送管困难	导管异常△
王苏兰，2014	—	—	—	—	—	—	—
李全磊，2013	—	—	—	—	—	—	—
李全磊，2012	低	低	低	低	低	低	低
张莉，2012	—	—	—	—	—	—	—
Krsteni，2008	—	—	—	—	—	—	—

注：* 为经不同静脉穿置管，△为经不同上肢穿刺置管。根据 GRADE 证据等级系统，证据质量“中”表示对估计值有中等把握，估计值有可能接近真实值；证据质量“低”表示对估计值把握有限，估计值可能与真实值有很大差别

1. 不同置管方式对 PICC 技术的有效性 评估 PICC 作为经外周静脉穿刺并将导管末端送达上腔静脉的导管，提高穿刺、置管成功率及导管头端位置的准确性，是建立 PICC 有效血管通路的前提。因此，护理人员一直在探讨不同的置管方式，包括通过体表生理标识、借助辅助技术、经不同静脉、不同上肢置管能否提高 PICC 穿刺、置管的成功率及确保导管头端处于最佳位置。本次系统评价再评价结果表明，超声引导或超声引导结合改良赛丁格技术行 PICC 置管比单纯依靠体外生理标识均能提高 PICC 一次穿刺成功率及置管成功率，因为与传统通过观察或评估血管相比，利用超声引导 / 结合改良赛丁格技术操作者能更好地辨识走向、血流及变异，大大提高穿刺及置管的成功率。同时，结果也指出，单纯依靠体外生理标识无法提高 PICC 头端位置的准确率，影像学标志（X 线胸片）是确定导管头端位置的首要方法。美国 INS 指南建议，PICC 导管头端的理想位置是“上腔静脉下 1/3 靠近上腔静脉和右心房交界处，但不能进入右心房”。通过生理标志行体外测量的方法（即患者平卧位，外展手臂 90°，采用从穿刺点至右胸锁关节再向下反折至第 3 肋间隙）PICC 头端位置准确率仅为 45.87%。而借助影像学标识（即 X 线胸片气管隆嵴下 4cm 或 2 个胸椎椎体单元为理想影像学标识）可以将 PICC 头端位置准确率提高到 90% 以上。此外，本次系统评价再评价结果也指出，经不同静脉、不同上肢行 PICC 置管在穿刺及置管方面无差异，这可能与 PICC 穿刺静脉（主要是贵要、肘正中及头静脉）直径及表浅程度并无显著差异有关，且两侧上肢浅静脉差异不大，所以，经过左侧或是右侧上肢置管并不影响 PICC 穿刺及置管的成功率。

2. 不同置管方式对 PICC 技术穿刺过程的安全性评估 本次系统评价再评价指出，超声引导或超声引导结合改良赛丁格技术行 PICC 置管比常规 PICC 置管术均能有效降低穿刺过程中穿刺点渗血、导管异常等并发症的发生率，这是由于该技术采用的套针管与常规 PICC 置管不同，且通过超声探测血管，引导操作者有效避免导管异路，对可能的障碍或狭窄及早采取措施，从而降低穿刺点渗血及导管异常的风险。此外，经贵要静脉行 PICC 置管在穿刺过程中导管异常、送管困难的发生率低于经肘正中静脉及头静脉置管，这与贵要静脉、肘正中静脉及头

静脉的解剖结构有关。因此，建议 PICC 置管时首选贵要静脉，其次为肘正中静脉，尽量避免头静脉。另外，经不同上肢行 PICC 置管时导管异常的发生率并无差异，所以，经左侧或是右侧上肢置管并不影响 PICC 穿刺过程的安全性。

3. 不同置管方式对 PICC 技术维护过程的安全性评估　作为侵入性导管，PICC 置管后维护过程中的并发症不但导致导管留置时间的缩短，也对患者的安全带来严重影响。本次系统评价再评价结果表明，超声引导 / 结合改良赛丁格技术行 PICC 置管在维护过程中静脉炎、静脉血栓、感染等并发症的发生率低于常规 PICC 置管术，这与超声引导提高穿刺成功率、减少反复穿刺及血管内皮损伤有关。此外，经贵要静脉行 PICC 置管在维护过程中静脉炎的发生率低于经头静脉及肘正中静脉置管，因此，选择贵要静脉穿刺虽不能增加穿刺和置管的成功率，但可减少穿刺及维护过程并发症的风险。

4. 不同置管方式对 PICC 安全性影响的研究质量仍需提高　尽管系统评价被认为是最佳的证据整合形式，但由于受到方法学质量及纳入的原始研究质量的影响，系统评价的结论应谨慎对待。本研究对纳入的 8 篇系统评价采用 AMSTAR 标准进行方法学质量评价，仅 1 项评价为高质量，方法学质量最大的缺陷是：缺乏前期设计方案、未考虑纳入文献的发表状态、未列出排除文献清单及未说明相关利益冲突，这些缺陷在很大程度上降低了系统评价的严谨性和科学性。此外，本研究对 5 项系统评价的 15 个结局指标按照 GRADE 系统进行证据质量评价，仅 7 个为中，其余均为低，这提示不同置管方式对 PICC 有效性及安全性的评价尚需要开展更高质量的研究，且由于本研究纳入的系统评价存在异质性，并没有进行定量合并，这也可能导致本研究结果存在一定的偏倚。

第三节　系统评价再评价的报告

系统评价再评价的报告可遵循由 Bougioukas 等研发的系统评价再评价优先报告工具 PRIO-harms，见表 8-4。

表 8-4　系统评价再评价优先报告条目清单

领域和主题	条目	条目清单
标题		
1 标题	1a	题目中明确体现系统评价再评价
	1b	题目中也可出现安全性、危害性、不良事件的相关表述
摘要		
2 结构式摘要	2a	提供结构式摘要。如果适用，应包括背景、目的、数据来源、文献选择标准、数据提取、质量评价、数据综合方法、结果、局限性、结论等
	2b	报告系统评价再评价和（或）纳入系统评价中危害性分析的主要结果背景
背景		
3 理论基础	3a	概述现有知识背景下系统评价再评价的基本原理和论述范围（广义或狭义）
	3b	公允报告干预措施潜在的利害关系
	3c	根据已发表文献判定哪些事件是不良事件，并提供明确的理由
4 目的（PICOS）	4	以 PICOS（研究对象、干预措施、对照措施、结局指标、研究类型）的形式明确说明研究问题
方法		
5 计划书与注册	5a	说明是否有计划书
	5b	如果已注册，应提供注册机构（如 PROSPERO 等）有效网址

续表

领域和主题	条目	条目清单
6 选择标准与结局指标	6a	详细说明按照研究设计、研究对象、干预措施、对照措施形式制订的文献选择标准
	6b	报告（必要时定义）结局指标的具体数据，最好对主要和次要结局指标进行优先排序
	6c	报告纳入不良事件作为（主要或次要）结局指标。如果适用，对其严重程度（如轻度、中度、重度、致命；可在附件中描述）进行分级
	6d	报告系统评价再评价纳入研究的特征（如语言限制、发表状态、发表时间）（参见条目 7）
7 信息来源	7a	检索至少 2 个电子数据库
	7b	报告补充检索的来源（如手工检索、追溯参考文献、相关综述和指南、注册的计划书、会议摘要和其他灰色文献）
	7c	报告末次检索时间和（或）每个数据库的检索时限
8 检索策略	8a	提供至少 1 个电子数据库的完整检索策略，包括检索过程中使用的任何限制（如语言和时间限制，参见亚条目 6d 和 7c），以便可以重现检索结果
	8b	报告其他用于识别已明确的不良事件的检索过程（如不良事件的算法或滤器、检索相关网站）
9 数据管理与筛选过程	9a	报告系统评价再评价制作过程中用于记录和管理数据的软件
	9b	定义系统评价，并提供文献筛选过程及相关细节（如由至少 2 名研究者筛选文题、摘要或全文，多名评价者独立选择并交叉核对确定研究，最终以协商的方式解决分歧）
	9c	报告重复研究的处理方法（包括纳入版本最新的、方法学最严谨的、纳入原始研究最多的系统评价）
10 原始研究的补充检索	10	报告用于确定合格原始研究的补充检索（如检索更多数据库或更新补充检索）及相关细节
11 数据收集过程	11a	报告系统评价再评价的数据提取方法（如数据提取表、独立或重复提取、通过协商方式解决分歧）
	11b	报告从研究人员处获取、确认或更新数据的过程（如联系纳入研究作者或从纳入系统评价中的原始研究获取数据）
12 数据条目	12	报告（必要时定义）影响结果的相关变量（如 PICOS、纳入研究和研究对象的数量、剂量或频率随访时间、结果、资金来源）及数据转换和简化方法
13 方法学与证据质量评价	13a	报告纳入系统评价的报告和（或）方法学质量评价方法（如使用系统评价和 Meta 分析优先报告条目 PRISMA 声明或系统评价和 Meta 分析危害性优先报告条目 PRISMA-harms 声明、系统评价方法学质量评价工具 AMSTAR 或其修订版 R-AMSTAR 工具评价纳入系统评价的质量）
	13b	报告纳入系统评价中原始研究的质量评价方法（如使用随机对照试验的评价工具 Jadad 量表或 Cochrane 偏倚风险评估工具 ROB）
	13c	报告证据质量的评价方法（如证据推荐分级的评估、制订与评价系统 GRADE）
	13d	描述质量评价的方法（如预实验、独立、重复）
14 Meta 偏倚	14	说明预先计划的 Meta 偏倚评价方法（如发表偏倚或不同研究的选择性报告、系统评价偏倚风险评估工具 ROBIS）
15 数据综合	15a	报告数据的处理或综合方法（如定性描述、Meta 分析、网状 Meta 分析）及相关细节（如数据提取或计算方法、异质性评价方法；如果进行定量合成，报告相应统计方法）
	15b	如果进行定量合成，报告使用的软件
	15c	报告纳入研究中是否存在未发生不良事件的情况及如何进行统计分析处理
	15d	描述拟进行的其他分析方法（如敏感性分析、亚组分析、Meta 回归）
结果		
16 系统评价与原始研究的选择	16a	提供选择系统评价的详细信息（如检索、初筛、纳入和排除系统评价的数量），补充纳入的原始研究，推荐使用流程图呈现系统评价再评价选择研究的过程

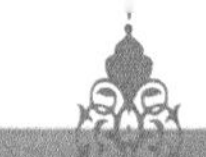

续表

领域和主题	条目	条目清单
	16b	流程图中单独呈现涉及不良结局指标的研究数量
	16c	列出阅读全文后排除的研究（列出参考文献）并提供排除原因
17 系统评价与原始研究的特征	17a	以表格形式呈现纳入系统评价的特征［如题目、作者、检索时间、PICOS、纳入研究的设计和数量、研究对象的数量和范围、干预的剂量或频率、随访时间（治疗持续时间）系统评价的局限性、结果、结论］和补充纳入原始研究的特征
	17b	报告纳入系统评价使用的语言和发表状态限制
18 重复	18	呈现和（或）讨论系统评价中原始研究的重复情况（至少报告以下 1 种）：重复研究的处理方法（如修正重叠区域）；列出引文矩阵，给出索引出版物数量和（或）讨论重复研究
19 方法学和证据质量评价的呈现	19	以文字或图表形式呈现质量评价结果（参见亚条目 13a ～ 13c）：包括纳入系统评价的报告和（或）方法学质量；报告系统评价纳入原始研究的质量（包括序列生成、分配隐藏、盲法、退出、偏倚等）及补充纳入原始研究的质量；证据质量
20 Meta 偏倚的呈现	20	报告 Meta 偏倚的评价结果（如发表偏倚、不同研究的选择性报告、ROBIS 工具评价结果）
21 结果综合	21a	总结和报告系统评价再评价中利害关系的主要结果。如果进行定量合成，则以可信区间和异质性等报告综合结果
	21b	如果有其他分析（如敏感性分析、亚组分析、Meta 回归），应报告相应结果
	21c	分别报告每种干预措施所致不良事件的结果
讨论		
22 证据总结	22	提供主要结局的简要总结及每项主要结局指标的证据优势和局限性
23 局限性	23a	讨论系统评价再评价或纳入研究（或两者）的局限性（如不同的文献选择标准、检索的局限性、语言限制、发表偏倚、选择偏倚）
	23b	报告危害性相关系统评价可能的局限性（如数据和信息缺失问题、危害性定义、罕见不良事件）
24 结论	24a	提供与系统评价结果相符的一般性解释及对临床实践的影响；同等慎重考虑利害关系及在其他临床背景中的证据选择
	24b	对未来研究的启示
作者身份		
25 作者贡献	25	报告作者贡献
26 双重作者	26	局限性或利益声明部分报告双重作者
资金		
27 资金有无及来源	27a	报告系统评价再评价（直接资助）或作者（间接资助）的资金支持和其他支持来源，或报告没有资金支持
	27b	提供系统评价再评价或作者的资助者或赞助商
	27c	如果有资助，应报告系统评价再评价中资助者、赞助商和（或）机构的作用

知识强化与小结

证据质量评价是系统评价再评价制作过程中非常重要的一步，GRADE 是目前国际上通用的证据质量评价方法，根据研究类型，详细介绍了证据质量评价的细节。例如 GRADE 将没有严重缺陷的随机对照试验的证据定义为高质量，但有 5 个降级因素：偏倚风险、不一致性、间接性、不精确性、发表偏倚，其中偏倚风险是指 RCT 的方法学质量，如未正确随机分组、未进行分配隐藏、未实施盲法等。不一致性主要指不同研究存在的异质性，差异可能来源于人群、干预措施、结局指标测量方法等。间接性可能来源于纳入研究的人群、干预措施、对照措施、预期结局等与系统评价预解决的临床问题有所出入，也可能来源于不同干预措施间的间接比较。不精确性主要是指纳入研究的样本量和（或）事件发生数较少，影响结果的精确性。发表偏倚主要考虑纳入研究的是否尽可能全面地搜集到所有相关的文献，可以通过追溯参考文献、检索灰色文献等方式予以避免。GRADE也对观察性研究、诊断性研究、质性研究等制订了相应的证据质量评价考虑的因素，并且GRADE工作组2013年正式推出了GRADEpro Guideline Development Tool（GRADEpro GDT）。GDT的官方网站为https：//gradepro.org/。此网站可以用于辅助研究者完成证据质量评价结果呈现。

（靳英辉、路兴华 编，王新田 审，王云云 校）

复习思考题

1. 阐述系统评价再评价的基本制作步骤。
2. 阅读一篇系统评价再评价论文，分析其方法学有无不规范之处。

参考文献

陈耀龙，2017. GRADE在系统评价和实践指南中的应用[M]. 兰州：兰州大学出版社:10-50.

胡雁，郝玉芳，2018. 循证护理学[M]. 2版. 北京：人民卫生出版社:187-199.

贾鹏丽，张鸣明，2020. 临床决策辅助系统减少药物差错的系统评价再评价[J]. 中国循证医学杂志，（3）：317-324.

李幼平，2013. 循证医学[M]. 3版. 北京：高等教育出版社:32-56.

卢存存，杨丰文，柯立鑫，等，2018. 系统评价再评价优先报告条目解读[J]. 中国循证儿科杂志，13（3）：236-240.

朱政，胡雁，邢唯杰，等，2017. 不同类型循证问题的构成[J]. 护士进修杂志，32（21）：75-78.

周英凤，胡雁，张晓菊，等，2016. 不同置管方式对PICC有效性及安全性影响的系统评价再评价[J]. 护理学杂志，31（14）：7-11.

第 9 章　Meta 分析常用软件介绍、应用与实例分析的技能

学习目标

1. 熟悉　Meta 分析常用 RevMan 5 软件的使用方法。
2. 解读　理解 Meta 分析结果的意义。
3. 分析　对不同研究设计如何正确选择和使用 Meta 分析软件并进行分析。
4. 举例　阐述干预性研究 Meta 分析使用 RevMan 软件和观察性研究 Meta 分析使用 STATA 软件操作过程。

目前，已发布了多款可用于制作系统评价 /Meta 分析的软件，主要包括 Cochrane 协作网为制作 Cochrane 系统评价而开发的 Review Manager、STATA 公司开发的 STATA 软件、Hospital Ramóny Cajal 临床生物统计学中心开发的专用于诊断试验准确性 Meta 分析的 Meta-Disc 软件、George Wells 等研发的专用于间接比较的间接治疗比较软件、药物信息系统（drugis. org）开发的 Addis 软件及英国剑桥公共卫生研究所 MRC 生物统计研究中心研发的基于贝叶斯理论的 WinBUGS 软件。本章将对 Review Manager（RevMan）和 STATA 软件的下载、安装、应用与实例分析进行详细介绍。

第一节　干预性研究 Meta 分析常用 Review Manager（RevMan）软件介绍与实例分析

一、RevMan 软件基本知识

Review Manager（RevMan）是 Cochrane 协作网（Cochrane Collaboration，CC）研发的专门用于制作 Cochrane 系统评价（Cochrane systematic review，CSR）的免费 Meta 分析软件，目前最新版本为 5.3.5。Reviewe Manager 软件与 Archie 数据库一起构成了 Cochrane 协作网的信息管理系统（Information Management System，IMS）。若申请制作 Cochrane 系统评价并获得批准，申请者便可获得对应的账户信息，使用这些信息登录便可利用 Review Manager 制作 Cochrane 系统评价并进行维护，且完成后的系统评价将进入 Cochrane 系统评价（Cochrane Database of Systematic Review，CDSR）资料库，而非 Cochrane 系统评价人员，利用 Review Manager 软件制作的系统评价则不能进入 CDSR，但绝大多数期刊均认可基于该软件得出的结果，因此仍可直接导出用于一般期刊论文发表。目前，Review Manager 软件可制作包括干预性研究系统评价、诊断准确性系统评价、方法学系统评价及系统评价再评价等多种系统评价。

1. Review Manager 软件下载与安装

（1）Review Manager 软件下载：Review Manager 软件是 Cochrane 协作网的官方软件，因此可直接登录网站下载该软件，评价者亦可直接进入如下链接下载 RevMan5 软件：http: // community. cochrane. org/tools/review-production-tools/revman-5。本节将以登录 Cochrane 官网，按步骤下载为例介绍 Review Manager 软件的下载流程与细节。

1）打开一个浏览器，并进入搜索界面。本次实例以 google chrome 浏览器为例，进入百度搜索界面，键入搜索词“Cochrane Collaboration”，然后点击“百度一下”（图 9-1）。

2）完成步骤 1 后，界面将跳转至图 9-2 所示搜索结果界面，然后选择并点击第一个搜索结果。

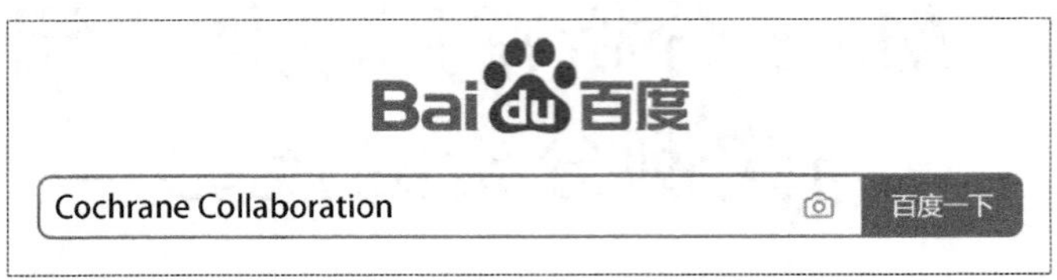

图 9-1　Cochrane Collaboration 搜索界面

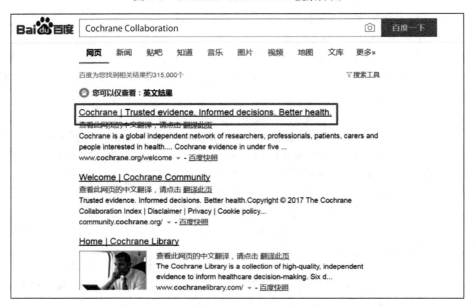

图 9-2　Cochrane Collaboration 搜索结果界面

3）完成步骤 2 后，界面将直接跳转至 Cochrane 协作网官方网站（图 9-3A），然后将主页面下拉至底部，点击“Community”，将会出现下拉菜单，然后点击“Software”（图 9-3B）。

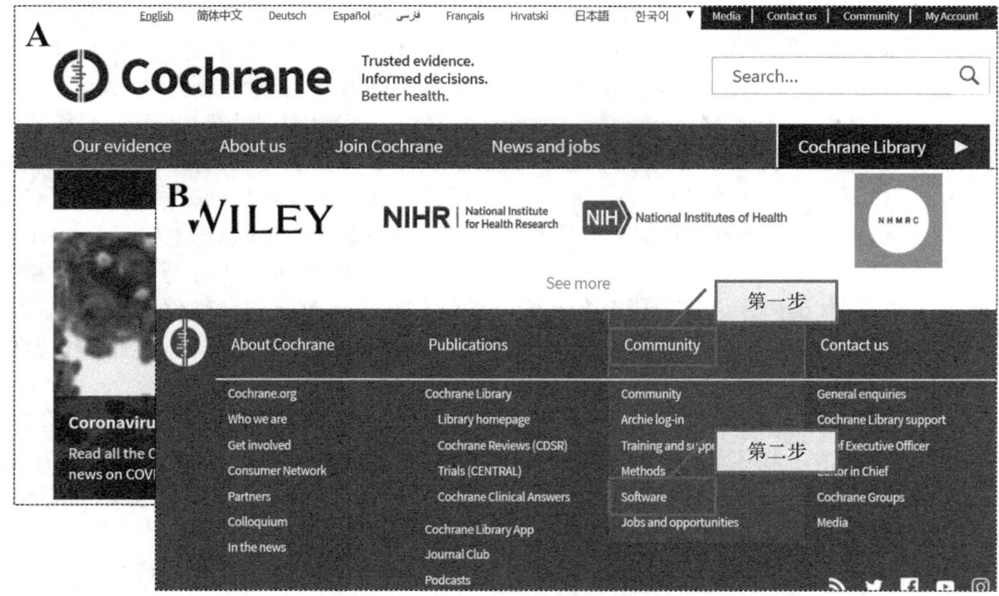

图 9-3　Cochrane 协作网软件搜索界面

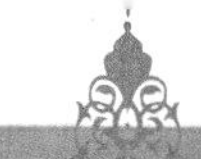

4）完成步骤 3 后，界面将跳转至 Cochrane 协作网软件展示专有界面（图 9-4），界面左侧对现有软件的 3 个类别进行了文字分类，而界面中央则以图文形式展示了软件类别。点击左侧文字类别或中央图文形式类别均可跳转至对应界面。本节实例点击“Review production tools”。

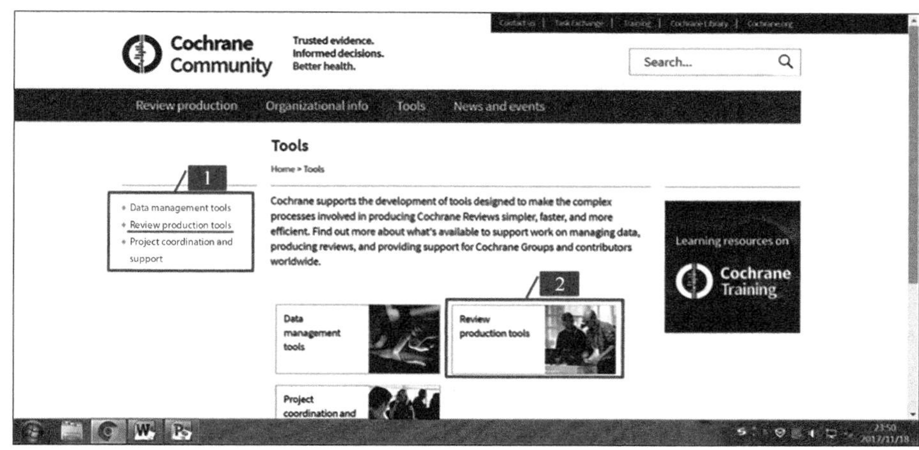

图 9-4　Cochrane 协作网软件类别展示界面

5）完成步骤 4 后，界面跳转至“Review production tools”专有界面（图 9-5），从图中可知，Cochrane 协作网综述制作相关工具包括 Archie、Covidence 及 RevMan 5 等在内的 8 种软件，而 Cochrane 协作网同时提供了 RevMan 5 离线和在线两种版本。此处实例选择离线版 RevMan 5。

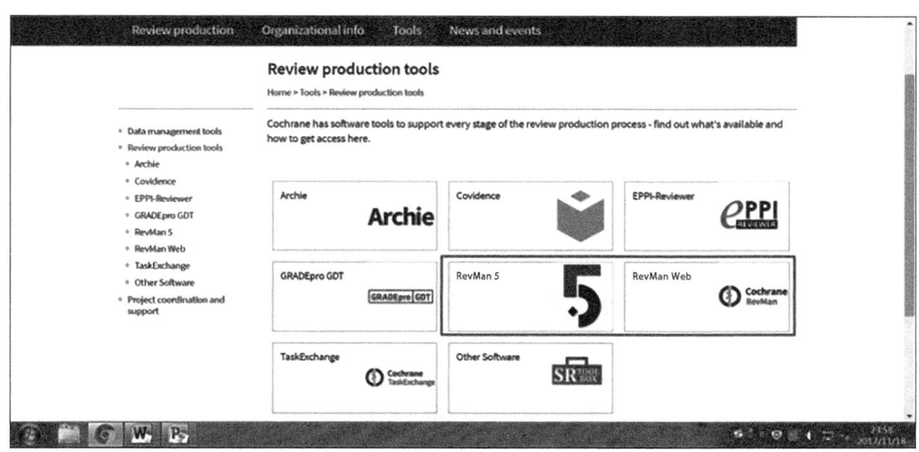

图 9-5　Cochrane 协作网综述生成工具展示界面

6）完成步骤 5 后，界面跳转至 RevMan 5 专有界面，该界面提供了 4 个资源：RevMan 简介、RevMan 5 下载链接、RevMan 5 的支持资源及 RevMan 5 的帮助资源（图 9-6A）。建议初次使用 RevMan 5 软件的评价者先学习相关支持资源，即点击“Resources”，然后可获取 RevMan 5 的操作者指南等文件（图 9-6B）。实例直接点击“Download”进入软件下载界面。

7）完成步骤 6 后，界面跳转至 RevMan 5 软件下载选项界面（图 9-7A），然后下拉界面至“Step 1：Download the installation file”，由图 9-7B 可知，RevMan 5 提供了适用于 Windows、Linux 及 Mac OS X 三个操作系统的版本，而且针对 Windows 系统提供 32 字节与 64 字节两个版本，针对 Mac OS X 提供了基于 Java 6 和 Java 7 系统的两个版本。实例选择下载适用于 Windows 系统 32 字节的软件版本。

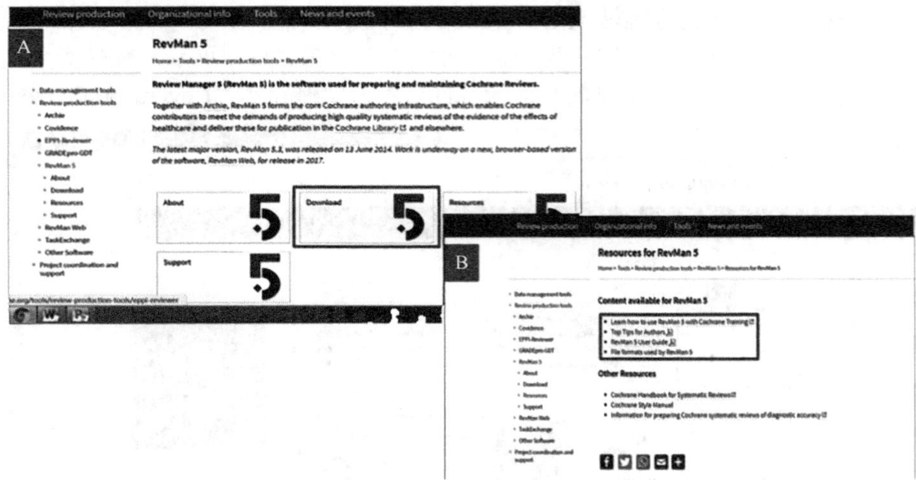

图 9-6　Cochrane 协作网 RevMan 5 专有界面

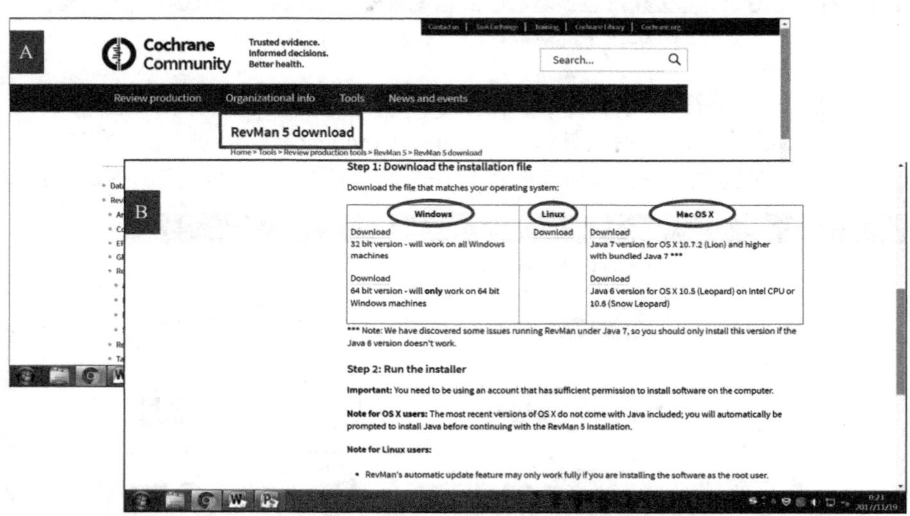

图 9-7　Cochrane 协作网 RevMan 5 安装包选项界面

8）完成步骤 7 后，界面跳转至软件下载保存界面（图 9-8），在图中 2 显示区域可选择软件保存位置，在图中 3 处可更改文件名称。至此，RevMan 5 软件下载保存即完成。

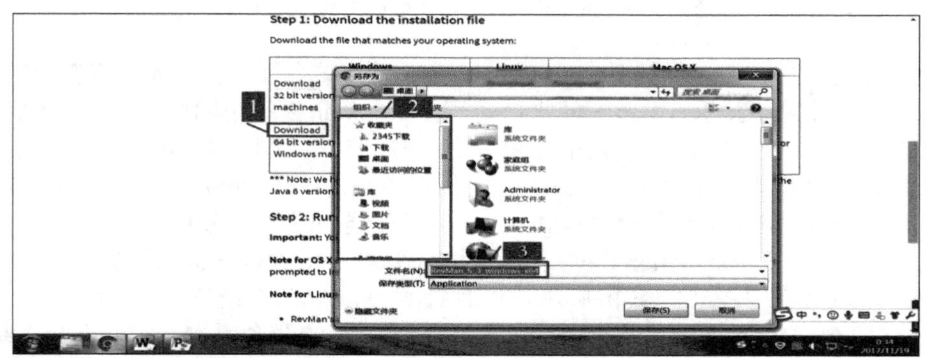

图 9-8　Cochrane 协作网 RevMan 5 软件下载保存界面

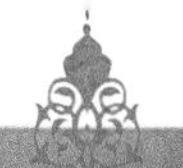

（2）RevMan 软件安装

1）在电脑中找到 RevMan 5 软件应用程序安装包，如实例保存位置为“D：\ 软件”，然后双击应用程序图标，将会弹出安装向导准备提示窗口（图 9-9A），当安装准备就绪后，安装向导窗口将弹出（图 9-9B）。最后点击安装向导窗口的“Next”进入下一步。

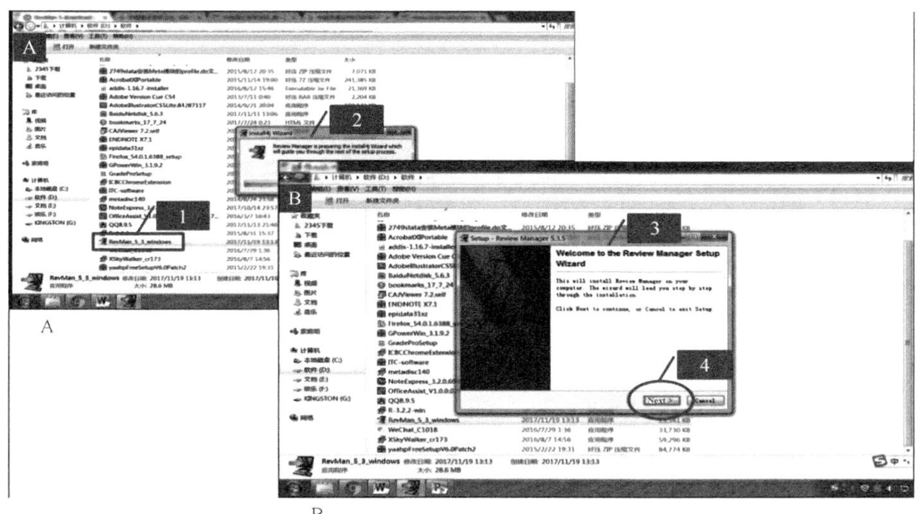

图 9-9　Cochrane 协作网 RevMan 5 安装向导界面 1

2）完成步骤 1 后，界面跳转至版权许可选择界面（图 9-10A），勾选“I accept the agreement”复选框，然后界面跳转至安装位置设定界面（图 9-10B），可以通过点击“Browse”设定指定的安装位置，实例对预设安装位置不做修改，然后点击“Next”进入下一步。

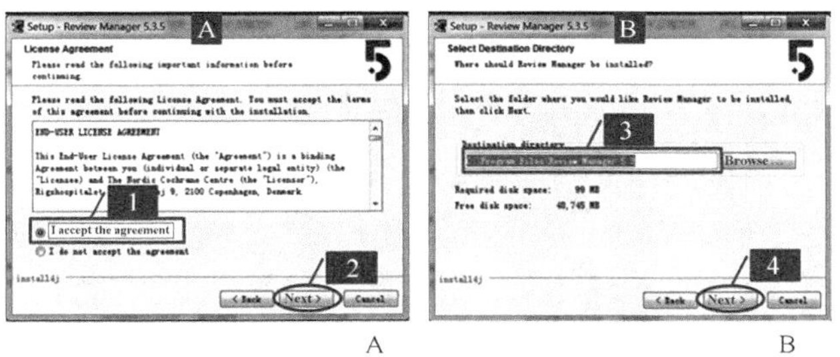

图 9-10　Cochrane 协作网 RevMan 5 安装向导界面 2

3）完成步骤 2 后，界面跳转至“开始”菜单文件夹设定界面（图 9-11A），勾选“Create a start menu folder”和“Create shortcuts for all users”复选框，然后界面跳转至相关文件安装向导界面（图 9-11B），勾选“Review Manager 5 review file”复选框，最后点击“Next”进入下一步。

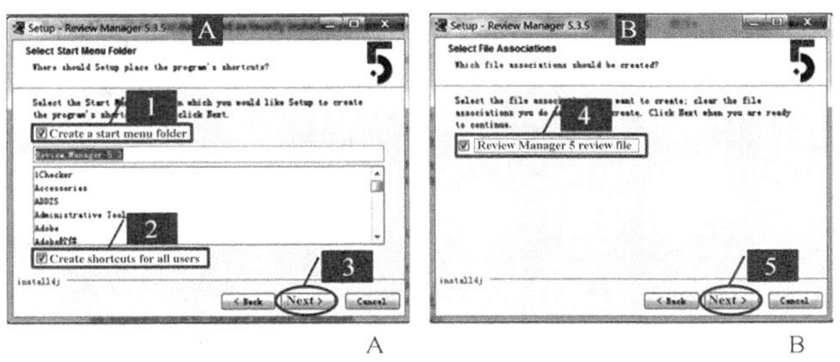

图 9-11　Cochrane 协作网 RevMan 5 安装向导界面 3

4）完成步骤 3 后，界面跳转至其他安装任务选择界面（图 9-12A），该界面有四个安装任务选项：创建桌面图标（Create a desk icon）、创建快速启动图标（Create a quick launch icon）、创建桌面教程图标（Create a desk icon for tutorial）及创建桌面用户指南图标（Create a desk icon for user guide），安装者可根据自身需求选择对应的安装任务，实例只勾选“Create a desk icon”复选框，然后点击“Next”，界面跳转至应用程序安装完成提示界面（图 9-12B），安装者可根据需要勾选“Run review manager”启动软件，也可点击“Finish”完成安装任务。

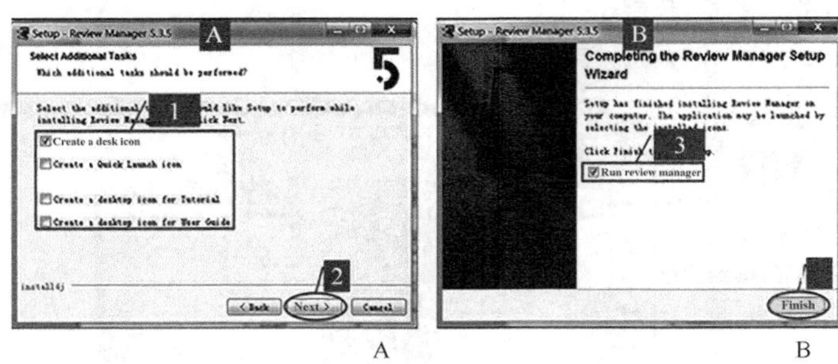

图 9-12　Cochrane 协作网 RevMan 5 安装向导界面 4

2. Review Manager 5 软件的启动及界面介绍

（1）Review Manager 5 软件的启动

1）桌面快捷方式启动 Review Manager 5 软件

A. 在桌面上选择 Review Manager 5.3 软件图标（图 9-13A）双击，将会弹出软件使用模块选择界面（图 9-13B）。Review Manager 5 软件提供了“Standard mode”和“Non-Cochrane mode”两个模块，“Standard mode”专用于制作 Cochrane 系统评价，“Non-Cochrane mode”用于制作一般系统评价。实例选择“Non-Cochrane mode”。

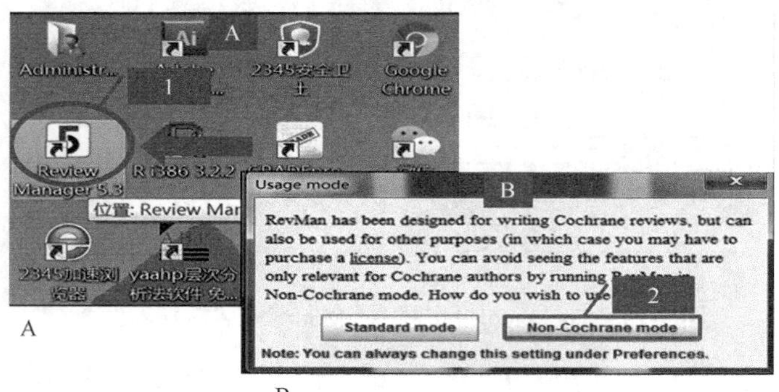

图 9-13　RevMan 5 软件启动向导界面

B. 完成步骤 A 后，界面将跳转至 Review Manager 5 软件欢迎界面（图 9-14），在该界面，用户可选择下一步任务，如点击“Open a review from a file”打开一个已有的系统评价，亦可点击“Create a new review”创建一个系统评价。此外，用户还可以在“On start up，show”对应的下拉菜单选择启动软件时，是否弹出欢迎界面。

2）开始菜单启动 Review Manager 5 软件

A. 点击“开始”菜单图标（图 9-15A），界面跳转至次级菜单，然后点击“所有程序”，跳转至完整程序展示界面（图 9-15B），点击“Review Manager 5.3”文件，打开文件子目录（图 9-15C），最后双击 Review Manager 5.3 应用程序图标，启动软件。

B. 完成步骤 A 后，将启动 Review Manager 5 软件，其欢迎界面如图 9-14 所示。

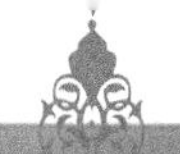

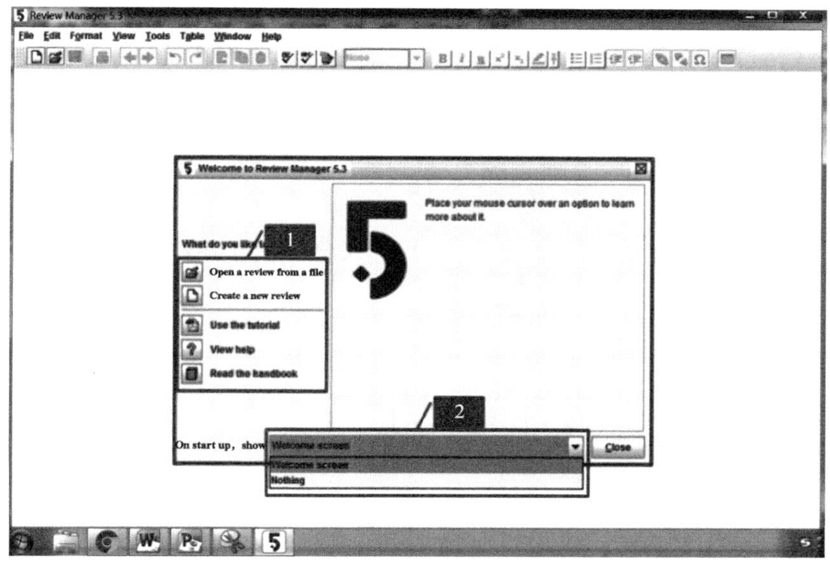

图 9-14　RevMan 5 软件欢迎界面

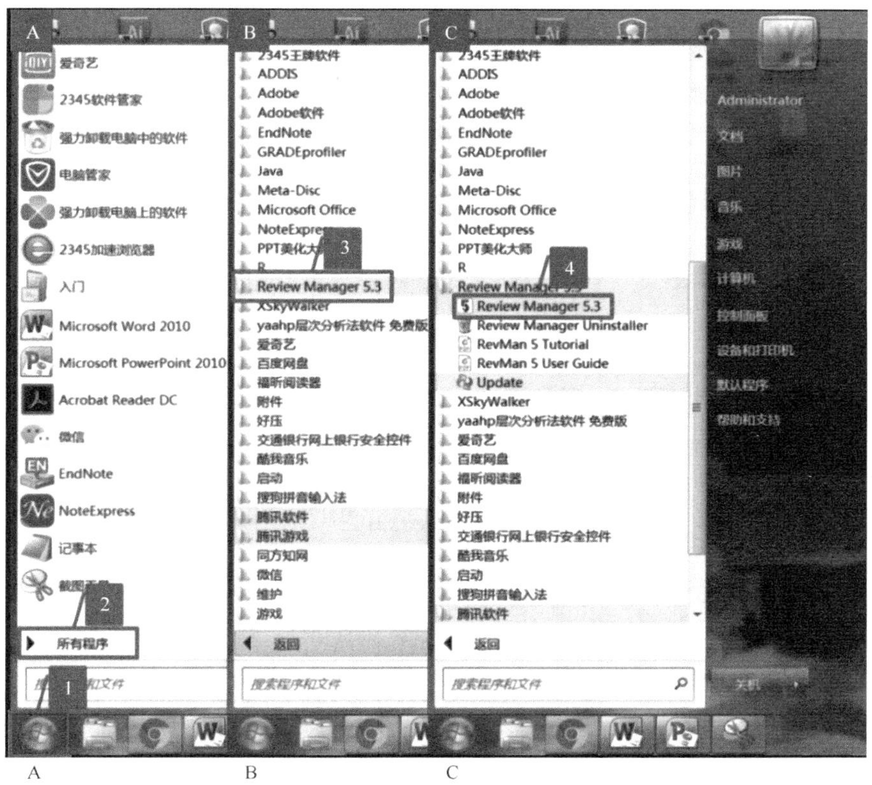

A　　　B　　　C

图 9-15　开始菜单启动 RevMan 5 软件向导界面

（2）Review Manager 5 软件界面介绍：打开 Review Manager 5 软件，选择不创建任何系统评价，进入如图 9-16 所示的主界面，该界面主要有功能区和快速访问工具栏两部分。功能区包括“文件（File）”、“编辑（Edit）”、“格式（Format）”、“浏览（View）”、“工具（Tools）”、“表格（Table）”、“窗口（Window）”和“帮助（Help）”8 个选项卡，每个选项卡均有次级选项，只需要点击各选项卡，即可弹出对应的次级功能选项，如点击“File”选项卡，则会出现图 9-17 所示的二级功能选项界面，而右侧标注有三角（▶）的二级功能选项，则可点击弹出对应的三级功能选项。快速访问工具栏包括“文件新建 / 打开 / 保存 / 打印”“撤销”“剪切 / 复制 / 粘贴”“拼写检查与注释”“字体格式与注释”“段落格式”“链接”“插入符号”及“插入表格”等选项类别，用户可通过快速访问栏快捷实现对应的操作。

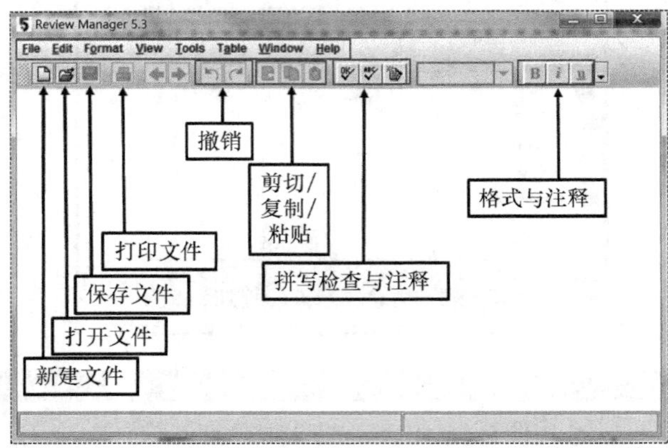

图 9-16　RevMan 5 软件主界面

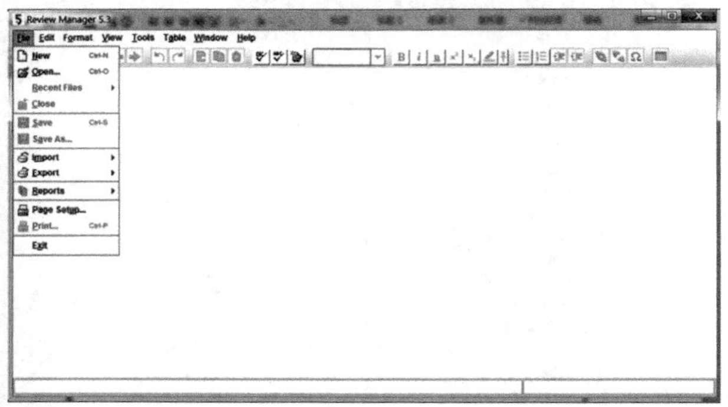

图 9-17　RevMan 5 软件 File 选项卡次级功能选项窗口

3. Review Manager 5 软件中可用的 Meta 分析方法　Review Manager 5 软件主要用于制作基于分类变量和数值变量的 Meta 系统评价 /Meta 分析，针对不同资料类型及不同资料合并模型所采用的方法详见表 9-1。其中，Mantel-Haenszel 法（M-H 法）和 Peto 法仅用于二分类资料的合并分析，M-H 法应用了分层分析的思想，Peto 法应用了倒方差的思想，且主要用于小概率事件的合并效应量计算。连续型变量资料在不存在明显异质性的情况下，使用固定效应模型，其合并效应量的计算，采用倒方差法（inverse variance，Ⅳ）计算。

表 9-1　RevMan 5 软件中可用的 Meta 分析方法汇总

资料类型	效应量	合并模型	
		固定效应	随机效应
二分类变量	比值比	M-H 法 Ⅳ法 Peto 法	M-H 法 Ⅳ法
	风险比	M-H 法 Ⅳ法	M-H 法 Ⅳ法
	风险差	M-H 法 Ⅳ法	M-H 法 Ⅳ法

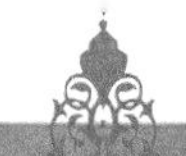

续表

资料类型	效应量	合并模型	
		固定效应	随机效应
连续变量	均数差	Ⅳ法	Ⅳ法
	标准化均数差	Ⅳ法	Ⅳ法
O-E 和方差	自定义（Peto OR）	Peto	无
一般倒方差	自定义	Ⅳ法	Ⅳ法
其他资料	自定义	无	无

4. Review Manager 5 新建系统评价的步骤

（1）运行 Review Manager 5 软件，进入图 9-18 所示界面，点击“Create a new review”创建一个新的系统评价。此外，若用户设置了运行软件不弹出欢迎窗口，那么还可以通过点击快速访问工具栏的图标或在“File”选项卡的二级功能选项中选择创建。

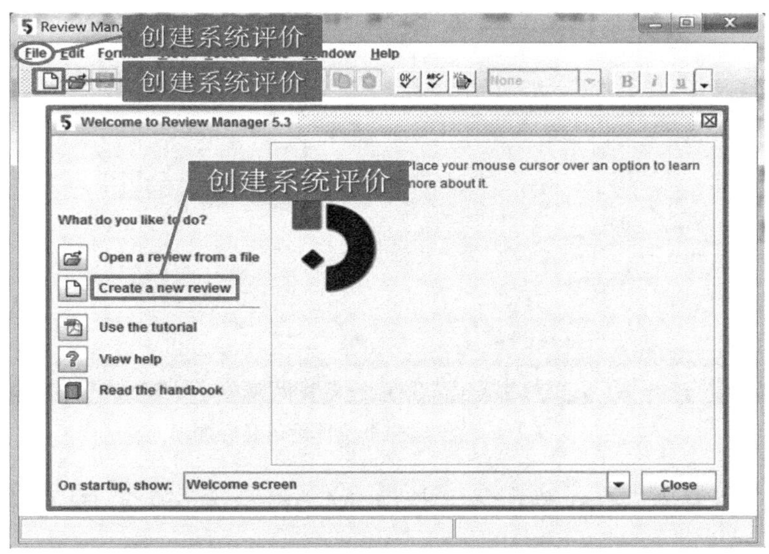

图 9-18　RevMan 5 软件启动欢迎界面

（2）实例以点击“Create a new review”方式创建系统评价，点击完成后，将进入系统评价新建向导界面，继续点击“Next”，则进入如图 9-19 所示的新建系统评价类型选择界面。用户可制作干预类系统评价、诊断准确性系统评价、方法学系统评价、系统评价再评价及自定义类系统评价。本书主要介绍采用 Review Manager 5 软件制作干预类系统评价，且具体细节将在后面具体制作章节进行详细介绍。有兴趣全面深入学习 Review Manager 软件制作各类系统评价的方法与技巧的读者，可参阅 Cochrane 协作网发布的 *Cochrane Handbook for Systematic Reviews of Interventions*。中国循证医学中心和兰州大学循证医学中心已组织专家学者将该用户手册翻译为中文版，可通过 Cochrane 协作网下载获取。本书此部分仅以干预类系统评价为例，简单介绍系统评价的创建。选择“Intervention review”，然后点击“Next”。此外，如制作者有任何疑问，均可点击向导页面右侧的图标，打开系统评价员手册，寻求解决方案。

（3）完成步骤 2 后将进入如图 9-20 所示的系统评价题目拟定界面，用户可根据研究目的自行选择一种题目拟定类型。实例选择“2L PEG plus Asc versus 4L PEG for Bowel preparation”的题目形式。题目拟定完毕后，点击“Next”进入系统评价制作步骤界面，选择

“Full review”，然后点击“Finish”完成一个新的系统评价创建（图 9-21）。

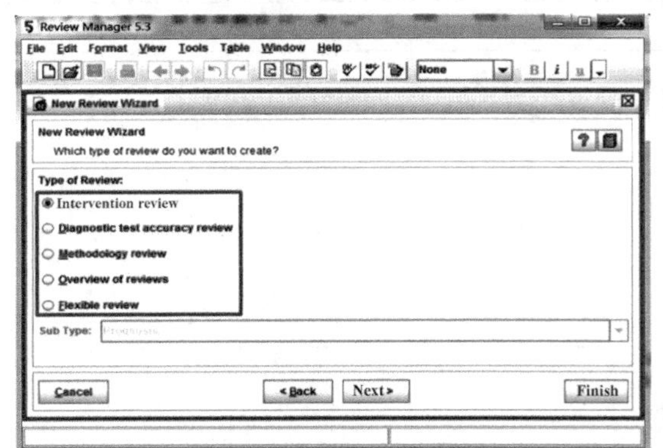

图 9-19　系统评价类型选择界面图

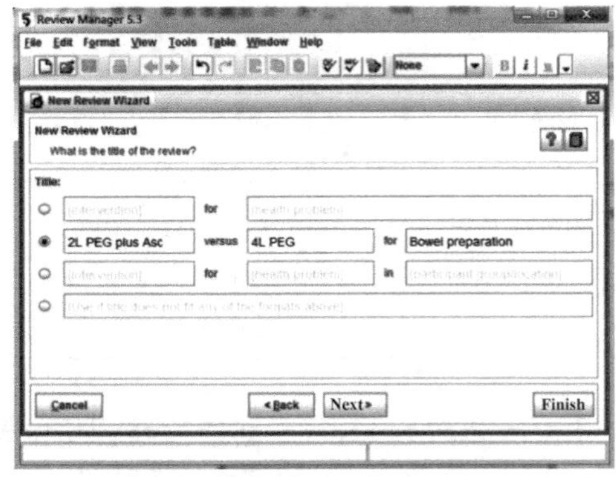

图 9-20　系统评价题目格式选择界面

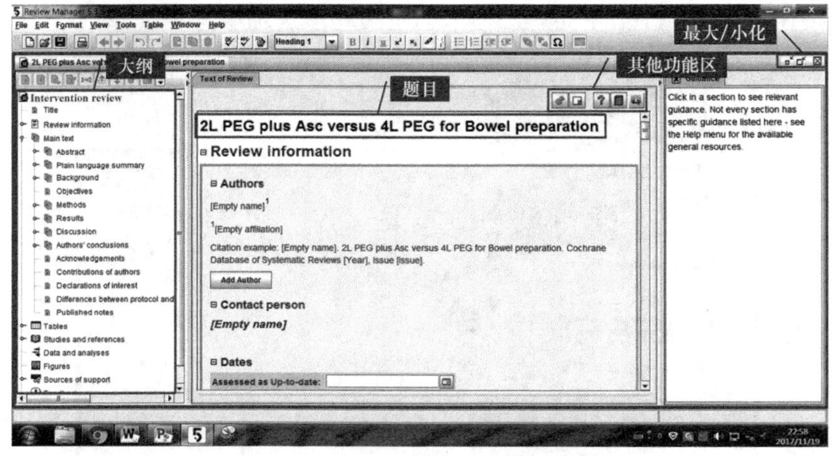

图 9-21　新创建的系统评价信息界面

二、RevMan 5 软件实现 Meta 分析的实例分析

RevMan 5.3 版本软件可实现干预性研究系统评价、诊断准确性（diagnostic test accuracy，DTA）系统评价、方法学系统评价、系统评价再评价、预后研究的系统评价及质性研究的系统评价等多种类型系统评价的制作。作者启动 RevMan 5.3 软件后，在新建系统评价向导窗口可自由选择需要制作的系统评价类型（图 9-22）。

New Review Wizard

New Review Wizard

Which type of review do you want to create?

Type of Review:

- Intervention review
- Diagnostic test accuracy review
- Methodology review
- Overview of reviews
- Flexible review

Sub Type: Qualitative

Cancel　< Back　Next >　Finish

图 9-22　新建系统评价向导界面

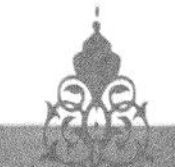

目前，护理学领域应用最为广泛的系统评价类型是干预性研究系统评价，而且干预性研究系统评价也是理解掌握其他系统评价制作要点的基础。因此，本部分仅以干预性研究系统评价的 RevMan 软件实现为例，介绍如何运用 RevMan 5.3 软件实现干预性研究系统评价的 Meta 分析。以口服硫酸锌防治化疗诱发口腔黏膜炎：5 项随机对照试验的 Meta 分析为例介绍 RevMan 5.3 软件实现干预性研究系统评价的 Meta 分析操作过程。

新建系统评价　双击图标运行 RevMan 5.3 软件，点击功能区的“File”项，在下拉菜单中选择“New”选项（图 9-23），进入新建系统评价向导界面（图 9-22）。此外，进入 RevMan 5.3 主界面之后，用户也可点击“Ctrl+N”快捷键直接进入新建系统评价向导界面。

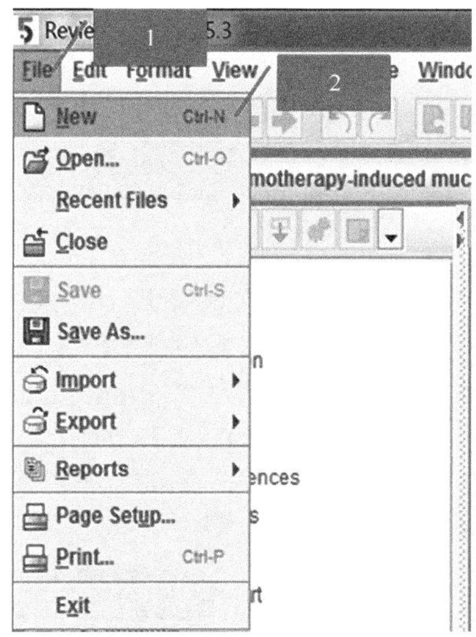

图 9-23　新建系统评价初始流程

选择系统评价类型　进入新建系统评价向导界面，根据所需制作系统评价的目的选择适合系统评价类型，例如，实例系统评价的目的在于比较口服硫酸锌与常规照护对比预防和治疗化疗相关性口腔黏膜炎的有效性与安全性。因此，实例系统评价定位为选择干预类系统评价，即“Intervention review”。

系统评价题目设置　完成系统评价类型选择后，点击“Next”按钮进入系统评价题目选择（设置）界面（图 9-24），根据系统评价目的选择合适的题目类型。例如，实例系统评价的目的是比较口服硫酸锌与常规照护对比预防和治疗化疗相关性口腔黏膜炎的有效性与安全性，但是未对常规照护作具体限定，也就是说对照措施可为安慰剂。因此，在选择题目类型时不限制具体的对照措施，即最合适的题目类型为 [Intervention] for [Health problem] 格式，最终设置题目为 [Zinc sulfate] for [Chemotherapy-induced mucositis]。

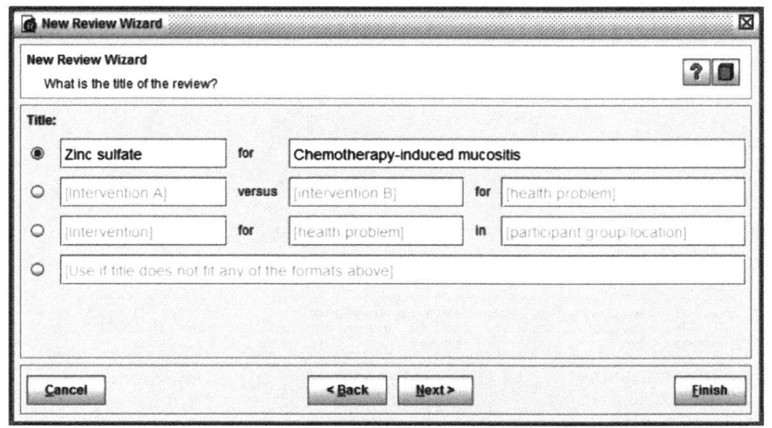

图 9-24　系统评价题目设置界面

选择系统评价的制作阶段　完成系统评价题目设置后，点击“Next”按钮进入系统评价制作阶段选择界面（图 9-25）。RevMan 5.3 软件默认系统评价制作阶段包括方案书制作（Protocol）和全文制作（Full review）两阶段。方案书制作只涉及系统评价制作背景、纳入排除标准设定、文献检索方法、文献筛查及数据提取等方法学的录入，而不涉及具体的数据处理。因此，当用户选择方案书制作时，RevMan 5.3 软件的数据处理等功能不会被激活。所以，为了实现后续的数据处理及图片生成，应在此步选择全文制作。最后，点击“Next”按钮完成系统评价的创建。

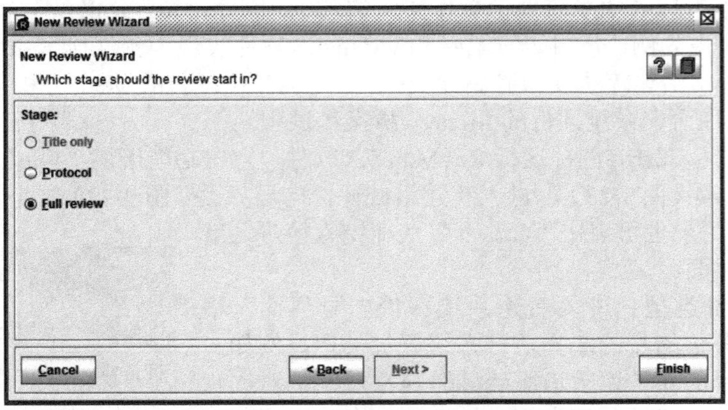

图 9-25 系统评价制作阶段设置界面

纳入研究信息录入 完成系统评价创建后，界面自动跳转至主界面（图 9-26）。在此界面，作者可点击左侧大纲，跳转至对应部分，并在右侧内容栏录入或修改相应的内容。例如，将鼠标光标移动至“[Empty name]”双击，将弹出作者信息录入界面（图 9-27），完成信息录入后，将出现如图 9-28 所示信息。对于非 Cochrane 系统评价，只需通过 RevMan 软件实现数据的处理及图片的生成，所以对于单纯发表于期刊的系统评价，无须录入这些信息，只需将合格研究信息录入即可。

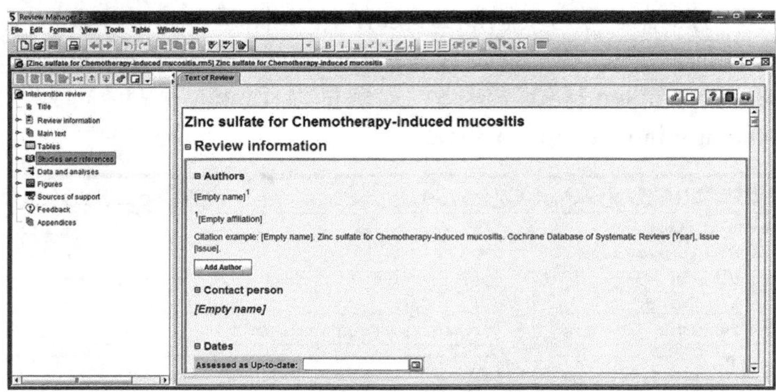

图 9-26 系统评价创建完成界面

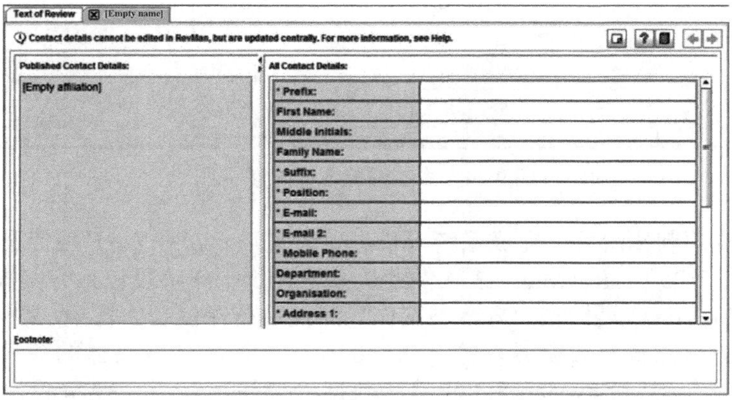

图 9-27 作者信息录入界面

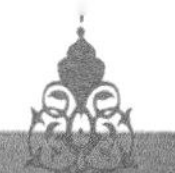

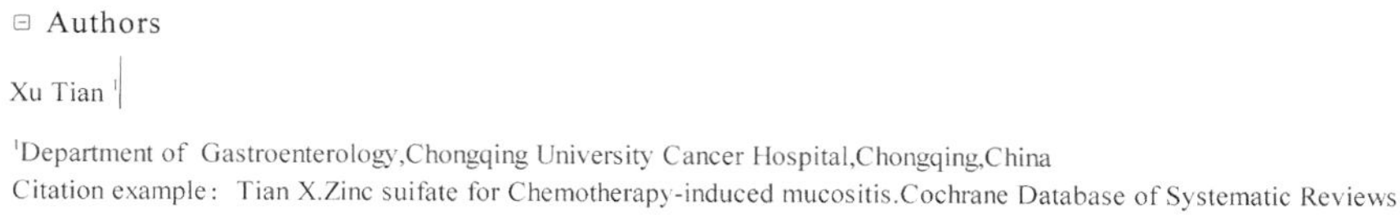

⊟ Authors

Xu Tian [1]

[1]Department of Gastroenterology,Chongqing University Cancer Hospital,Chongqing,China
Citation example: Tian X.Zinc suifate for Chemotherapy-induced mucositis.Cochrane Database of Systematic Reviews [Yesr],Issue [Issue].

图 9-28　作者信息录入完成界面

在完成创建的系统评价主界面，依次点击左侧大纲：[studies and references] → [references to studies] → [included studies]，然后右键点击“Included studies”选项（图 9-29），弹出图 9-30 所示的纳入研究添加选项窗口。然后，点击“Add study”选项，跳转至添加新研究向导窗口（图 9-31）。例如，录入 rambod 等 2018 年发表的研究信息。首先，在“Study ID”对应文本框录入“rambod 2018”并点击“Next”按钮进入信息来源（Data source）选择界面（图 9-32）；点击“Data source”右侧的下拉菜单按钮，弹出可供选择的信息来源，用户也可根据真实数据来源情况灵活选择对应来源，如实例选择“Published and unpublished data”，完成设置后点击“Next”按钮进入发表年份录入界面，在“Year”对应的文本框录入文献的发表年，然后点击“Next”按钮进入文献标识符录入界面（图 9-33）；点击界面中“Type”下方下拉菜单，可选择相应的标识符，如 DOI 或临床注册号等，在 Value 下方文本框录入对应的标识符信息，用户可点击右侧的“Add identifier”与“Delete identifier”按钮自由添加或删除标识符；完成标识符录入后，点击“Next”按钮进入文献信息录入完成界面，用户可勾选“Nothing”后点击“Finish”按钮结束文献录入，也可勾选其他两个选项，继续为已添加的研究录入参考文献信息或添加新的研究信息，通常情况下，只需勾选“Add another study in the same section”选项，在相同向导界面继续添加合格文献信息。

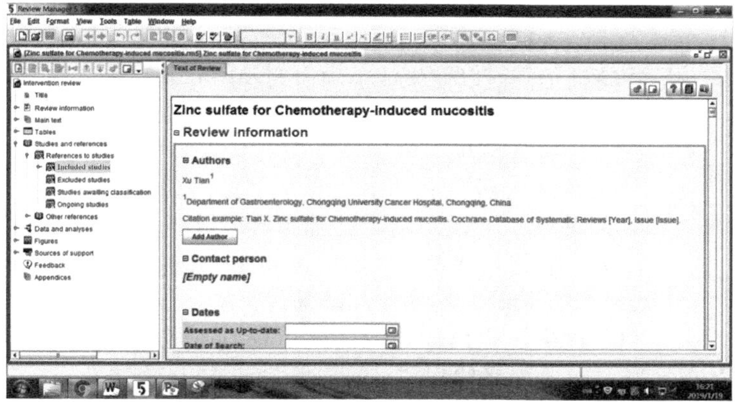

图 9-29　录入合格研究流程

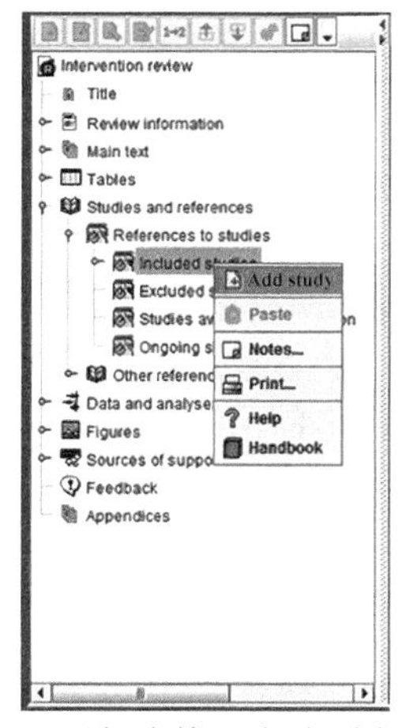

图 9-30　添加合格研究选项窗口

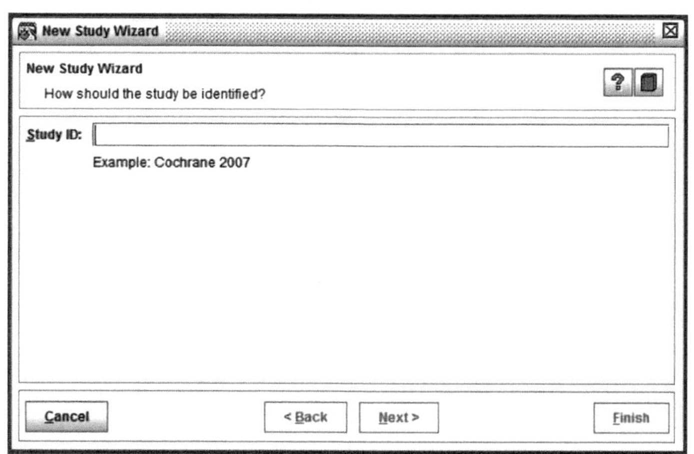

图 9-31　添加新研究向导窗口

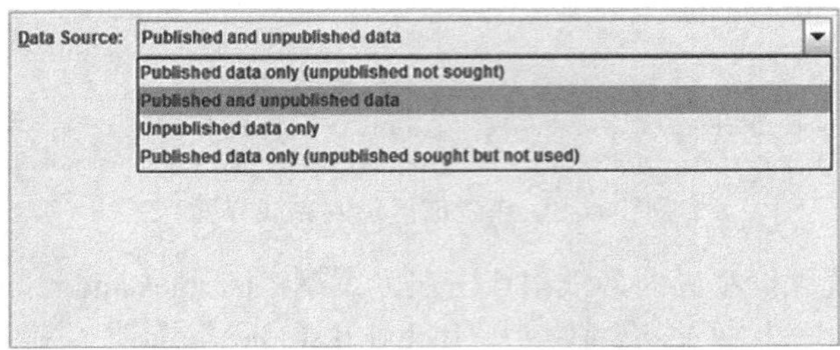

图 9-32　信息来源选择界面

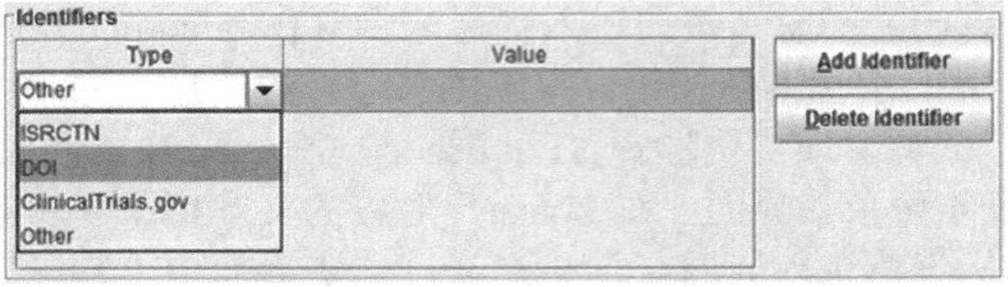

图 9-33　文献标识符录入界面

完成所有合格研究信息录入后，作者可通过点击主界面左侧大纲栏的“Included studies”选项，浏览已添加的所有研究信息列表，如实例完成 5 项合格研究录入后，对应的研究信息列表如图 9-34 所示。此外，若作者期望对已录入的研究信息进一步编辑，则只需要鼠标右键点击文献信息，弹出对应的编辑选项对话框（图 9-35），选择相应的编辑选项功能即可。

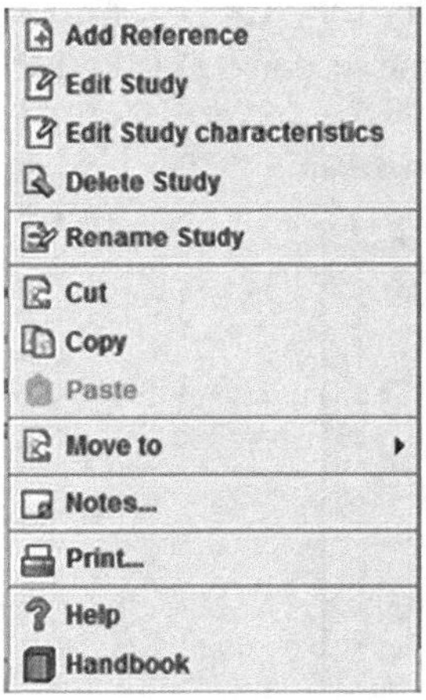

图 9-34　完成信息录入的研究列表

纳入研究基本特征录入　完成合格研究录入后，需要录入对应的基本特征信息，以便生成单项研究及所有研究整体的偏倚风险评估图。在录入研究信息编辑功能选择界面（图 9-35），选择“Arbabi-kalati 2012”选项，进入单项研究的基本信息录入界面（图 9-36）。在该界面，作者需要录入研究的基本信息，包括研究方法、纳入对象、干预方案、结局指标及其他需要重点关注的资料等信息，同时需要在“Risk of bias table”判断研究的偏倚风险信息，并给出对应的判断依据。需引起注意的是，在判断偏倚风险时，对于作者给出“Low-risk”或“High-risk”的条目，在“Support for judgement”下方的文本框中可不录入任何信息，但对于给出“Unclear risk”判断的条目，则必须在右侧的“Support for judgement”文本框中给出文本信息，否则生成的偏倚风险评估图片将默认作者未进行判断，而不填充默认的黄色，显示为空白。按相同的要求，依次录入每项合格研究的基本特征信息。如实例研究中，依次录入 5 项合格研究的基本特征信息和偏倚风险评估信息。

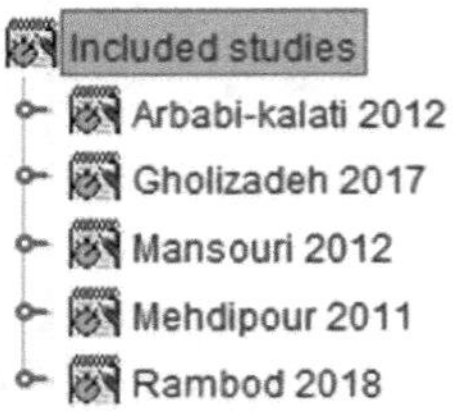

图 9-35　录入研究信息编辑功能选择界面

值得注意的是，Cochrane 官方提供的偏倚风险评估条目并不适合所有的系统评价，作者在进行偏倚风险评估时，可根据研究的目的和纳入研究的独特性，灵活设置符合研究目的和性质的偏倚风险评估条目。如在评估外科手术的有效性与安全性时，研究者无法做到盲法，此时可考虑删除研究者盲法这一条目，而增加研究是否接受医疗耗材或药品厂家的资助这一条目。为了实现偏倚风险条目的更改，作者只需要点击“Risk of bias tables”按钮，即可弹出偏倚风险评估条目设置窗口（图 9-37）。

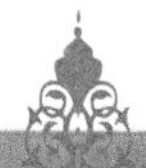

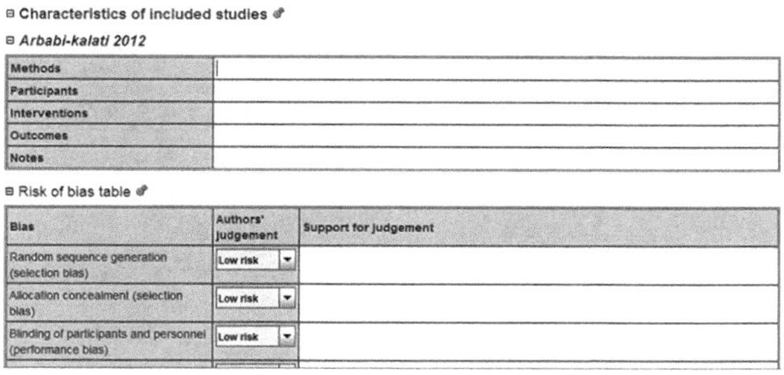

⊟ Characteristics of included studies

⊟ *Arbabi-kalati 2012*

Methods	
Participants	
Interventions	
Outcomes	
Notes	

⊟ Risk of bias table

Bias	Authors' judgement	Support for judgement
Random sequence generation (selection bias)	Low risk	
Allocation concealment (selection bias)	Low risk	
Blinding of participants and personnel (performance bias)	Low risk	

图 9-36　单项研究基本信息录入界面

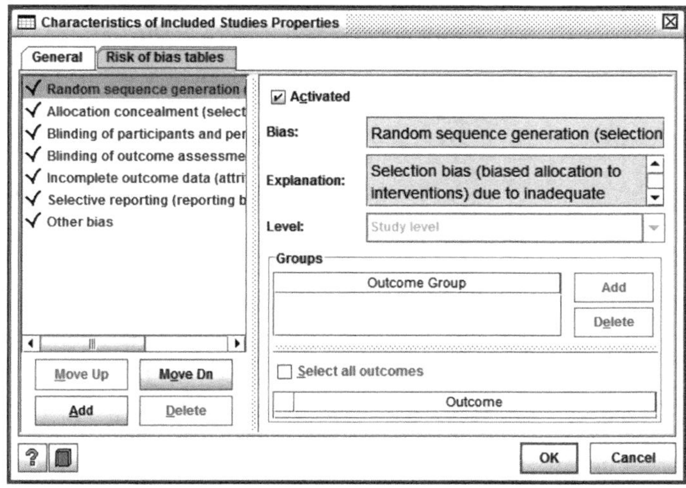

图 9-37　偏倚风险评估条目设置窗口

偏倚风险评估图片生成　完成合格研究基本特征信息录入后，作者只需右键点击左侧大纲栏的“Figures”选项，弹出图片编辑功能选择对话框（图 9-38），然后选择“Add Figure”选项进入添加图片对话框（图 9-39）。作者只需分别勾选“Risk of bias graph”和“Risk of bias summary”对应的复选框，然后依次点击“Next”按钮和“Finish”按钮完成图片的生成。图 9-40 和图 9-41 则分别为实例生成的偏倚风险条图和总图。

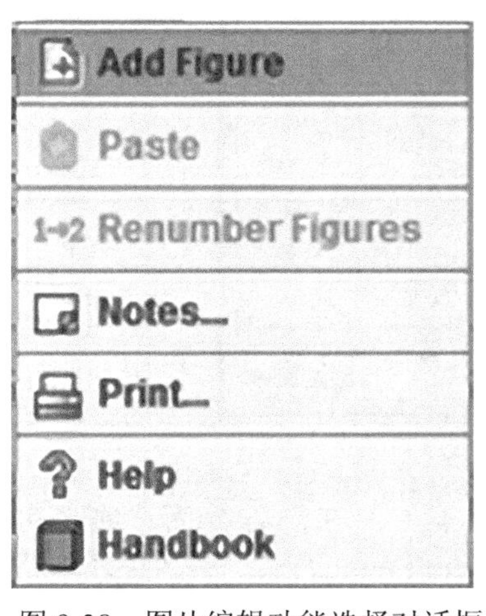

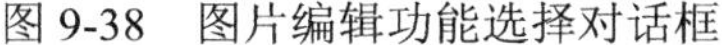

图 9-38　图片编辑功能选择对话框

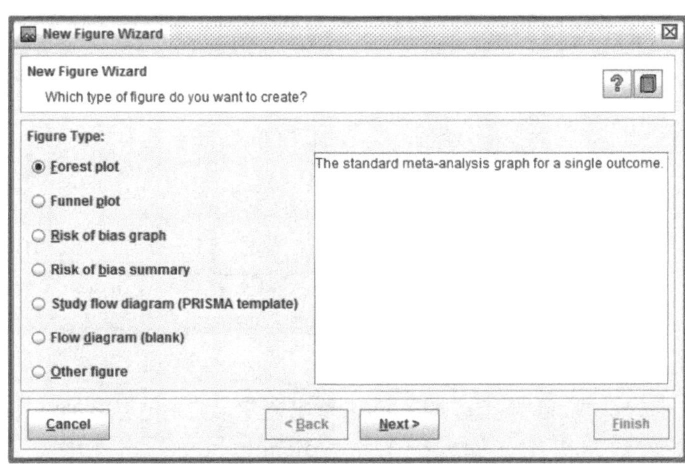

图 9-39　添加图片对话框

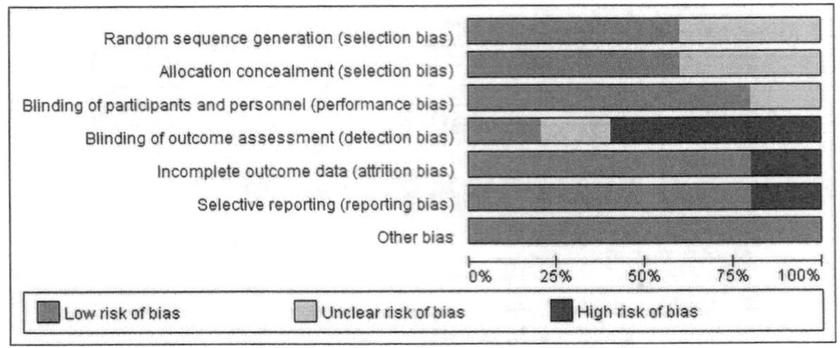

图 9-40　偏倚风险条图

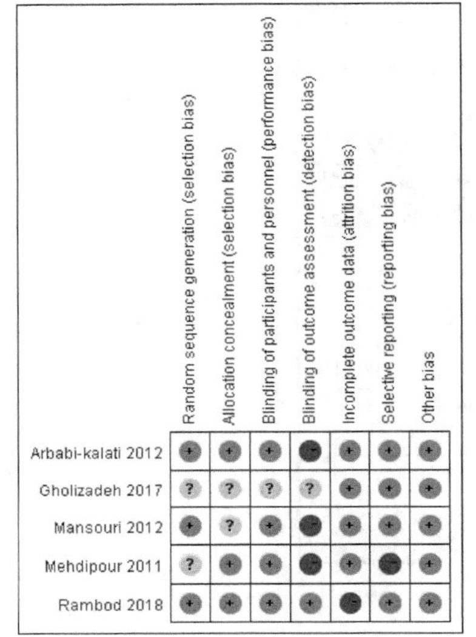

图 9-41　偏倚风险总图

数据处理　完成合格研究的偏倚风险评估后，作者需要根据目标结局进行数据的处理。如实例中，只有口腔黏膜炎发生率这一结局符合定量合并要求，因此需要针对这一结局执行 Meta 分析。在主界面左侧大纲右键点击“Data and analyses”选项，在弹出的对话框中选择“Add comparison”选项进入新建比较向导界面（图 9-42）。

在新建向导名称右侧文本框录入需要处理的比较组名称，如实例录入“Zinc sulfate vs. control”，然后点击“Next”按钮进入完成新建比较组对话框。在该界面，作者可选择直接关闭对话框而不做任何处理，也可为新建的比较组添加结局，亦可继续添加新的比较组。通常情况下，作者只需要勾选“Add Outcome”，在新建的比较组中添加需要评价的结局。当然，若作者在完成新建比较组对话框勾选了“Nothing”选项，也可通过展开主界面左侧大纲，右键点击新建的比较组添加结局（图 9-43）。

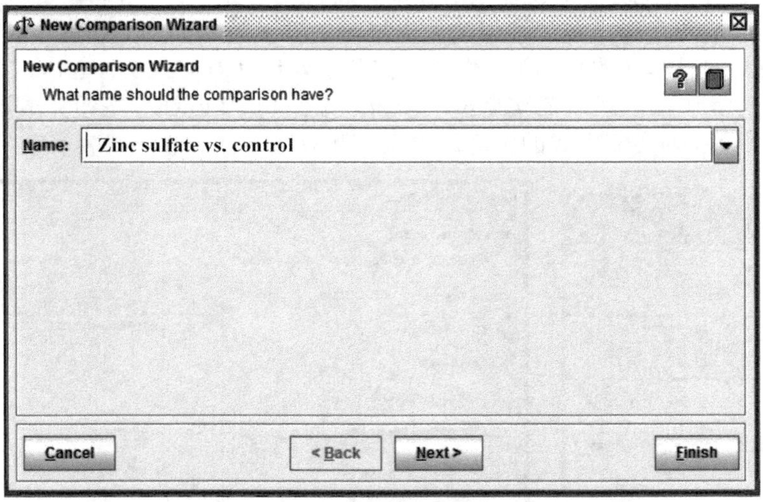

New Comparison Wizard
New Comparison Wizard
What name should the comparison have?
Name: Zinc sulfate vs. control
Cancel　< Back　Next >　Finish

图 9-42　新建比较组向导

选择添加结局选项后，将弹出新建结局向导界面（图 9-44）。在向导界面，作者可选择多种数据类型，如分类变量（dichotomous）、连续变量（continuous）、一般倒方差资料（generic inverse variance）等。在护理领域，最常用的数据类型为分类变量和连续型变量。此外，对于无法进行合并的资料，也可选择其他类型数据（other data），通过文本描述或表格展示等形式总结结果。由于实例中待评价的结局为口腔黏膜炎发生率，归属于二分类数据，因此勾选“Dichotomous”对应的复选框，然后点击“Next”按钮进入结局基本信息录入窗口（图 9-45）。在结局名称及比较组别相对应的文本框依次录入信息，然后点击“Next”按钮进入统计方法设置窗口（图 9-46）。作者需要根据该结局对应的资料情况灵活选择分析方法（见表 9-1），如实例统计方法选择 Mantel-Haenszel，效应量选择 Risk Ratio，分析模型选择 Random Effects，设置完成后，点击“Next”按钮进入分析细节窗口（图 9-47）。在该窗口，作者可根据需要选择对应的分析细节，如研究的可信区间等。完成设置后，点击“Next”按钮进入森林图展示信息设置窗口（图 9-48）。在该界面，作者可对森林图左右文字说明以及森林图探究效应排序等信息进行设置。完成上述信息设置后，进入向导结束对话框。在该窗口，作者可有 5 种选择，即关闭对话框不做任何附加处理（nothing）、编辑结局（edit the new outcome）、增加亚组（add a subgroup for the new outcome）、添加研究数据（add study data for the new outcome）、添加新的结局（add another outcome for the same comparison），作者可根据数据处理要求灵活选择。例如，实例所评价的口腔黏膜炎发生率由于涉及中度、中度及未区分严重程度等信息，因此需要设置亚组。因此，在结束添加结局向导窗口勾选“增加亚组（add a subgroup for the new outcome）”选项，然后进一步设置亚组信息。当然，即便作者在此步选择关闭了对话框，也可通过主界面的大纲选项实现亚组的添加，即展开大纲选择已添加的结局，右键单击弹出结局编辑选项菜单，选择相应选项。例如，实例设置了 3 个亚组（图 9-49），即不区分严重程度（any）、中重度（≥ moderate）与重度（severe）。

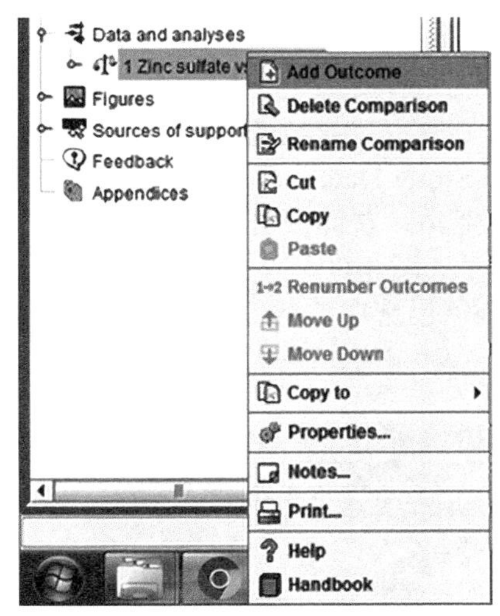

图 9-43　通过大纲栏添加评价结局

New Outcome Wizard
What type of outcome do you want to create?
Data Type: Dichotomous / Continuous / O-E and Variance / Generic Inverse Variance / Other Data
Description: Enter number of participants with events and total number of participants in experimental and control groups.
Cancel　< Back　Next >　Finish

图 9-44　新建结局向导界面

New Outcome Wizard
What name should the outcome have?
Name: Incidence of oral mucositis
Group Label 1: Zinc sulfate
Group Label 2: Control
Cancel　< Back　Next >　Finish

图 9-45　结局基本信息录入窗口图

New Outcome Wizard
What type of outcome do you want to create?
Data Type: Dichotomous / Continuous / O-E and Variance / Generic Inverse Variance / Other Data
Description: Enter number of participants with events and total number of participants in experimental and control groups.
Cancel　< Back　Next >　Finish

图 9-46　统计分析方法设置窗口

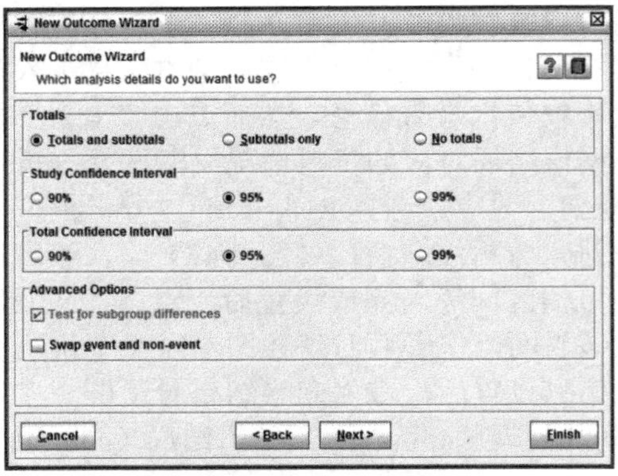

New Outcome Wizard
New Outcome Wizard
Which analysis details do you want to use?
Totals
Totals and subtotals　Subtotals only　No totals
Study Confidence Interval
90%　95%　99%
Total Confidence interval
90%　95%　99%
Advanced Options
Test for subgroup differences
Swap event and non-event
Cancel　< Back　Next >　Finish

图 9-47　分析细节设置窗口

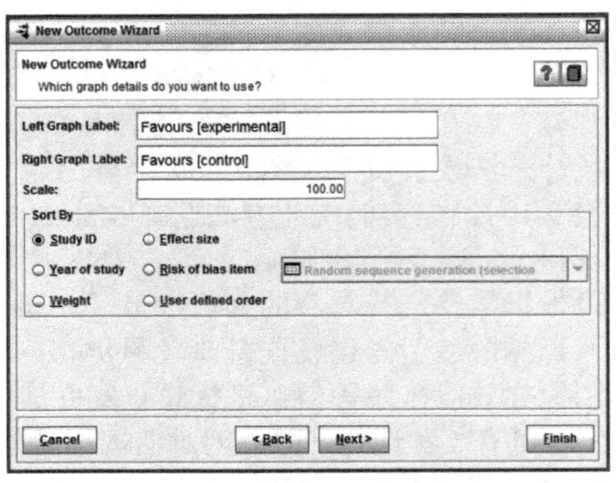

图 9-48　森林图展示信息设置窗口

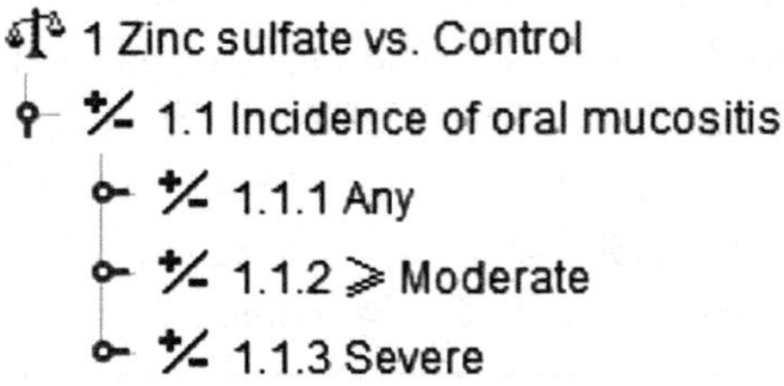

1 Zinc sulfate vs. Control
1.1 Incidence of oral mucositis
1.1.1 Any
1.1.2 ≥ Moderate
1.1.3 Severe

图 9-49　实例亚组分析设置

完成结局添加后，作者需要为该结局添加分析数据。对于未设置亚组的结局，作者只需要选择已添加的结局右键单击，在弹出的对话框中选择“Add Study Data”即可为该结局添加数据。对于设置了亚组的结局，则需要点击结局，展开对应的亚组，右键点击其中一个亚组，并在弹出的对话框中选择“Add Study Data”进入研究选择界面（图 9-50）。实例中，不区分严重程度亚组共包括 3 项合格研究，选择完成后可在大纲栏浏览已选中的研究信息（图 9-51）。同理，完成其他亚组合格研究的选择。

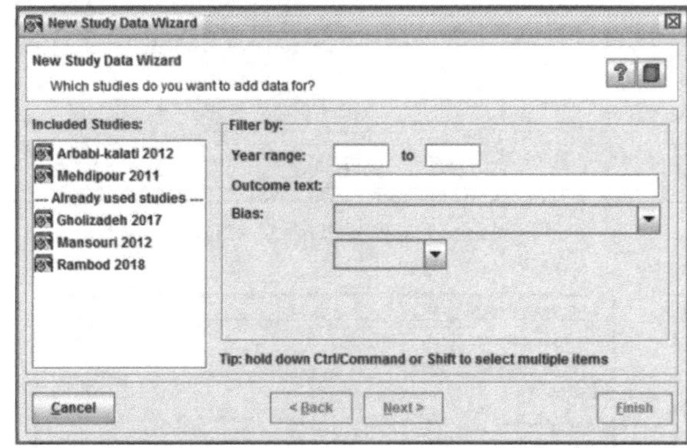

图 9-50　为单个结局选择合格研究数据对话框

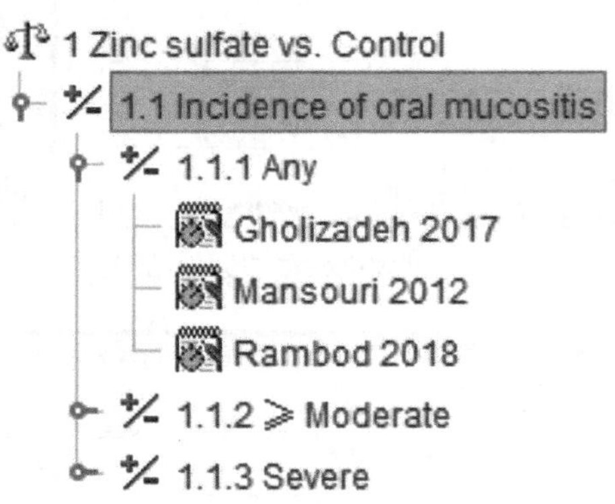

图 9-51　已选中研究信息列表

完成结局对应的合格研究选择后，鼠标双击结局名称，进入研究数据录入界面（图 9-52）。在该界面，作者可依次录入不同亚组的研究数据，录入完成后界面右侧将显示对应的森林图。此外，在该界面，作者可点击“ 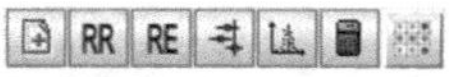 ”中对应按钮实现相应功能，如点击“ ”转化效应量，点击“ ”转化合并模型。

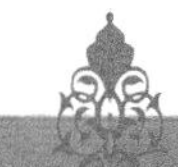

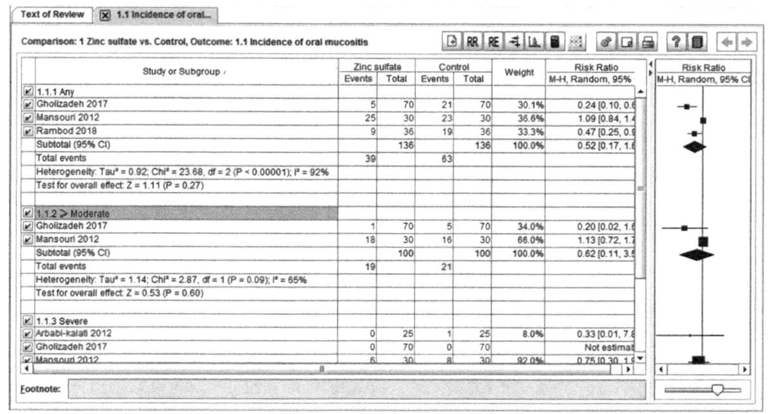

图 9-52　研究数据录入界面

完成数据分析后，若作者欲对前期设置的基本信息进行修改，则可点击“ ”按钮进入属性设置界面（图 9-53）。在该界面，作者可对结局的一般信息、分析方法、分析细节及森林图进行修改，修改完成点击“Apply”即可，若要放弃修改，则只需要点击“Cancle”按钮。此外，作者也可通过主界面实现属性的设置。首先展开主界面左侧的大纲栏，右键单击结局名称，在弹出的对话框中选择“Properties”即可进入图 9-53 所示界面。

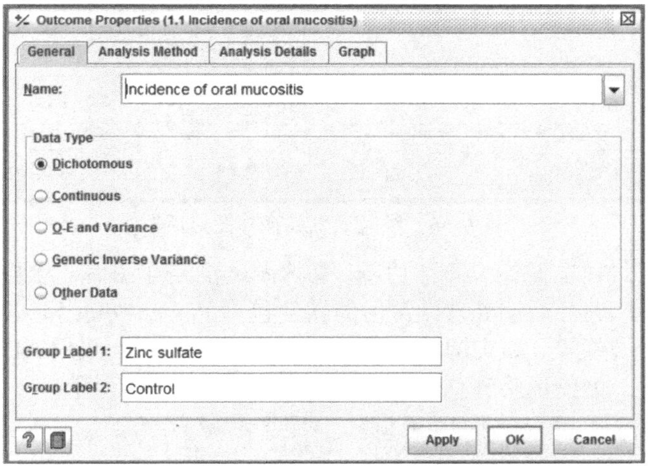

Outcome Properties (1.1 Incidence of oral mucositis)
General　Analysis Method　Analysis Details　Graph
Name: Incidence of oral mucositis
Data Type
Dichotomous
Continuous
O-E and Variance
Generic Inverse Variance
Other Data
Group Label 1: Zinc sulfate
Group Label 2: Control
Apply　OK　Cancel

图 9-53　属性设置界面

图片生成与导出　完成所有数据处理后，作者可通过两种途径生成所需图片。其一，点击数据录入界面“ ”和“ ”按钮分别生成森林图（图 9-54）和对应的倒漏斗图（图 9-55）。此处需注意，RevMan 软件默认在固定效应模型下进行数据合并时才可绘制倒漏斗图的轮廓线（95% 可信区间），而本次示例因统计学异质性显著而采用随机效应模型执行数据合并，因此软件生成的倒漏斗图无轮廓线体现，但图示结果对结局判断不会产生任何影响。在森林图生成界面，作者可点击“ ”按钮，分别实现图片的保存、复制和打印。同样在倒漏斗图生成界面，作者可点击对应按钮实现图片的保存和复制。其二，作者可通过右键点击主界面左侧大纲的“Add Figure”选项，进入图 9-39 所示的添加图片对话框，在该对话框勾选“Forest plot”后点击“Next”按钮进入森林图生成窗口（图 9-56）。在该窗口，作者可选择需要生成森林图的结局，然后依次点击“Next”按钮和“Finish”按钮完成森林图的生成。森林图生成完成后，作者可在主界面左侧大纲的“Figures”下找到新增加的图片名称，双击即可进入图片编辑界面。此外，在 RevMan 软件中，作者也可生成文献检索与筛查流程图，即进入图 9-39 所示的添加图片对话框，勾选“Study flow diagram（PRISMA template）”或“Flow diagram（blank）”生成流程图。

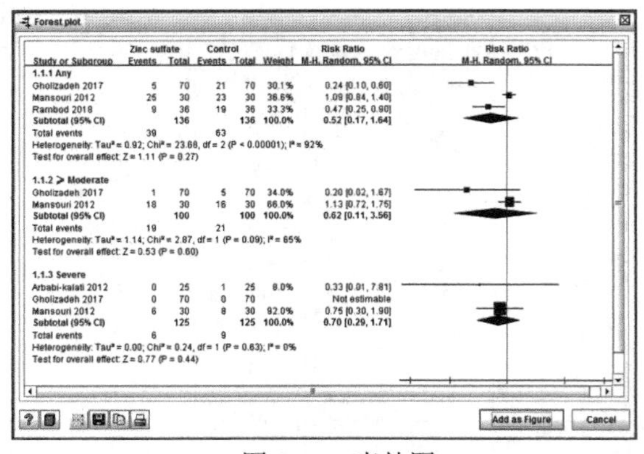

图 9-54 森林图

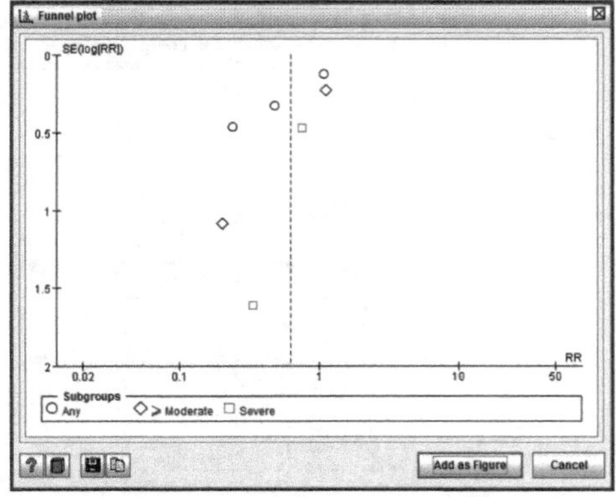

图 9-55 倒漏斗图

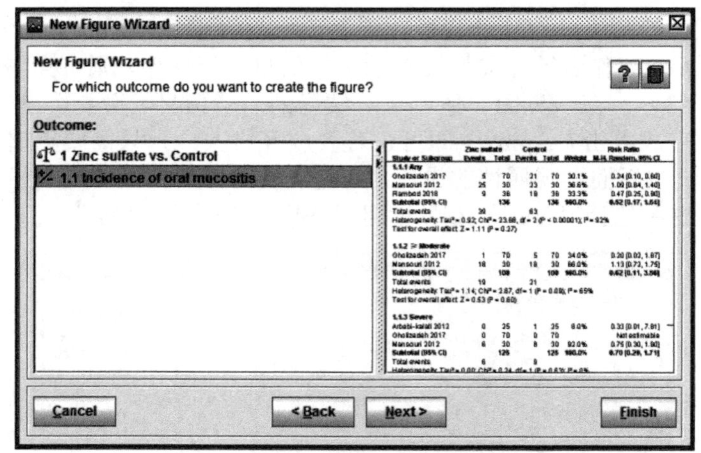

图 9-56 经大纲生成森林图对话框

图片的后期处理 导出偏倚风险评估图、森林图及倒漏斗图后，为了美化图片或符合投稿期刊的要求，需对图片进行后期处理，常用的软件包括 Power Point 和 AI。后期处理主要包括图片的整合与分辨率调整等。如实例通过导出图片为 PDF 格式，采用 AI 软件进行处理后的文献检索与筛查流程图、偏倚风险评估图和森林图分别见图 9-57，图 9-58 和图 9-59。

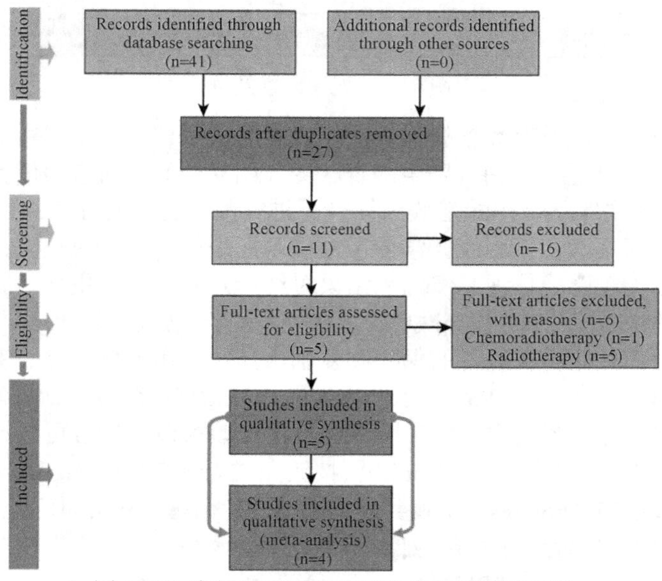

图 9-57 实例处理后的文献检索与筛查流程图

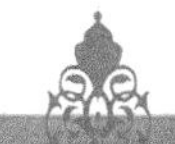

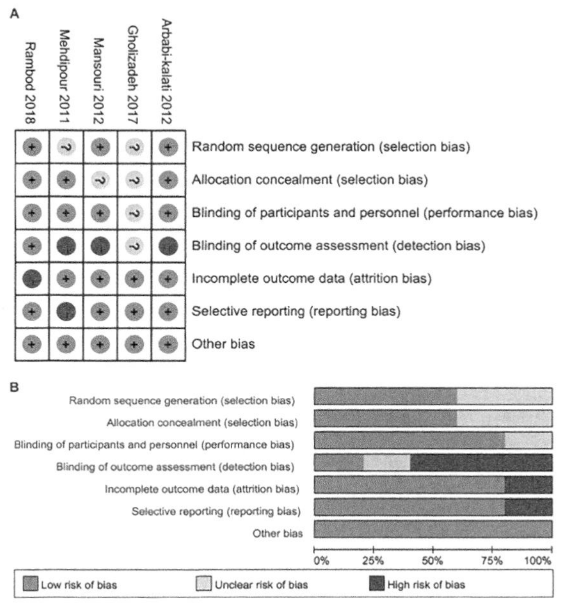

图 9-58　实例处理后的偏倚风险评估图

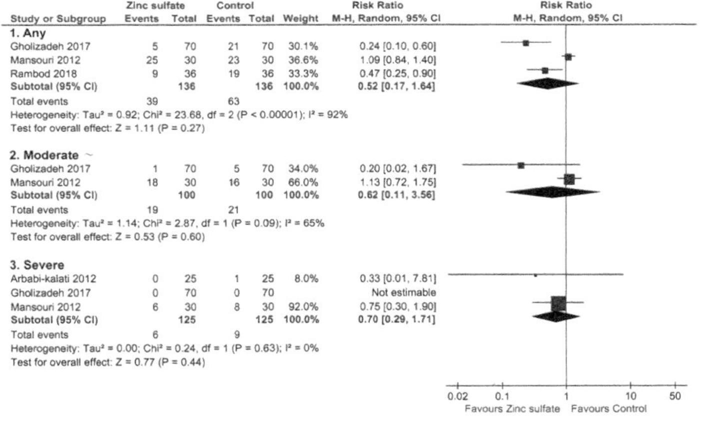

图 9-59　实例处理后的森林图

第二节　观察性研究 Meta 分析常用软件介绍、应用与实例分析

基于队列研究与病例 - 对照研究的系统评价的制作与基于随机对照试验的干预类系统评价的制作流程大体相似，前述系统评价主要用于预后、基因多态性及危险因素分析，与干预类系统评价的区别在于原始研究的质量评价及数据的转换处理。队列研究可获知研究队列总人数，因此可基于原始数据计算 RR 与 OR 等值实现数据整合，而病例 - 对照研究无法获知研究总体人数，因此只能求取 OR 值以实现数据整合。对于研究暴露与疾病发生关系等可获取暴露组 / 观察组与对照组总数及暴露人数或结局均值与标准差的队列研究和病例 - 对照研究，其 Meta 分析的制作与干预类 Meta 分析无实质性差别，因此不再赘述。对于采用回归方法研究疾病发生风险因素的队列研究和病例 - 对照研究，其特殊之处在于需对提取的原始数据进行转换处理。本部分将以“ICU 成人患者谵妄危险因素的 Meta 分析”和“叶酸与阿尔茨海默病相关

性的 Meta 分析”两篇论文中的部分数据为例，分别介绍基于 RevMan 软件和 STATA 软件实现队列研究和病例 - 对照研究二分类数据与连续性数据的 Meta 分析的制作。其中，对于与干预类系统评价操作相同的步骤及内容，此部分将不再赘述。

一、基于 RevMan 软件制作队列研究和病例 - 对照研究的 Meta 分析与实例分析

现以“潘燕彬，江智霞，张晶晶，等 . 2018，ICU 成人患者谵妄危险因素的 Meta 分析 . 中国护理管理，18（4）：465-475.”为例，介绍基于 RevMan 软件制作队列研究和病例 - 对照研究的 Meta 分析操作方法和过程。

1. 建立原始数据表 完成文献检索、文献筛查与数据提取后，首先提取所要分析的原始数据建立原始数据表。以实例中分析机械通气与谵妄关系的数据为例，整理如表 9-2。

表 9-2 机械通气与谵妄关系的原始数据

纳入研究	病例组	对照组	事件发生		OR	95% CI	*P*
			病例组	对照组			
赵榆华，2014	83	342	—	—	1.786	1.873 ～ 18.828	0.107
薛珲，2011	91	422	—	—	5.818	1.880 ～ 18.010	0.002
廖莲梅，2016	17	53	13	20	—	—	0.010
Arenson，2013	148	862	—	—	4.340	2.520 ～ 7.450	＜ 0.001

2. 新建系统评价 此步骤同于干预类系统评价，详见前述相应部分。

3. 选择系统评价类型 由于实例系统评价的目的在于分析 ICU 成人患者发生谵妄的危险因素，RevMan 软件推荐的系统评价类型中并无适合此类研究的备选项，而该类系统评价纳入的原始研究设计类型主要是队列研究和病例 - 对照研究，与预后类系统评价纳入研究一致。因此，建议勾选“Flexible review”复选框，选择“Prognosis”自行设定。

4. 系统评价题目设置 系统评价类型设置后完成后，即可进行系统评价题目的设置根据实例系统评价的目的，选择自由设置题目，不对干预及疾病状态做具体限制，选择后直接在 Title 后的第一个复选框输入“ICU 成人患者谵妄危险因素”。系统评价的制作阶段的设置、纳入研究信息的及纳入研究基本特征的录入与干预类系统评价相同，详见前述对应部分。

5. 文献质量评价 纽卡斯尔 - 渥太华量表（Newcastle-Ottawa Scale，NOS）是目前最常推荐用于评价队列研究和病例 - 对照研究（非随机类研究）质量的工具（表 9-3）。NOS 量表评价包括研究人群选择、组间可比性、暴露或结果评价 3 个类别，共 8 个条目，满分为 9 颗星，≥ 7 颗星为高质量文献，＜ 7 颗星为较低质量文献。

表 9-3 纳入研究的质量评价

纳入文献	人群选择	组间可比性	暴露或结果评价	得分
赵榆华，2014	3	2	2	7
薛珲，2011	3	1	1	5
廖莲梅，2016	4	1	1	6
Arenson，2013	4	2	1	7

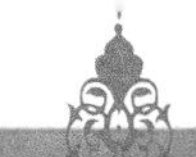

6. 数据处理 根据实例研究数据的报告形式，需采用一般倒方差法（generic inverse variance）进行合并分析（图 9-60）。因此，对于报告了详细数值的研究，提取观察组（暴露组）与对照组总人数及各组事件发生数，然后基于原始数据求取 log（OR）与对应的标准误（standard error，SE）（表 9-2）。对于连续性数据，提取对应的均值及标准差即可。

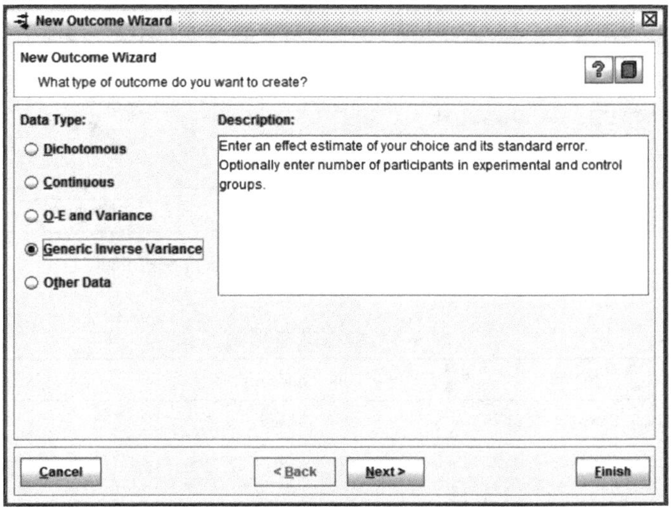

图 9-60 数据类型选择

比较组的设置、亚组的设置、分析研究的选择、数据的录入等均与干预类系统评价的操作相同。根据前述部分操作介绍完成本类系统评价结局设置与亚组设置后，根据准备的数据完成录入。若原始研究仅提供了各组人数及事件发生数，研究者可通过 RevMan 软件提供的计算器实现数据的转换（图 9-61）。如以廖莲梅等的研究为例，将原始数据录入 RevMan 计算器，则可获得对应的 log（Odds Ratio）与 SE 值（图 9-62）。对于报告危险因素 OR 值与 95% 可信区间的研究，亦可通过计算器获得对应的 log（Odds Ratio）与 SE 值，以 Arenson 等的研究数据为例，经计算器转换所得数据如图 9-63 所示。此外，研究者也可以通过 Excel 公式实现数据的转换，即 log（OR）=ln（OR），SE=（ln（UCI）–ln（LCI））/3.92 实现。式中，3.92 对应于 95% 可信区间，若为 90% 可信区间，则改为 3.29；99% 可信区间，则改为 5.15。实例转换后的数据见表 9-4。

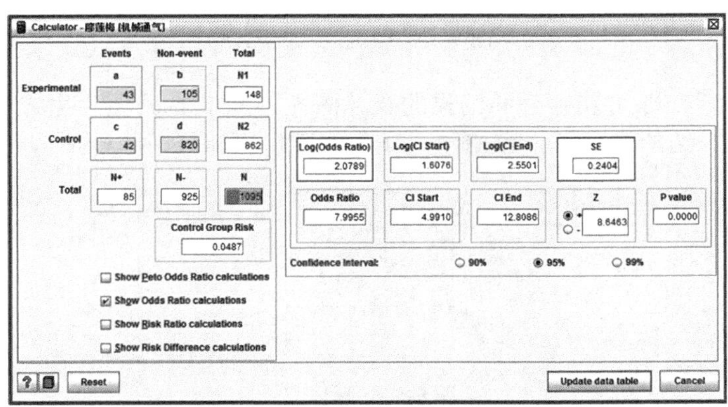

图 9-61 报告事件数的计算器数据转换界面

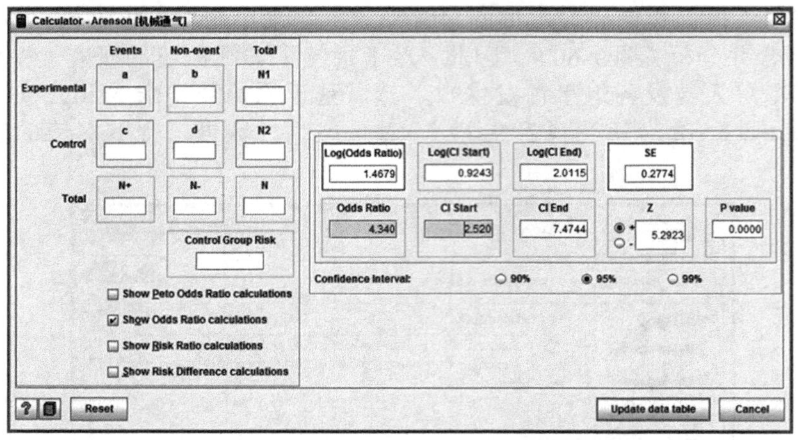

图 9-62 报告统计量的计算器数据转换界面

表 9-4 数据准备形式

研究	研究设计	log（odds ratio）	SE（standard error）
赵榆华，2014	病例 - 对照	0.5800	0.5887
薛珲，2011	病例 - 对照	1.7610	0.5764
廖莲梅，2016	病例 - 对照	2.0789	0.2404
Arenson，2013	病例 - 对照	1.4679	0.2774

完成数据转换后，即可录入数据进行合并分析。基于实例转换后的数据，依次录入 RevMan 软件（图 9-63），即可获得合并结果（OR=5.55，95%CI 为 4.01 ～ 7.69，$P < 0.001$）。因此，认为机械通气是谵妄发生的危险因素。

Study or Subgroup	log[Odds Ratio]	SE	Weight	Odds Ratio IV, Fixed, 95% CI
☑ Arenson	1.4679	0.2774	35.9%	4.34 [2.52, 7.48]
☑ 廖莲梅	2.0789	0.2404	47.8%	8.00 [4.99, 12.81]
☑ 薛珲	1.761	0.5764	8.3%	5.82 [1.88, 18.01]
☑ 赵榆华	0.58	0.5887	8.0%	1.79 [0.56, 5.66]
Total (95% CI)			100.0%	5.55 [4.01, 7.69]
Heterogeneity: Chi² = 6.81, df = 3 (P = 0.08); I² = 56%				
Test for overall effect: Z = 10.31 (P < 0.00001)				

图 9-63 数据录入界面

完成数据合并后，即可获得合并结果的森林图（图 9-64）。图片生成与导出及后期处理与干预类系统评价介绍的步骤与内容相同，详见前述相应部分，此处不再赘述。

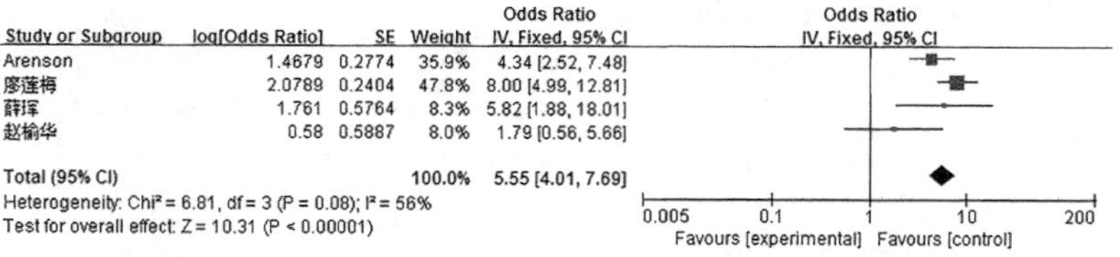

图 9-64 森林图

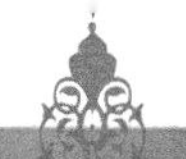

二、基于 STATA 软件制作队列研究和病例 - 对照研究的 Meta 分析与案例分析

现以”李永男，冒鑫娥，薛慧萍，等，2020. 叶酸与阿尔茨海默病相关性的 Meta 分析 [J]. 护理研究，34（2）：212-218.”为例，介绍基于 STATA 软件制作队列研究和病例 - 对照研究的 Meta 分析操作方法和过程。

1. 建立基本资料表 完成文献检索、文献筛查与数据提取后，首先建立基本资料表，涵盖研究基本信息及分析数据信息，见表 9-5。

表 9-5 纳入研究一般资料

研究	患者来源	样本量		叶酸（μg/L）	
		病例组	对照组	病例组	对照组
陈素芬	社区	53	50	5.08±1.35	7.82±0.77
孙晔婷	社区	63	90	10.0±10.97	11.4±11.81
刘俊恒等	未提及	31	40	14.05±5.62	14.21±3.06
王春玉等	医院	35	16	13.52±5.55	14.21±2.74
蒋安杰等	医院	30	31	10.65±5.39	24.45±6.03
杨帆等	医院	20	20	8.75±3.46	8.89±3.41
吴甜莺等	医院	63	45	7.32±1.75	23.75±10.62
王聪等	医院	95	76	8.50±6.06	10.21±4.33
胡尧等	医院	137	69	7.92±4.19	9.05±3.83
陈贱兰等	医院	64	50	7.46±4.24	12.85±4.63
尹又等	医院	52	55	7.7±2.3	10.7±2.3
李方明等	医院	30	30	12.9±5.6	16.4±9.4
倪红芬等	医院	65	40	7.59±4.13	12.87±4.76
孙芹敏等	医院	32	30	2.7±1.44	3.4±1.78
张明华	医院	53	78	7.82±4.18	9.29±3.46

2. 文献质量评价 根据提取信息，采用 Newcastle-Ottawa Scale（NOS）对纳入的文献进行偏倚风险评价。实例文献质量评价结果见表 9-6。

表 9-6 纳入文献的质量评价

研究	①	②	③	④	⑤	⑥	⑦	⑧	⑨
陈素芬	1	1	0	1	2	1	1	0	7
孙晔	1	0	1	1	2	1	1	1	8
刘俊恒等	1	0	1	1	1	1	1	0	6
王春玉等	1	0	1	1	1	1	1	1	7
蒋安杰等	1	1	0	1	1	1	1	0	6
杨帆等	1	1	1	1	2	1	1	0	8
吴甜莺等	1	1	1	1	1	1	1	0	7
王聪等	1	1	1	1	2	1	1	1	9
胡尧等	1	0	1	1	2	1	1	0	7

续表

研究	①	②	③	④	⑤	⑥	⑦	⑧	⑨
陈贱兰等	1	1	1	1	2	1	1	0	8
尹又等	1	1	1	1	2	1	1	1	9
李方明等	1	1	1	1	1	1	1	0	7
倪红芬等	1	1	1	1	2	1	1	0	8
孙芹敏等	1	1	1	1	2	1	1	0	8
张明华	1	1	1	1	2	1	1	1	9

3. 新建分析数据库 完成数据提取及合格文献质量评价后，即可开始执行数据的合并分析。启动 STATA 软件，进入主界面（图 9-65）。实例使用 STATA 14 版本。

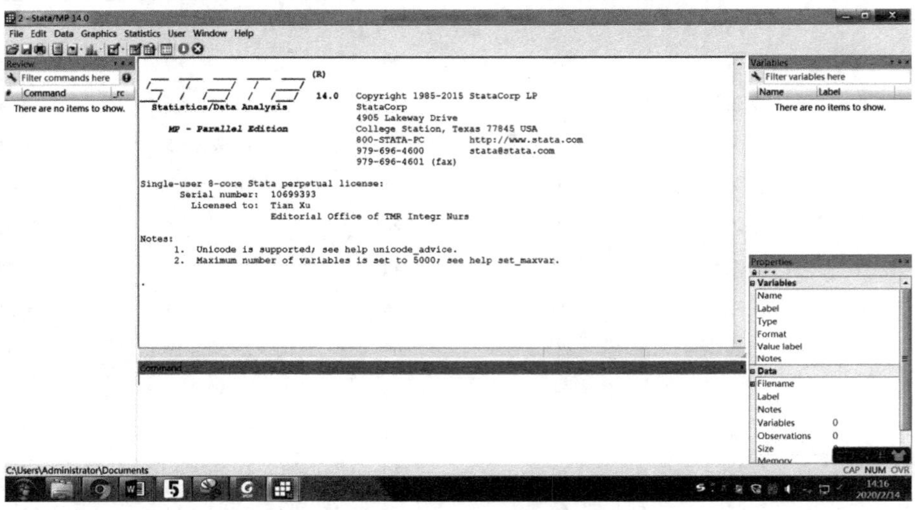

图 9-65 STATA 14. 0 主界面

点击主界面的【Data】菜单，在弹出的次级菜单栏中选择【Data Editor】选项进入三级子菜单选项，点击【Data Editor（Edit）】即可进入数据编辑界面（图 9-66）。

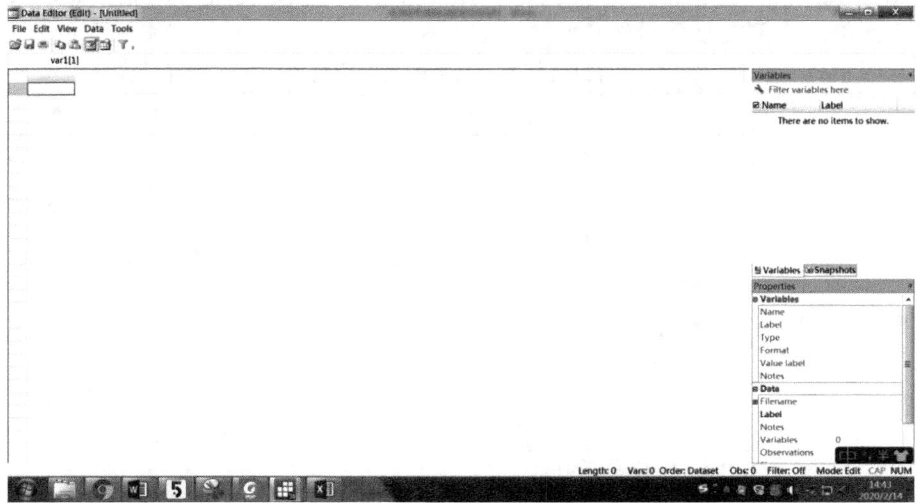

图 9-66 STATA 14.0 数据编辑界面

首先将原始数据整理为 STATA 可识别的数据格式（表 9-7），即 author，year，n1，mean1，sd1，n2，mean2，sd2，其中 n1 与 n2 分别指两组的总人数，mean1 与 mean2 分别指两组的均数，sd1 与 sd2 分别指两组的标准差。然后进入数据编辑界面依次录入各项数据即可。若为二分类数据，则整理格式为：author，year，event1，n1，event2，n2，其中 event1 与 event2 分别指两组的事件发生数。需注意，STATA 软件变量设置需键入数据后方可激活，而后可对变量属性加以编辑。用户可通过逐个键入数据的方式完成全部分析数据的录入，也可采用提前在 Excel 表格中整理好数据格式，而后粘贴到 STATA 的数据编辑区域的方式完成分析数据的录入。实例即采用粘贴形式完成数据录入。进行数据粘贴时，将光标指向数据窗口的第一个空格，然后点击右键并选择【Paste】选项。当选择粘贴选项后，软件将弹出如图 9-67 所示的提示窗口。该提示的内容是询问用户是否将粘贴内容的第一列视为变量名称，用户可根据粘贴数据具体内容选择。如实例数据第一列为变量名，因此点击提示窗口的【Variable names】即可，若用户仅仅粘贴分析数据，点击【Data】即可，但完成数据粘贴后续编辑各列数据对应的变量名称及属性。录入完成的数据见图 9-68。

表 9-7　在 STATA 中录入的 SMD 数据格式

author	year	n1	mean1	sd1	n2	mean2	sd2
陈素芬	2010	53	5.08	1.35	50	7.82	0.77
孙晔婷	2013	63	10	10.97	90	11.4	11.81
刘俊恒等	2006	31	14.05	5.62	40	14.21	3.06
王春玉等	2005	35	13.52	5.55	16	14.21	2.74
蒋安杰等	2010	30	10.65	5.39	31	24.45	6.03
杨帆等	2009	20	8.75	3.46	20	8.89	3.41
吴甜莺等	2015	63	7.32	1.75	45	23.75	10.62
王聪等	2017	95	8.5	6.06	76	10.21	4.33
胡尧等	2017	137	7.92	4.19	69	9.05	3.83
陈贱兰等	2017	64	7.46	4.24	50	12.85	4.63
尹又等	2010	52	7.7	2.3	55	10.7	2.3
李方明等	2004	30	12.9	5.6	30	16.4	9.4
倪红芬等	2016	65	7.59	4.13	40	12.87	4.76
孙芹敏等	2015	32	2.7	1.44	30	3.4	1.78
张明华	2017	41	7.8	4.1	78	9.29	3.468

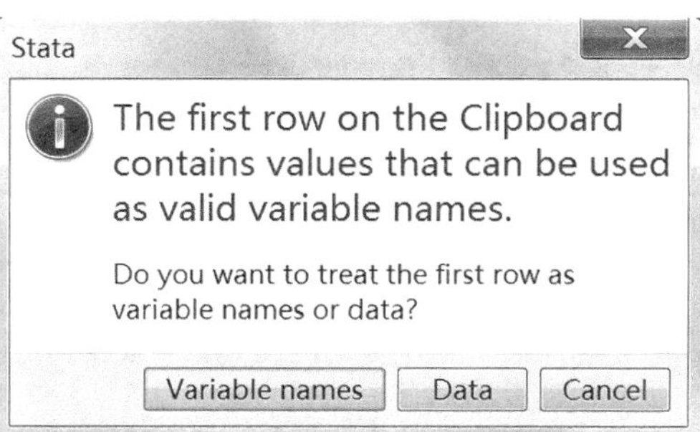

图 9-67　数据粘贴提示窗口

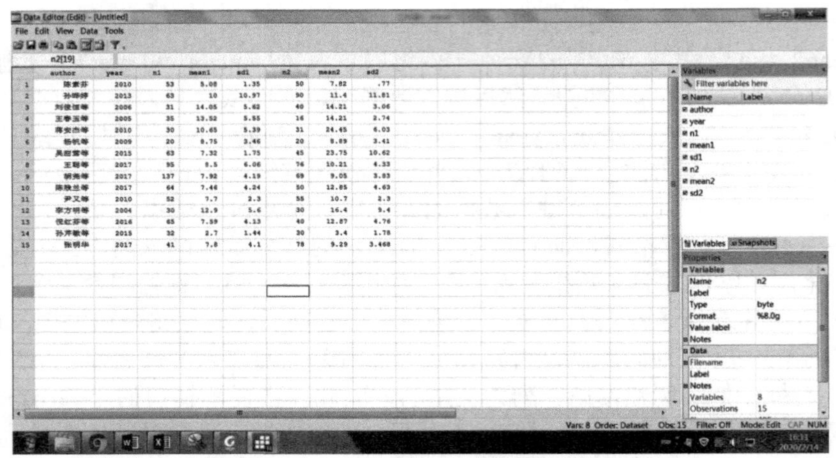

图 9-68　数据录入完成界面

完成数据录入后，点击数据编辑界面的【File】选项，在弹出窗口中选择【Save】或【Save as】即可将数据按指定路径保存。返回 STATA 主界面，在命令运行窗口可查看已执行命令（图 9-69）。

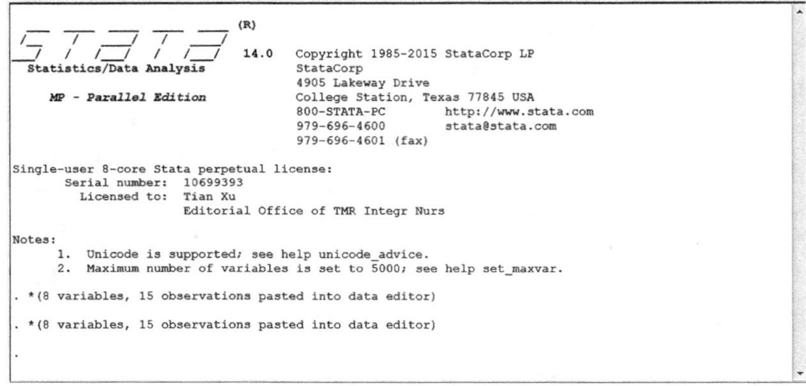

图 9-69　主界面命令运行结果子窗口

（1）Meta 分析模块安装

1）完成数据录入及保存后，即可执行数据合并分析。STATA 数据分析包括调用命令与菜单运行两种途径。需注意，新安装的 STATA 软件并未自带 Meta 分析菜单选项（图 9-70），用户需自行编辑 Meta 分析命令（图 9-71）并将其保存在 STATA 文件的 plus 子文件夹中，执行 Meta 分析前，首先调用保存的 Meta 分析命令即可完成 Meta 分析菜单模块的安装。

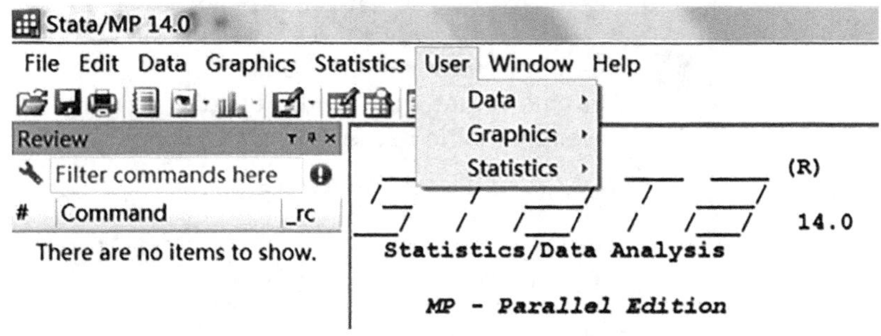

图 9-70　STATA 自带分析模块

```
    if _caller() >= 8 {
window menu clear
window menu append submenu "stUser" "&Meta-Analysis"
window menu append item "Meta-Analysis" "Of Binary and Continuous (meta&n)" "db metan"
window menu append item "Meta-Analysis" "Of Effects (&meta)" "db meta"
window menu append item "Meta-Analysis" "Of p-values (meta&p)" "db metap"
window menu append item "Meta-Analysis" "Cumulative (meta&cum)" "db metacum"
window menu append item "Meta-Analysis" "Regression (meta&reg)" "db metareg"
window menu append item "Meta-Analysis" "Funnel Graph, metan-based (f&unnel)" "db funnel"
window menu append item "Meta-Analysis" "Funnel Graph, &vertical (metafunnel)" "db metafunnel"
window menu append item "Meta-Analysis" "L'abbe Graph, metan-based (&labbe)" "db labbe"
window menu append item "Meta-Analysis" "NNT, metan-based (metann&t)" "db metannt"
window menu append item "Meta-Analysis" "Influence Analysis, metan-based (metan&inf)" "db metaninf"
window menu append item "Meta-Analysis" "Influence Analysis, meta-based (metain&f)" "db metainf"
window menu append item "Meta-Analysis" "Galbraith Plot for Heterogeneity (&galbr)" "db galbr"
window menu append item "Meta-Analysis" "Publication Bias (meta&bias)" "db metabias"
window menu append item "Meta-Analysis" "Trim and Fill Analysis (met&atrim)" "db metatrim"
window menu refresh
}
```

图 9-71　STATA 软件安装 Meta 分析菜单模块的命令代码

2）Meta 分析模块安装按如下步骤进行：点击主界面【Windows】选项→选择【Do-file Editor】→点击【New Do-file Editor】→进入命令编辑窗口→将安装命令粘贴到编辑窗口（图 9-72）→将命令文件保存至 STATA 安装包的 plus 子文件，如实例保存为 profile. do 文件。

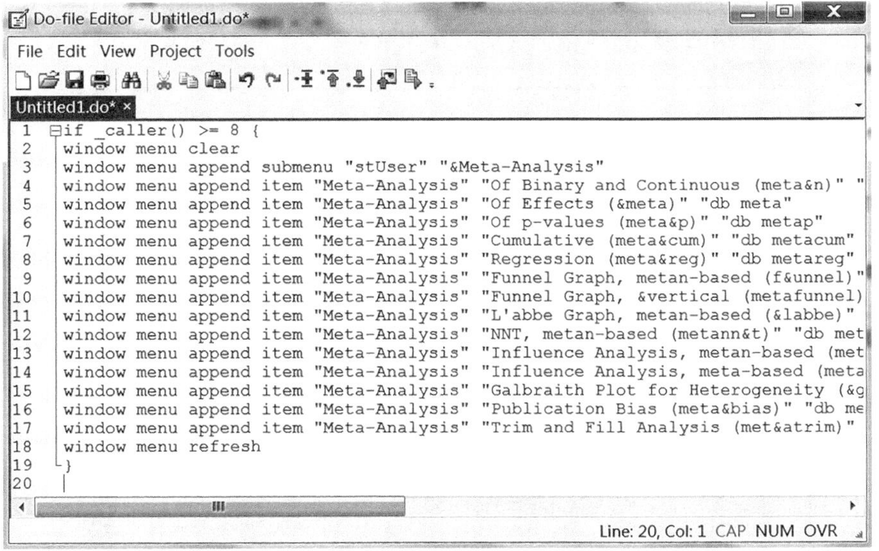

图 9-72　Meta 分析模块安装命令

（2）数据合并分析

1）基于命令的数据合并分析：在 STATA 主界面的【Command】子窗口键入 Meta 分析命

令：metan n1 mean1 sd1 n2 mean2 sd2，cohen random label（namevar=author，yearvar=year），然后点击回车键即可运行命令，完成数据的合并分析。合并分析结束，命令运行子窗口将出现数据运行命令及对应的运行结果（图 9-73），同时将弹出图示结果窗口（即森林图，图 9-74）。在数值结果中可获知合并结果的统计学检验值，如实例 z=4.29，对应的 $P < 0.001$，表明存在统计学显著性，相关性有意义。需注意，若结果为加权均数差，则命令应为 metan n1 mean1 sd1 n2 mean2 sd2，nonstandard random label（namevar=author，yearvar=year）。命令中 random 指代随机效应模型，若异质性不显著，则选用固定效应模型，random 改为 fixed 即可。对于连续性资料的随机效应模型，STATA 提供了 3 种估算方法，包括 cohen、hedgs 与 glass 法，最常用的是 cohen 法，二分类数据只需注明 random 即可。若分析数据为二分类变量，则对应命令修改为 meta abcd，rr random label（namevar=author，yearvar=year）其中 rr 表示效应量，即 risk ratio，用户可根据实际情况改为 or（odd ratio）或 rd（risk difference）。

```
. metan n1 mean1 sd1 n2 mean2 sd2, cohen random label (namevar = author, yearvar = year)

         Study       |     SMD   [95% Conf. Interval]     % Weight
---------------------+---------------------------------------------------
陈素芬 (2010)        | -2.475     -2.990    -1.959          6.54
孙晔婷 (2013)        | -0.122     -0.444     0.200          7.01
刘俊恒等 (2006)      | -0.037     -0.506     0.432          6.67
王春玉等 (2005)      | -0.142     -0.734     0.450          6.32
蒋安杰等 (2010)      | -2.411     -3.075    -1.747          6.10
杨帆等 (2009)        | -0.041     -0.661     0.579          6.23
吴甜莺等 (2015)      | -2.357     -2.854    -1.860          6.59
王聪等 (2017)        | -0.319     -0.622    -0.015          7.05
胡尧等 (2017)        | -0.277     -0.568     0.013          7.07
陈贱兰等 (2017)      | -1.221     -1.624    -0.818          6.83
尹又等 (2010)        | -1.304     -1.722    -0.886          6.80
李方明等 (2004)      | -0.452     -0.965     0.060          6.55
倪红芬等 (2016)      | -1.206     -1.633    -0.779          6.78
孙芹敏等 (2015)      | -0.434     -0.938     0.070          6.57
张明华 (2017)        | -0.403     -0.785    -0.022          6.88
---------------------+---------------------------------------------------
D+L pooled SMD       | -0.869     -1.266    -0.471        100.00
---------------------+---------------------------------------------------

  Heterogeneity chi-squared = 179.67 (d.f. = 14) p = 0.000
  I-squared (variation in SMD attributable to heterogeneity) =  92.2%
  Estimate of between-study variance Tau-squared =  0.5582

  Test of SMD=0 : z=   4.29 p = 0.000
```

图 9-73　Meta 分析数值结果

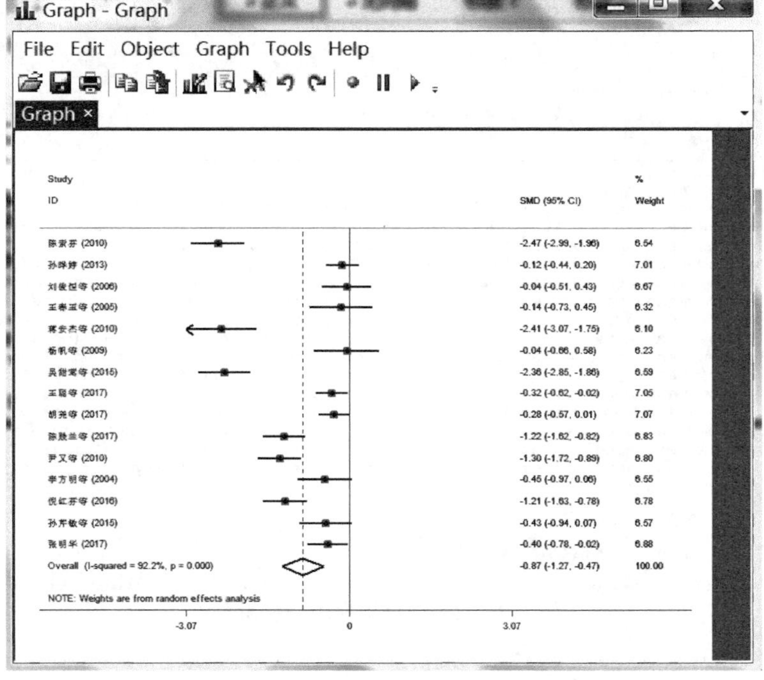

图 9-74　Meta 分析图示结果

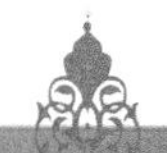

点击弹出的图示结果窗口【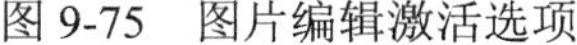】图标（start graph edit）即可激活图片编辑功能（图 9-75），在激活的图片窗口左侧将出现可进行的编辑选项（图 9-76），包括选择、输入文字、添加线段、添加标记与编辑网格五个选项。用户首先点击需要启用的编辑功能进行激活，然后进入图片区域即可进行相应的编辑。需注意，STATA 绘制的森林图，数值结果有上下两层，因此进行编辑时需取消一层，即选择对应的数值结果，邮件后选择【Hide】即可。实例完成编辑后的森林图见图 9-77。编辑完成的图片，可直接复制粘贴，亦可保存为所需要的图片格式。STATA 森林图可保存的图片格式有 10 种（图 9-78），用户可根据需要选择合适的格式。

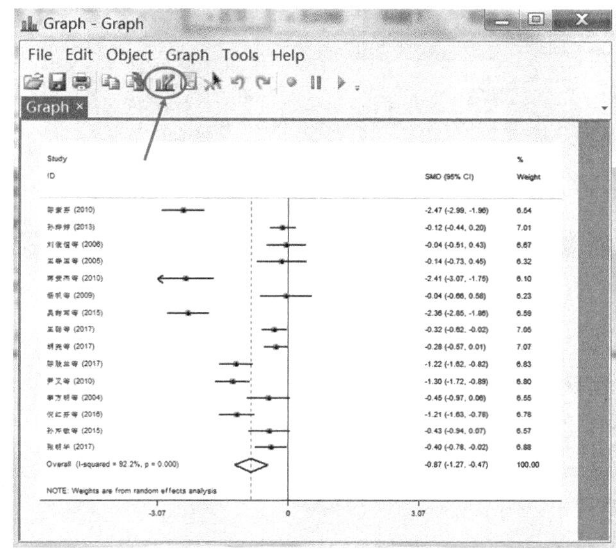

图 9-75　图片编辑激活选项

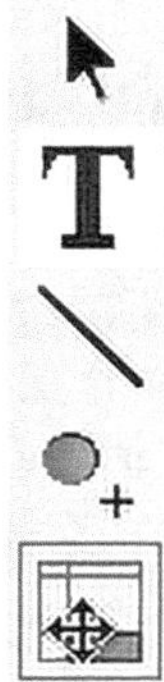

图 9-76　图片编辑选项

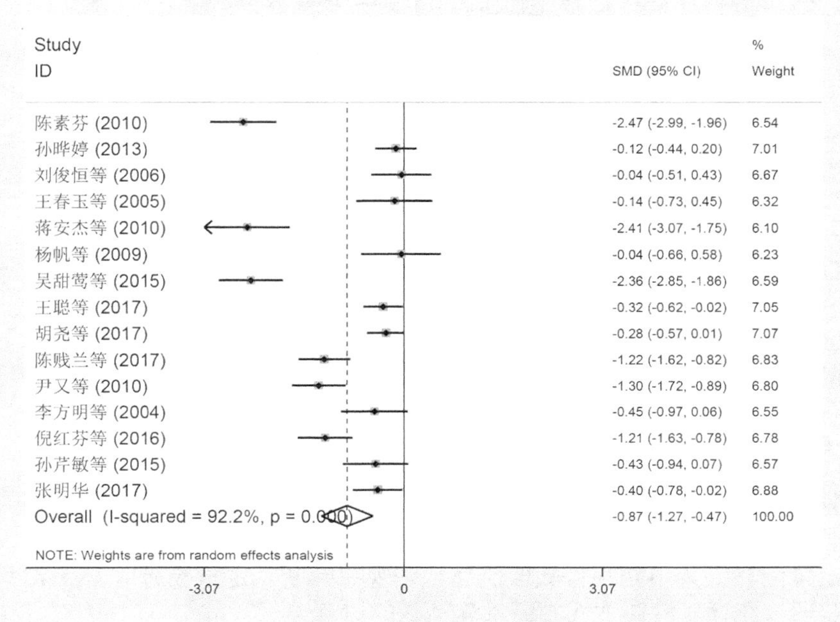

图 9-77　叶酸与阿尔茨海默病关系的森林图

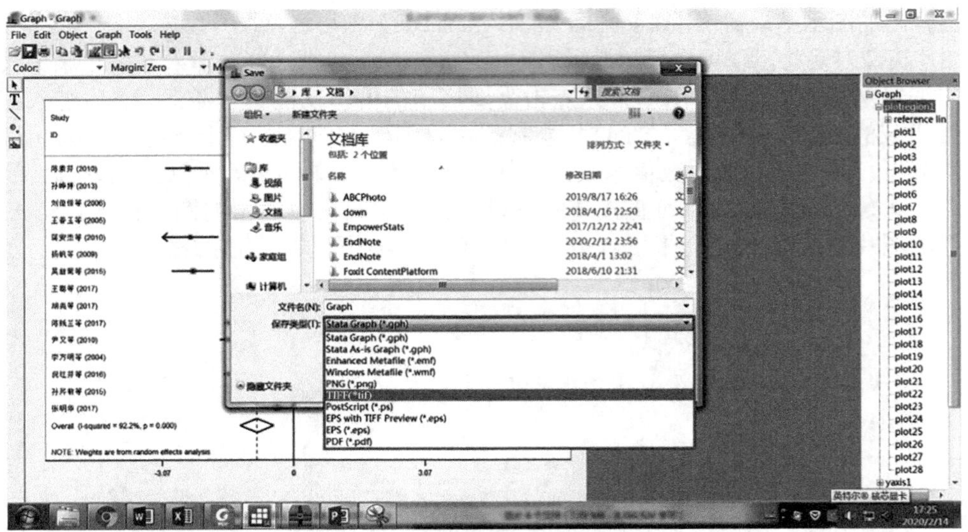

图 9-78 森林图保存格式

2）基于菜单命令的数据合并分析：首先安装 Meta 分析菜单模块。在 STATA 命令窗口键入 Meta 分析命令保存路径，如实例 C: \users\administrator\desktop\profile. do，然后点击回车键调用运行安装命令即可完成 Meta 分析菜单模块的安装。用户亦可直接将安装命令复制在命令窗口运行安装。安装完成后，在主界面用户选项即可出现【Meta-Analysis】模块（图 9-79）。

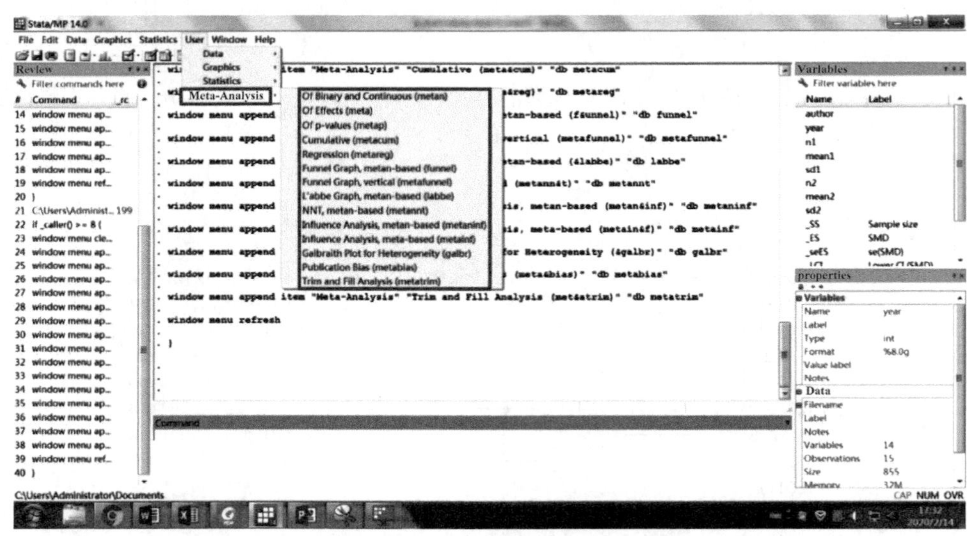

图 9-79 Meta 分析模块安装完成

菜单执行 Meta 分析按提示点选并添加变量名称即可，此处不再赘述。

4. 发表偏倚检验 由于阳性结果较阴性结果更易发表，这就将导致发表偏倚的产生。因此，完成数据合并分析后，需要进行发表偏倚检验，以判断所得结果的可靠性。发表偏倚检验包括定性与定量两种，其中定性检验即倒漏斗图视觉判断，定量检验即 Egger 回归法与 Begg 秩相关法，其通过统计学检验方式判断倒漏斗图的对称性。

（1）倒漏斗图：在命令窗口输入 metafunnel_ES_seES 命令，而后点击回车键运行上述命令，即可生成倒漏斗图（图 9-80）。图片的编辑和保存与森林图类似，此处不再赘述。

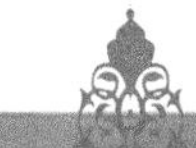

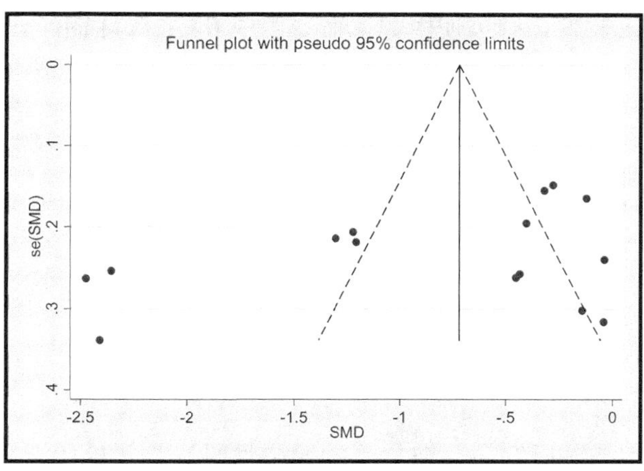

图 9-80　倒漏斗图

（2）Egger 回归法：在命令窗口输入 metabias ES seES，egger graph 命令，而后点击回车键运行上述命令，即可获得检验结果（图 9-81）与 Egger 漏斗图（图 9-82）。检验结果显示，t=–1. 80，P=0.095 ＞ 0.05，因此可认为不存在发表偏倚。

```
. metabias _ES _seES, egger graph

Note: data input format theta se_theta assumed.

Egger's test for small-study effects:
Regress standard normal deviate of intervention
effect estimate against its standard error

Number of studies =   15                              Root MSE      =    3.325
------------------------------------------------------------------------------
     Std_Eff |      Coef.   Std. Err.      t    P>|t|     [95% Conf. Interval]
-------------+----------------------------------------------------------------
       slope |   .6036997    .7571106     0.80   0.440    -1.031938    2.239338
        bias |  -6.342426    3.519401    -1.80   0.095    -13.94563    1.260779
------------------------------------------------------------------------------

Test of H0: no small-study effects          P = 0.095
```

图 9-81　Egger 发表偏倚检验结果

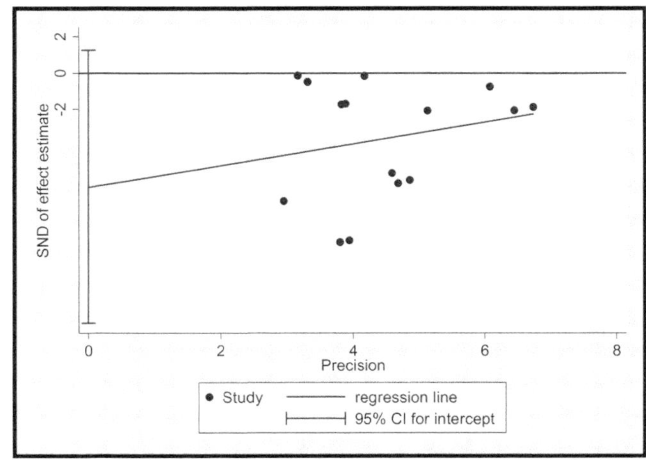

图 9-82　Egger 漏斗图

（3）Begg 秩相关法：在命令窗口输入 metabias ES seES，begg 命令，而后点击回车键运行上述命令，即可获得检验结果（图 9-83）。检验结果显示，z=1.58，P=0.113，因此可认为不存在发表偏倚。需注意，新版本的 STATA 只提供 Begg 检验结果，不生成对应的漏斗图。若用户使用老版本 STATA 软件，则可使用如下命令生成 Begg 漏斗图：metabias6 logor selogor，graph（begg）。

```
. metabias _ES _seES, begg

Note: data input format theta se_theta assumed.

Begg's test for small-study effects:
Rank correlation between standardized intervention effect and its standard error

  adj. Kendall's Score (P-Q) =      -33
          Std. Dev. of Score =    20.21
           Number of Studies =       15
                           z =    -1.63
                    Pr > |z| =    0.102
                           z =     1.58 (continuity corrected)
                    Pr > |z| =    0.113 (continuity corrected)
```

图 9-83 Begg 发表偏倚检验结果

5. 敏感性分析 当纳入研究间存在显著的异质性时，为了检验合并结果的稳定性，可进行敏感性分析。具体步骤如下：在命令窗口输入 metaninf n1 mean1 sd1 n2 mean2 sd2，label（namevar=author）random 命令，而后点击回车键运行上述命令，即可获得检验结果（图 9-84）及图示结果（图 9-85）。检验结果显示，删除任何一项研究后，合并结果的显著性均未发生变化，因此可认为合并结果稳健，即可信。需注意，生成的敏感性图示结果为黑底图片，若用于论文发表则需专门软件处理。

```
. metaninf n1 mean1 sd1 n2 mean2 sd2, label (namevar = author) random

------------------------------------------------------------------------------
 Study omitted      |   Estimate       [95%  Conf.   Interval]
--------------------+---------------------------------------------------------
 陈素芬              |   -.75345057     -1.1172509    -.38965026
 孙晔婷              |   -.9251489      -1.3445393    -.50575852
 刘俊恒等            |   -.92812085     -1.3420269    -.51421475
 王春玉等            |   -.91783983     -1.3323095    -.50337023
 蒋安杰等            |   -.76801217     -1.1543903    -.381634
 杨帆等              |   -.92375171     -1.3362654    -.51123798
 吴甜鸾等            |   -.7608763      -1.1291983    -.39255425
 王聪等              |   -.91106904     -1.3424072    -.47973081
 胡尧等              |   -.91431028     -1.3446467    -.48397386
 陈贱兰等            |   -.84325695     -1.2642161    -.42229784
 尹又等              |   -.83713371     -1.2549372    -.41933015
 李方明等            |   -.89827657     -1.31885      -.47770303
 倪红芬等            |   -.8445611      -1.2649894    -.42413279
 孙芹敏等            |   -.89969319     -1.320426     -.47896042
 张明华              |   -.90373063     -1.3308169    -.47664449
--------------------+---------------------------------------------------------
 Combined           |   -.86851925     -1.2655529    -.47148556
------------------------------------------------------------------------------
```

图 9-84 敏感性分析检验结果

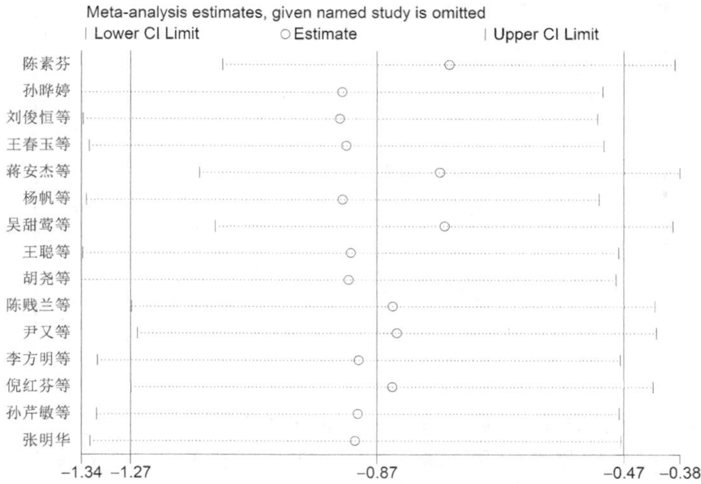

图 9-85 敏感性分析检验图示结果

6. 亚组分析　若根据实际情况，需进行亚组分析，则在数据录入时应设置分组变量，如设置 group 变量，分别对纳入演技赋值为 1 或 2，然后在原有合并分析命令基础上增加 by（group）即可实现亚组分析，即键入如下命令：metan n1 mean1 sd1 n2 mean2 sd2，cohen random label（namevar=author，yearvar=year）by（group）。实例亚组分析统计结果见图 9-86，图示结果见图 9-87。

```
Test(s) of heterogeneity:
               Heterogeneity  degrees of
                 statistic      freedom      P    I-squared**   Tau-squared

1                  137.75          6      0.000      95.6%        1.4180
2                   37.33          7      0.000      81.2%        0.1691
Overall            179.67         14      0.000      92.2%        0.5582
** I-squared: the variation in SMD attributable to heterogeneity)

Note: between group heterogeneity not calculated;
only valid with inverse variance method

Significance test(s) of SMD=0

1                      z=  2.33     p = 0.020
2                      z=  4.27     p = 0.000
Overall                z=  4.29     p = 0.000
```

图 9-86　亚组分析统计结果

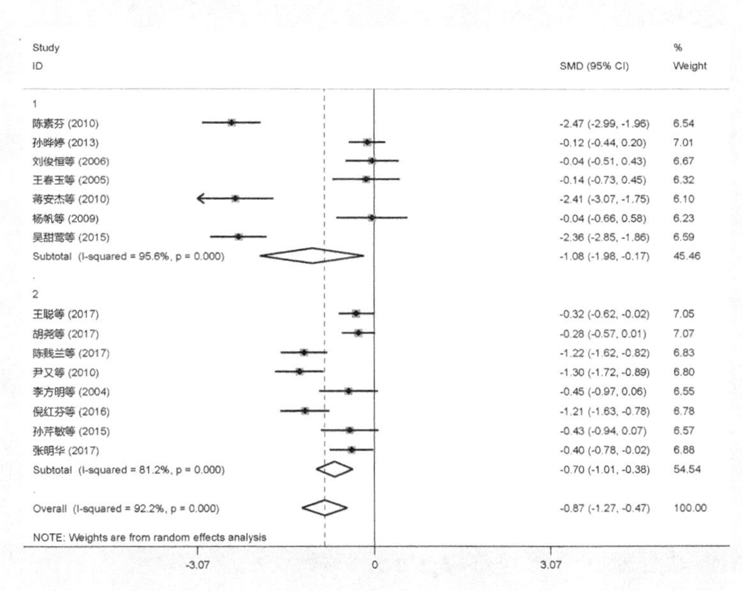

图 9-87　亚组分析森林图

知识强化与小结

理解掌握护理研究、临床流行病学及科研统计的基本理论知识是学习理解循证护理的关键，而循证护理的核心目标在于通过整合当前最佳证据，促进临床决策的科学化及临床实践的规范化。因此，掌握如何基于软件工具实现证据的合成是推动循证护理实践与证据转化的前提。工欲善其事，必先利其器。目前，全球范围内已发布了多款可用于制作系统评价 /Meta 分析的软件，主要包括 Review Manager、STATA、R 语言、Excel 宏、Meta-Disc、ITC、Addis 及 WinBUGS（OpenBUGS）软件，其中 Review Manager、STATA

和 R 语言是当前应用最广泛的软件程序，而在护理学科领域，尤以 Review Manager 和 STATA 为主。Review Manager 是 Cochrane 协作网研发的专门用于制作 Cochrane 系统评价（Cochrane Database of Systematic Review，CDSR）的免费 Meta 分析软件，因此其在系统评价 /Meta 分析制作领域的接受度与认可度也相对最高。目前，Review Manager 软件可制作包括干预性研究系统评价、诊断准确性系统评价、方法学系统评价及系统评价再评价在内的多种系统评价。STATA 软件是一款用于商业统计分析的软件，其具备强大的统计分析功能，但需付费购买使用。正版 STATA 软件包括 STATA/MP、STATA/SE、STATA/CI 和 Small STATA 4 个版本，各版本适用的环境各不相同。STATA 软件具有命令行和菜单调用两种操作方式，但相对菜单调用方式，命令行操作功能更为强大灵活。基于 STATA 软件的所有 Meta 分析模块是由诸多统计学家及用户所编写的 ADO 程序文件，用户自由地在 STATA 网站或其他宏语言发布地点查找并下载所需要的程序包安装调用。由于 STATA 软件允许编程人员自由地修改、添加和发布程序文件，因此其所具备的 Meta 分析功能远比 Review Manager 软件强大。STATA 软件目前可用于制作干预类、诊断试验准确性、剂量反应、预后分析类、间接比较 Meta 分析及网状 Meta 分析等多种类型的系统评价，同时还可用于 Meta 回归分析、累积 Meta 分析及试验序贯分析等。然而，软件没有思想和判断能力，操作软件的人决定了经由软件合成所得结果与结论的真实性和可靠性。因此，系统评价 / Meta 分析的制作核心在于对研究问题的准确理解，同时需要准确评鉴该问题涵盖的研究之间是否存在可比性，主要通过临床可比性、方法学可比性和统计学可比性加以判断，而软件的运行仅仅是在前述理解正确的基础上实施的机械化操作。此外，软件的选择并无特定的标准与规范，证据制作者只需根据制作的系统评价 /Meta 分析类型、软件操作习惯及对软件使用方法的掌握程度灵活选用适合的制作软件。

（田　旭、王　倩、路兴华　编，王新田　审，牟倩倩　校）

复习思考题

1. 阐述 Review Manager 软件适用的系统评价 /Meta 分析类型有哪些？
2. 阐述 Cochrane 协作网的信息管理系统的构成及使用方法。
3. 阐述 Review Manager 软件的下载与安装方法及步骤。
4. 阐述 Review Manager 软件制作系统评价 /Meta 分析的模型及方法。
5. 阐述 STATA 软件的下载与安装方法及步骤。
6. 阐述 STATA 软件制作系统评价 /Meta 分析的方法。

参考文献

陈新林，胡月，郎建英，等，2016. RevMan、STATA 和 R 软件在生存资料 Meta 分析的应用 [J]. 中国循证医学杂志，6（6）：736-740.

何俐，2001. Cochrane 系统评价软件 RevMan 简介 [J]. 中国循证医学杂志，1（3）：168-169.

李晓枫，2012. 干预或观察性研究的 Meta 分析 [M] // 胡雁 . 循证护理学 . 北京：人民卫生出版：124-129.

李永男，冒鑫娥，薛慧萍，等，2020. 叶酸与阿尔兹海默病相关性的 Meta 分析 [J]. 护理研究，34（2）：212-218.

莫传伟，陈群，徐志伟，2005. STATA 软件在临床试验计量资料效应比较的 Meta 分析中的应用 [J]. 中药新药与临床药理，16（2）：149-152.

王朝阳，翁鸿，李柄辉，等，2017. 应用 RevMan 5. 3 软件实现病因或预后类 Meta 分析的数据转换 [J].

中国循证医学杂志，17（7）：852-856.

王丹，牟振云，翟俊霞，等，2008. STATA 软件在 Meta 分析发表性偏倚识别中的探讨 [J]. 现代预防医学，35（15）：2819-2822.

王丹，牟振云，翟俊霞，等，2008. STATA 软件在 Meta 分析中异质性检验的应用 [J]. 中华流行病学杂志，29（7）：726-729.

王佩鑫，李宏田，刘建蒙，2012. 无对照二分类资料的 Meta 分析方法及 STATA 实现 [J]. 循证医学，12（1）：52-55.

王新田，2014. 实用循证护理学 [M]. 北京：科学出版社：143-174.

翁鸿，王行环，曾宪涛，2017. STATA 软件 metaan 命令在 Meta 分析中的应用 [J]. 中国循证心血管医学杂志，9（10）：1162-1164.

徐世侠，汤先华，陈海青，2009. Meta 分析及 RevMan 软件介绍 [J]. 中华医学图书情报杂志，18（3）：61-63.

徐同成，李霞，王文亮，等，2009. 分类变量 Meta 分析中偏倚的检测 -Egger 法和 Begg 法 [J]. 循证医学，9（3）：181-184.

曾宪涛，Kwong JSW，田国祥，等，2012. Meta 分析系列之二：Meta 分析的软件 [J]. 中国循证心血管医学杂志，4（2）：89-91.

曾宪涛，黄伟，田国祥，2013. Meta 分析系列之九：Meta 分析的质量评价工具 [J]. 中国循证心血管医学杂志，5（1）：3-5.

曾宪涛，李胜，雷晋，等，2013. Review Manager 5 软件在诊断准确性试验的 Meta 分析中的应用 [J]. 湖北医药学院学报，5（1）：6-16.

曾宪涛，任学群，2017 . 应用 STATA 做 Meta 分析 [M]. 北京：中国协和医科大学出版社：39-53.

张超，陶华，李胜，等，2014. 应用 STATA 软件 mvmeta 程序包实现网状 Meta 分析 [J]. 中国循证医学杂志，6（9）：1150-1159.

张华，杨学宁，2002. 英国循证医学中心鼓励系统评价者自学系统评价软件 RevMan[J]. 循证医学，2（2）：111.

张天嵩，郑明华，2014. RevMan：Cochrane 协作网 Meta 分析软件 [M] // 张天嵩，钟文昭，李博 . 实用循证医学方法学（第 2 版）. 长沙：中南大学出版社：577-594.

张天嵩，钟文昭，柏建岭，2014. STATA：功能强大的 Meta 分析软件 [M] // 张天嵩，钟文昭，李博 . 实用循证医学方法学（第 2 版）. 长沙：中南大学出版社：577-594.

郑明华，2013. Meta 分析软件应用与实例解析 [M]. 北京：人民卫生出版社：7-118.

Green S，Deeks J，2003. Meta—分析中如何利用 RevMan 软件选择数据合并 [J]. 中国循证医学杂志，3（2）：142-143.

第 10 章　制作护理质性研究系统评价 /Meta 整合的技能

学习目标

1. 解释　质性研究系统评价 /Meta 整合的概念；比较与量性研究系统评价 /Meta 分析的关系。
2. 详述　构建 SPIDER 模型的要素组成和 Meta 整合常用的方法及详细步骤。
3. 叙述　质性研究系统评价 /Meta 整合不同资料常用的综合方法及特点比较。
4. 分析　JBI-QARI、挪威 -CERQual、ConQual 质量评价内容与方法。
5. 理解　质性研究系统评价 /Meta 整合的报告 ENTREQ 声明条目内容。

护理学研究多以人为研究对象，关注人的感受或行为过程，质性研究在护理学领域得到了广泛应用。应用单一的质性研究结果指导护理实践具有一定的局限性，因此对质性研究结果系统评价 /Meta 整合成为循证实践方法学发展的热点之一。本章详细阐述护理领域质性研究的系统评价 /Meta 整合的概念、意义、过程与步骤，并通过质性研究 /Meta 整合的案例，分析质性研究系统评价 /Meta 整合的过程与方法。

第一节　护理质性研究系统评价 /Meta 整合的概述

国内外护理领域的质性研究论文逐年增多，当研究对象和研究主题相似的质性研究积累到一定数量后，可进一步对这些质性研究的结果进行汇总和整合，以提高结果的共鸣性和概括性。在对质性研究结果进行整合的方法中，以 Meta 整合（Meta-synthesis）最常用，截至 2020 年 2 月，Medline 中收录了 675 篇标题中含有 Meta-synthesis 或 qualitative synthesis 的论文。护理实践中应用整合后的多项同类质性研究的结果更能体现护理的整体观念，促进学科理论和学术发展。

一、质性研究系统评价 /Meta 整合的概念和目的

1. 质性研究系统评价 /Meta 整合的概念　质性研究系统评价（qualitative systematic review）/Meta 整合是针对体验、感受、观念等类型的研究问题，进行系统检索后纳入质性研究并对其评价、整合、分析并形成结论的过程，是对质性研究资料的系统汇总和综合，是对具有类似研究对象，研究现象的研究结果进行收集、理解、比较、分析、归纳的整合方法。

2. 质性研究系统评价 /Meta 整合的目的　开展质性研究系统评价 /Meta 整合其目的在于从研究对象的角度去了解与解释，包括行为、观点、态度和经验等现象。例如提供参与者对其接受程度和依从性证据，为深入了解患者感受和需求，进一步开展量性研究提供深入的背景信息准备，弥补单纯量性研究的不足。

二、质性研究系统评价 /Meta 整合与量性研究系统评价 /Meta 分析的关系

1. 质性研究系统评价 /Meta 整合与量性研究系统评价 /Meta 分析二者相同点　二者过程

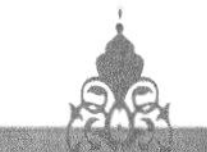

类似，通过其过程形成综合性的解释或结论，更全面、更深入地反映现象的本质。其过程均包括：

（1）界定 PICo（P，研究对象；I，感兴趣的研究现象；Co，研究所在的情境）。

（2）系统检索符合 PICo 的质性研究。

（3）公认的质性研究系统评价工具对检索到的质性研究进行严格的质量评价。

（4）对纳入的质性研究结果进行提取、归类、整合。

（5）以标准的报告格式来报告整合结果。

2. 质性研究 Meta 整合与量性研究系统评价 /Meta 分析二者的比较　见表 10-1。

表 10-1　质性研究 Meta 整合与量性研究系统评价 /Meta 分析比较

项目	Meta 整合	系统评价 /Meta 分析
研究类型	质性研究	量性研究
研究问题	个人的感受、体验、价值观、需求、观点、态度、经验等	干预措施（治疗、护理、药物、检查、诊断、预后等）利弊
构建模型	推荐 SPIDER 模型	推荐 PICO 模型
文献检索	建议额外检索心理学文摘库（PsycINFO）和护理及相关专业文献累积索引库（CINAHL）	建议计算机检索中文数据库（SinoMed、CNKI、WANFANG、VIP）、外文数据库（Cochrane Library、PubMed、Embase）、灰色文献数据库和手工检索等
质量评价	JBI 系统评价 - 质性研究质量评价工具（JBI-QARI）、CERQual 工具	针对 RCT 一般按照 Cochrane 系统评价手册偏倚风险评估工具、GRADE 系统
资料提取	JBI-QARI 资料提取工具	一般自行设计资料提取表
证据合成	Meta 民族志、主题综合等	Meta 分析、描述性系统评价

三、Meta 整合的概念、特点和意义

1. Meta 整合概念　Meta 整合是本着诠释性哲学理念，在考虑各质性研究的哲学思想及其方法学特异性和复杂性的前提下，充分理解其研究结果并对结果进行重新解释、归纳组合成新的见解，更实质性地诠释现象，是对质性研究结果进行分析、分类、汇总的过程。

2. Meta 整合特点　Meta 整合是对多个质性研究的结果进行理解、解释和归纳组合的第三级资料解释，从而深入理解和解释现象的本质，促进护理知识的积累和理论的发展，其特点注重多个质性研究结果的整合，产生新的概念，并赋予他们新的解释和整合意义。

3. Meta 整合的意义　质性研究的系统评价强调的是对多项质性研究结果进行 Meta 整合，其意义如下。

（1）提供更全面更可靠的证据：Meta 整合能深层次地描述护理对象某疾病状态或干预时的感受和社会活动及相关文化形态，更能真实反映经历或体验，提高质性研究结果的可靠性和准确性。

（2）促进合理利用资源：Meta 整合避免重复研究，节约时间、精力和费用，促进护理科研成果在临床实践中的应用。

（3）强调护理学科的人文性和伦理性：护理证据多元化，Meta 整合更能关注研究现象的社会文化背景、价值观、信念等，体现护理的人文性和伦理性，证据更具有实践价值。

（4）充分体现循证护理理念：循证护理是以最佳实践证据为基础，质性研究 Meta 整合的结果为循证护理实践提供如何结合患者需求及价值观提供更加深入的资料。

第二节　护理质性研究系统评价 /Meta 整合的步骤和方法

JBI 循证卫生保健中心 Alan Pearson 教授团队借鉴了 Cochrane 系统评价研究过程，研发构建了较为适用于护理领域质性研究系统评价 /Meta 整合的评估和评价工具（qualitative assessment and review instrument，JBI-QARI）。其整合步骤如下。

一、护理质性研究系统评价 /Meta 整合循证问题的构建

构建循证问题是开展循证护理实践的首要环节和起始步骤，质性研究循证问题的构建模型及其演变经历了从 2002 年 Wildridge & Bell 等提出的 ECLIPSE 工具到 2006 年澳大利亚 JBI 循证卫生保健中心倡导 SPICE 模型和 2008 年 Denyer 等提出的 CIMO 构建模型，后来有人提出 PICo 三要素，2012 年 Cooke 等对 PICo 模型的每一个要素调整和改良，提出了 SPIDER 工具。

1. 经典 PICo 模型　在 PICo 模型中，P 为研究对象（participant）或特定人群（population），主要描述研究对象的主要特征，如血液透析的老年患者。I 为感兴趣的现象（interest of phenomena），主要描述拟研究的现象、体验或过程，如患者对濒死状态的感知和体验。Co 为研究对象所处的具体情境（context）和特点，如：生命末期做血液透析的老年患者对濒死状态的感知和体验。

2. SPIDER 模型　质性研究与量性研究相比，质性研究通常样本量小，更注重研究对象的经验和体会等主观感受，因而 PICo 模型并不适用于质性研究系统评价 /Meta 整合循证问题的构建。2012 年 Cooke 等针对质性研究方法和研究内容、样本量、研究类型、研究设计、实施过程、结局指标等因素，在经典 PICo 模型的基础上，调整和改良提出了 SPIDER 工具，该工具目前较适用于护理质性研究循证问题的构建，也为质性研究和混合型研究问题的检索提供了最佳策略。SPIDER 工具包括以下要素，见图 10-1。

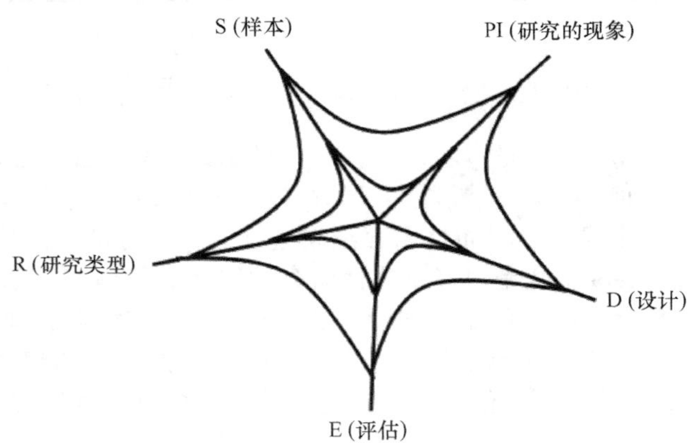

图 10-1　SPIDER 模型工具图

① S（sample）研究对象样本。质性研究中样本含量一般较小，资料达到饱和即可终止研究。因此“样本（sample）”比“人群（population）”更适合于质性研究。② PI（phenomenon of interest）欲研究的现象。量性研究中 I 为干预措施，而质性研究中 PI 为欲研究的现象，是质性研究的精髓和根本目的，因此 PI 比 I 更适合于质性研究问题的构建。③ D（design）研究设计。如现象学研究、民族志 / 人种学研究、扎根理论研究、个案研究法、历史研究法和行动研究等，限制质性研究的方法，不仅可精确构建和提出质性研究问题，还可加强质性研究检索的准确性。④ E（evaluation）评估。量性研究多采用客观指标作为研究的终点指标，

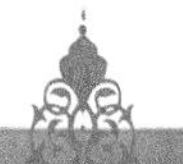

但质性研究更侧重于某些无法测量的主观指标的评价，因此“评估（evaluation）”比“结局（outcome）”更适用。⑤ R（research type）研究类型。包括质性研究、量性研究和混合型研究 3 种。例如，为了解老年痴呆患者照顾者的照顾感受，研究者对老年痴呆患者的照顾者进行研究，将该原始研究问题根据 SPIDER 工具可构建为：S：某三级甲等医院神经内科门诊就诊的老年痴呆患者的主要照顾者。PI：老年痴呆患者照顾者的照顾感受。D：现象学研究，采用目的抽样法抽样，非结构式访谈的方法收集资料和现象学分析法进行资料分析。E：承受压力和痛苦。从不断地失去中走过。不断调整自己，以适应变化。完全投入照顾之中。在照顾活动中实现自我价值。R：质性研究。

二、制定纳入标准与排除标准

制定明确的纳入与排除标准是系统评价有别于传统综述的重要特征。纳入标准指符合研究要求的一系列指标或条件。排除标准指在满足纳入标准范围内排除会影响研究结果的对象或方法。质性研究系统评价 /Meta 整合的纳入对象是有过某种经验或者经历的个体，必须事先制定相应的纳入与排除标准。可根据 SPIDER 模型来制定质性研究系统评价 /Meta 整合的纳入和排除标准，文献检索后，根据纳入与排除标准进行文献筛选。

三、文献检索

1. 文献检索 全面、完整收集所有与研究问题相关资料是进行 Meta 整合的前提，要获得全面、完整的资料，检索策略的制定至关重要。高效的检索不仅要熟悉检索策略的制定，还需了解各数据库的特点。在检索过程中，我们首先需要应用 SPIDER 模型构建研究问题，然后选择数据库并依据所要研究的问题制定检索策略进行检索。针对不同数据库制定相应的检索策略极为重要，一个好的检索策略能够平衡检索结果的敏感性与特异性。使用泛指性较强的检索词（如上位主题词）能提高敏感性，但特异性下降。使用专指性较强的检索词（如下位主题词）能提高特异性，但敏感性下降。因此，检索策略需要根据研究的需求、检索结果的文献总量以及电子数据库的特点综合选用。为了提高检索结果的敏感性与特异性，检索过程中需要使用检索过滤器。过滤器是一种标准化的检索策略，能够有效地筛选符合纳入标准的研究设计类型。考虑到过滤器的敏感性与特异性，在此推荐不同英文数据库中，敏感性与特异性是最佳的检索过滤器：

Medline：interview.mp. OR experience.mp.OR qualitative.tw.（Ovid 平台）

Embase：interview.tw. OR exp health care organization OR experiences.tw.（Ovid 平台）

CINAHL：interview.tw. OR audio recording.sh.OR qualitative stud$.mp.

2. 质性研究文献检索 检索质性研究主要使用 Cochrane 协作网质性研究小组推荐的 PsycINFO、Medline、Embase 与 CINAHL 4 个外文数据库，不同国家研究者还需要检索本国 / 地区相关的数据资源。例如中国的研究者，还需要检索中国期刊全文数据库（CNKI）、万方数据资源系统和中国生物医学文献服务系统（SinoMed）等。PsycINFO 数据库收录 19 世纪至今完整及回溯甚久的二次文献，包括书目引文、摘要及在各种行为和社会科学学术出版物的参考文献索引。特点最享盛名的心理学文摘数据库，其更新周期为 1 周，获取数据库信息需要通过订阅，由美国心理学会开发，其 http：//www.apa.org/pubs/databases/psycinfo/，其他数据库详见第 5 章相关介绍。

四、文献筛选

质性研究系统评价 /Meta 整合的文献筛选方法和流程与定量系统评价并无差异，文献筛选通常需要 2 名或 2 名以上的评价员按照事先制定的纳入与排除标准独立完成文献筛选，通过阅读检索所获得的文献题目，排除明显不相关的文章，如若题目相关则进一步阅读摘要及全文，排除不符合纳入标准的文献，降低纳入文献时的选择性偏倚。出现分歧时由评价员通过商讨或交由第三方评价。对于纳入文献中的缺失资料，则可联系文章的通讯作者，获取完整的资料。通常具体情况比较复杂，纳入标准与排除标准之间往往有灰色区域。考虑到不同的研究者或许对同一研究有不同的认识，被排除的文献需要记录在被排除的文献清单中并注明原因，发表论文时以附件形式提交。文献检索和筛选过程可参考系统评价文献检索和筛选流程图 PRISMA 与 Campbell 系统评价的文献检索和报告标准 ERICAR，具体可参见相关章节。

五、常见偏倚与证据评价

评价质性研究常见偏倚风险与证据，旨在尽可能找出偏倚风险的来源及分析其对系统评价结果的影响，判断其质性研究证据级别。

1. 质性研究常见的偏倚 当进行质性研究系统评价时，可考虑直接排除质量极低的研究，支持某一综合结果的研究质量均令人满意时，该综合结果的信度可能较高。

（1）研究者偏倚：质性研究重视研究者和被研究者之间的互动，具有一定的主观性，人为性，经验性和情境性，容易产生研究者偏倚。

（2）选择偏倚：与量性研究的概率抽样方法不同，质性研究样本来源主要采用非概率抽样方法，即：根据某一研究目的，寻找具有某种特征的小样本人群进行研究。

（3）实施偏倚：①问卷的发放和收取；②访谈提纲的说明；③访谈人员是否按照提纲开展访谈；④数据分析等。若未严格按研究方案开展研究则会产生实施偏倚。

（4）报告偏倚：质性研究资料多为描述性语言，且由研究者对所获文字资料进行抽提、归纳、分析、综合，从而形成新的主题，此过程与量性研究结果分析相比主观性明显增强，易产生报告偏倚。

2. 质性研究证据评价 质性研究的证据评价要点包括研究的方法学与其哲学基础、研究目的、资料收集方法、资料分析方法、结果阐释是否一致、是否考虑研究者自身对于研究的影响、研究对象的典型性及伦理规范等方面。有关质性研究证据的质量评价详见第 4 章有关内容。

六、资料提取

质性研究的资料提取有别于量性研究，量性研究中各项指标可以量化，资料提取是一个相对的线性过程，有固定的模板可循，而质性研究原始资料的提取需要根据具体质性研究提取方法，选择需要针对该研究设计和系统评价的需求自行设计。一般需从原始研究中逐字仔细阅读全文，从原始研究中提取资料，如研究对象、排除与纳入标准、环境、主题、主要结果等。

1. 质性研究资料的提取 ①提取所有合格的信息以避免遗漏原始研究中的重要信息。②有针对性地提取特殊形式的证据，例如只提取直接通过访谈所得的证据。③只提取质性研究的核心设定，例如研究问题、研究设计等。④收集该研究中提供的所有信息，包括该研究收集与分析数据的方法，作者对其数据的解释等。⑤选择使用一个理论框架以指导数据提取，将纳入研究的结果经过转化以便于合并主题的综合分析。但框架法对选择的理论框架要求较高，如果该框架不适用于某些证据的提取，则需对该框架进行修改。

2. 护理质性研究资料的提取　可参阅澳大利亚 JBI 质性研究 Meta 整合数据提取工具（JBI-QARI）工具的内容提取，具体提取项目和内容：方法学、研究方法、研究现象 / 主题、研究情境、区域 / 地理位置、文化背景、研究对象、研究结果、系统评价者的评论等，详见第 4 章相关内容。

七、质性研究系统评价 /Meta 整合方法

不同类型的研究所要求的提取方法不同，应将作者的总结结论及访谈内容等尽可能完整地提取出来，继之归纳形成主题从而产生新的阐释（图 10-2）。

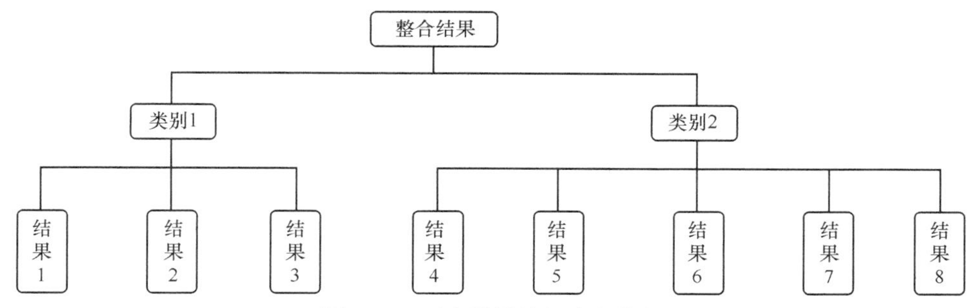

图 10-2　研究结果的归纳和整合

以下介绍 3 种常用原始研究结果的整合方法。

（一）主题综合法

主题综合法（thematic synthesis）是由 James Thoma 和 Angela Harden 2 位学者提出，以形成主题对研究结果进行资料综合的一种方法。

1. 主题综合法的特征　①形成了多个符合系统评价的目的，且能准确反映各研究结果内容的主题观点。②因其兼具实用性和科学性，目前被广泛地用于资料综合过程。③“三级诠释”是用其确立最终主题的有效方法，也是主题综合法的关键与核心步骤。

2. 主题综合法的步骤

（1）根据研究目的整理资料：每位研究者先独立分析整合，再由≥ 2 位研究者讨论归纳整理的结果以达成一致的主题。

（2）产生统一的主题框架：主题综合法的目标是形成主题，此过程主要经历 2 个阶段。①对原始研究结果进行“逐行编译”（line-by-line coding）。②“三级诠释”为主题的形成提供了一种思路，也是主题综合法的核心思想。即：经过阐释和提炼研究结果，形成描述性主题（descriptive themes），继而发展成为分析性主题（analytical themes）。每一级主题都代表了形成主题过程中的阶段性目标。

3. 分类汇总相关主题　研究者需深刻认识各个主题的含义及其产生过程，并严格把握系统评价的目的意义，解析已形成的主题框架，整理具有相关性的主题，思考其对最终所提出新观点的意义，再合理地将相关主题归纳到一起，最终提出第三级主题（the third order themes）。第三级主题是基于分析性主题进一步提炼总结得出，相比之前的描述性及分析性的主题，总结归纳的层次又有上升，具有概括性和针对性，且能更加贴切地反映系统评价的目的意义。

4. 形成一致认可的最终主题　该过程应尽可能将人为主观偏差减到更小，使产生的主题更具有说服性和可靠性，且使评价结果更加准确。

（二）Meta 民族志

Meta 民族志（Meta-ethnography）是 1988 年由 Noblit 和 Hare 两位学者提出的综合质性研究证据的另一种常用方法。

1. 特点 是将归纳和诠释相结合，通过提取质性研究中的概念、主题，以特殊综合方法建立更高层次的综合，形成一级 / 二级结构，并经“线性综合方法”最终形成三级结构，得出结论并据此提出新的概念和理论见解。其结果是形成一种新的、“高层次”的诠释或理论，以便较完善地解释现有的证据。故 Meta 民族志是在已确定研究领域时，对质性研究的综合和延伸，与量性研究的 Meta 分析也有一定相似之处。需注意：Meta 民族志是一种诠释而非简单集合，不只是像叙述性文献综述一样，简单地收集和评价一些解释，其目的在于开发新的理论以解释一系列研究结果。通过再分析和比较已发表的研究，对结果提出新的诠释，产生新理论。

2. 步骤

（1）标记关键概念，形成有关研究的一级结构。

（2）深入分析纳入文献对关键概念的诠释，比较各种关系，进行相似 / 对立综合，形成二级结构，即通过对原始资料进行二次诠释，形成针对研究结果的二级结构（second order construct）。

（3）主要综合方法为：①相似分析转化（reciprocal translation）。当提取的关键概念、主题在不同纳入文献中的诠释具有相似性时，可在具体分析后进行转化合并。②对立综合（opposition synthesis）。当纳入文献中所提取主题、概念相互驳斥时，可找出特征性矛盾点，进行对立分析，选择排除或进一步从新的角度进行深入分析研究问题。③线性论证综合（line of argument syntheses）。当关键概念范围分布较为广泛，无明显相似或对立关系时，或已经过相似分析转化 / 对立综合后得到二级结构。在形成研究结果的三级结构过程中，可以多篇纳入研究的结果为基础，深入挖掘关键主题、概念间的相关关系，并将其建立成线性框架，从而形成结果的大体解释，其特征是本质性推断（essentially about inference）。

（三）批判地解释性整合

批判地解释性整合（critical interpretive synthesis，CIS）是于 2006 年由 Mary 和 Dixon-Woods 等学者共同定义和发展，是基于 Meta 民族志总结出的一种资料综合方法，主要用于以解释性结果为主的系统评价。CIS 与 Meta 民族志同属于阐释性的综合方法，其应用过程的规范性和透明度尚未有定论，但是其在综合质性研究结果方面的价值不容忽视。

1. CIS 的主要方法及步骤

（1）评价目标：根据实际的纳入研究对系统评价主题进行合理的调整。

（2）文献检索及筛选：进行理论抽样（theoretical sampling）时保证纳入研究的准确合理，对纳入文献要持续更新，对不断出现的研究注意其与评价主体的潜在相关性，并对其进行合理的筛选。

（3）质量评价：根据研究结果对理论发展的意义进行评级。

（4）资料综合：首先质疑纳入研究，并对结果做动态转化分析，该过程即为相互转化分析（reciprocal translation analysis，RTA），更适合于一些研究主题定位明确、研究过程系统完整，再对其进行合理的解释。基于各独立研究，理解每篇文章的研究内容，深度解析文献，初步形成解析与阐释。通过不断地对比说明各个研究结果，重点强调和展示产生的主题目录，最终通过系列质疑、转化和分析，综合多文献的研究从而得出结论。

2. CIS 的应用特点

（1）研究对象广泛、研究方法多样化的质性研究。

（2）综合结果，形成新的理论观点。

（3）优点：不会因为太过抽象而缺乏经验实用性，也不会因为特定化使说明范围有限。

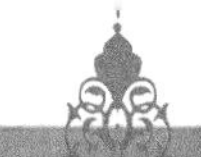

（4）缺点：①研究结果较多时，该方法无法准确说明各研究间的转化关系，很难得出建设性结论，难以体现其方法学价值。②缺乏可查证性。③操作的透明度较低，且不具备可重复性。

（四）Meta 整合常用方法及特点

Meta 整合可依据资料的特点进行选择，不同资料综合方法特点比较，见表 10-2。

表 10-2　不同资料综合方法特点比较

比较要点	Meta 民族志	CIS	主题综合
适用范围	适用研究范围广，可综合互相支持或对立研究	适用研究对象广泛质性研究，研究内容多样，方法各异情况	适合由果及因的推断，及各研究结果间相互独立的情况
文献检索	无特殊要求	理论抽样，纳入对理论的形成和发展有意义的研究	全面、系统
质量评价	评估各研究间的相关性	确定各研究结果对理论发展的影响程度	研究目的、背景、理论基础和结果可靠性及有效性，方法学适当性等
综合方法	相似转化分析；对立性分析；线性论证分析	研究问题的并行迭代；信息提取及文献总结；编译结果定义和应用；发表评论并总结主题	三级诠释
结果	形成高层次学说或概念	建立新的理论构想，综合结构	基于原始研究产生分析性主题，提出新阐释

1. Meta 民族志　Meta 民族志的综合过程可创新相关理论和概念，但由于其综合过程较复杂，且目前尚无相关分析软件可利用，将来应用将受限制。

2. CIS 特点　CIS 特点尚缺乏更多的方法学研究来详细说明其应用的具体过程，且需更多研究者在实际工作中来应用该方法，从而提出具体的步骤过程，故未来可能需要通过大量研究逐步发展并完善该方法，拓宽其应用领域。

3. 主题综合法　主题综合法因其方法学严谨简洁，形成的结果更易被理解和接受，目前更多研究者偏向于选择主题综合法对纳入研究进行分析综合，应用前景非常明朗，方法学体系架构也将进一步完善。

八、质性研究系统评价 /Meta 整合的质量评价工具

质性研究系统评价 /Meta 整合的质量评价目前仍推崇使用 JBI 开发的质性研究系统评价 JBI-QARI 工具和挪威 -CERQual（Confidence in the Evidence from Reviews of Qualitative Research）评价等工具。

1. JBI-QARI 质量评价工具　目前最新 2017 年 JBI-QARI 工具，包括 10 项标准独立评价纳入研究：①哲学基础与方法学是否一致；②方法学与研究问题或研究目标是否一致；③方法学与资料收集方法是否一致；④方法学与研究对象的代表性及资料分析方法是否一致；⑤方法学与结果阐释方式是否一致；⑥是否从文化背景、价值观的角度说明研究者自身的状况；⑦是否阐述了研究者对研究的影响；⑧研究对象及其观点是否具有代表性；⑨研究是否符合当前的伦理规范；⑩结论是否源于对资料的分析和阐释。每项内容均采用“是”“否”“不清楚”和“不适用”来评价，完全满足标准为 A 级、部分满足标准为 B 级、任何标准均不满足则为 C 级。

2. 挪威 -CERQual 质量评价工具　挪威知识转化中心 Simon Lewin 团队 2015 年发布的质性研究系统评价 /Meta 整合 CERQual 质量评价工具内容基于 4 个方面对整合结果的可信度进行评价：①方法学严谨性（methodological limitation）。②整合结果相关性（relevance）：指纳入研究的研究目的、研究对象等方面与系统评价要解决问题的相符程度。③整合结果的逻辑性和一致性（coherence），指合并结果与相应原始研究结果的相符程度。是否解释了合并模型

的合理性即原始研究结果间的差异。④整合结果数据的充分性和饱和性（adequacy of data），针对某一系统评价结果，与其相关资料的丰富性和数量。

3. ConQual 整体质量评价 ConQual 整体质量评价是通过可靠性（credibility）和可信度（depen- dability）对形成的“证据体”进行评价。

（1）可靠性评价：可靠性包括适用性（applicability）和可审查性（audit ability）。适用性是指结果能够引起有类似经历和体验的共鸣，适用于整合研究中特定研究对象之外的情境，具有概括性（generalization）。可审查性是指整合研究的目的明确，充分详细地描述所使用的方法，整合方法是合理的、可解释的。质性研究 Meta 整合的证据可靠性评价，见表 10-3。

表 10-3 质性研究 Meta 整合的证据可靠性评价

评价项目	降级结果	降级方法
1. 方法学与研究问题或研究目标是否一致？	不降级	4～5 项结果为“一致”
2. 方法学与资料收集方法是否一致？		
3. 方法学与资料呈现和分析的方法是否一致？	降一级	2～3 项结果为“一致”
4. 是否从文化及理论的角度说明研究者的自身状况？		
5. 是否阐述了研究者对研究的影响及研究对研究者的影响？	降两级	0～1 项结果为“一致”

（2）可信度评价：可信度是指 Meta 整合的结果应来源于原始研究的资料，且显示准确的与人的经历相关的描述和解释。质性研究 Meta 整合的证据可信度评价，见表 10-4。

表 10-4 质性研究 Meta 整合证据的可信度评价

评价项目	降级结果	降级方法
1. 结论明确（unequivocal）、毋庸置疑、不可挑战	不降级	整合证据来自多项明确的研究结果
2. 结论模棱两可（equivocal）	降一级	整合证据体中既有明确的，又有模棱两可的结果
3. 结果和原始资料缺乏明显的关系所以研究结果可被挑战	降二级	整合证据体来自多项模棱两可的结果
4. 结论未获支持（unsupported）	降三级	整合证据体中既有模棱两可的结果，又有未获支持的结果
5. 结果没有原始资料支持或原始资料与研究结果毫无关系	降四级	整合证据体中均有未获支持的结果

九、质性研究系统评价 /Meta 整合结果的整体报告

为提高质性研究系统评价 /Meta 整合报告的规范性、透明性，澳大利亚悉尼大学公共卫生学院的 Alison Tong 教授和英国约克大学健康科学学院的 Kate Flemming 教授等学者于 2012 年在 BMC Medical Research Methodology 上联合发布了“提高质性研究系统评价透明性的 ENTREQ 声明”（Enhancing Transparency in Reporting the Synthesis of Qualitative Research: ENTREQ）（表 10-5）。在撰写质性研究系统评价和 Meta 整合报告时，应对照 ENTREQ 声明组织论文结构和内容。

表 10-5 提高质性研究系统评价报告透明度的 ENTREQ 声明

编号	条目	指导和描述
1	整合目的	陈述该质性研究系统评价的研究问题
2	整合方法	明确该整合的方法学基础或理论框架，并陈述选择该方法的合理性例如 Meta 民族志（Meta-ethnography）、主题分析综合法（thematic synthesis）、诠释性批判主义法（critical interpretive synthesis）、扎根理论整合法（grounded theory synthesis）、现实主义整合法（realist synthesis）、汇集性整合法（Meta-aggregation）、Meta 研究（Meta-study）、框架整合法（framework synthesis）

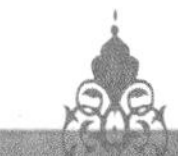

续表

编号	条目	指导和描述
3	检索方法	指出检索是否有预先计划（包括制订全面的检索策略以寻找可能的研究），或具有反复性（寻找所有可用的概念直到达到理论性饱和）
4	纳入标准	详细说明研究的纳入、排除标准（如依据研究人群、语言、年份、出版物的类型、研究类型）
5	资料来源	描述检索的资料的来源，例如电子文献数据库（Medline、Embase、CINAH、PsycINFO、Econlit）、灰色文献数据（学位论文、政策报告）、相关组织的专业网站、专家意见、通用网站检索（Google 学术等）、手工检索、参考文献，并提供使用这些数据库 / 资源的理由
6	文献检索策略	描述文献检索的过程（如提供与研究对象、临床或健康主题、经验、社会现象相关术语的文献检索策略，质性研究筛选，检索的限制）
7	筛选研究方法	描述研究筛选的过程（如依据标题、摘要或全文进行筛选及独立筛选研究的研究者人数）
8	纳入研究特征	说明纳入研究的特征（如出版年份、国家、研究问题、研究对象、研究对象数量、资料收集方法及研究分析方法）
9	筛选研究结果	明确筛选出来的研究数量并提供排除研究的原因（如进行全面的检索，提供纳入研究数量和排除研究的理由，并用流程图表示；对反复进行的检索应根据修订的研究问题或对理论构建的贡献度进一步描述纳入、排除标准）
10	研究质量评价理由	描述用于选择评价纳入研究和研究结果质量的方法准则（如研究的效度和稳定性、报告的透明度、研究结果的内涵及可用性）
11	研究质量评价工具	陈述用于评价研究质量选择研究结果的工具，如现有的工具（CASP、JBI-QARI、COREQ、Mays、Pope）或评价者开发的工具，并陈述评价的领域；描述研究小组、研究设计、资料分析及解释、报告规范等情况
12	质量评价	指出研究质量评价是否由多位评价者独立进行，以及是否需要达成共识
13	研究质量评价结果	说明研究质量评价的结果。如有可能，指出哪些文章是基于评价后被剔除的，并陈述剔除的理由
14	资料提取	说明对原始研究的哪些部分进行了分析，资料是如何从原始研究中提取的（如：所有文本标题下的“结果 / 结论”都以电子版信息的方式提取并录入相关计算机软件中）
15	软件应用	如果有，说明所使用的计算机软件
16	评价者数量	确定参与资料编码和分析的人员
17	编码	描述对资料进行编码的过程（如逐行编码，以寻找概念）
18	研究结果的对比	描述研究内部、研究之间是如何进行研究结果对照的（如研究结果被逐编码后分类到预先构建的概念中，必要时创建新的概念）
19	主题获取	指出获取主题或概念的过程是采用归纳法或是演绎法
20	引文	提供来自原始研究的引文以说明主题 / 概念，并确定其为来自研究对象的引文，还是研究者的分析
21	呈现整合结果	以丰富的、精练的、超越对原始研究简单总结的形式呈现整合结果（如新的解释证据模型、概念模型、分析性框架、新理论或概念的构建）

十、解释和传播评价后的 Meta 整合结果

Meta 整合是质性研究所获得资料，主要是通过访谈、观察、实物分析等得来的描述性资料，因而 Meta 整合的结果是描述性语言表达，提出新学说或新概念，探讨对原始研究的新看法，并简要介绍和分析所使用的资料综合方法。通过结构化的方式，系统地报告 Meta 整合结果的方法。质性研究的 Meta 整合常用言语文字或用故事性、主题性、概念性、图形或表格来解释和传播 Meta 整合结果。整合结果报告须包括整合结果的阐述、描述特别或潜在的矛盾事件或现象，简明扼要地提出关于实践和研究的建议并阐明证据推荐的等级。

第三节 质性研究系统评价 /Meta 整合的案例分析

现以"朱慧，等，2020. 乳腺癌幸存者性体验质性研究的 Meta 整合 . 护理管理杂志，20（6）"为例，介绍质性研究系统评价 /Meta 整合的过程。

一、研究背景

乳腺癌（breast cancer，BC）作为严重影响妇女身心健康且威胁其生命的恶性疾病，给患者、患者家庭和社会带来沉重负担。尽管乳腺癌幸存者（breast cancer survivors，BCSs）生存周期得到有效延长，但癌症治疗对 BCSs 性功能产生的毁灭性影响将最终导致其整体生活质量的下降，BCSs 性问题与良好的性体验对绝大多数患者而言仍然是一项未满足的需求。目前国内外 BCSs 性体验研究逐渐增多，但尚缺乏性体验质性研究的系统评价与 Meta 整合，且各质性研究间存在研究侧重点不统一、情境、方法学与文化等方面的差异。因此，本研究采用 Meta 整合的方法归纳整合 BCSs 性相关主题的质性研究结果，以期为临床制订有效的干预措施提供参考。

二、方　　法

1. 纳入标准与排除标准　纳入标准：①研究对象（population），医学确诊为乳腺癌且拥有性伴侣的女性患者，年龄不小于 18 岁。②研究内容或感兴趣的现象 I（interest of phenomenon），BCSs 对性的态度、需求、体验和感受等。③情境 C（context）。乳腺癌患病后的整个过程。④研究类型 S（study design），包括现象学、扎根理论等所有符合纳入标准，排除标准未描述，两名研究者独立进行文献检索筛选与内容提取，遇到分歧时由第 3 名研究员参与裁决。资料提取内容包括作者、发表年份、国家、研究对象、样本量、方法学和主要结果。

2. 文献检索策略　计算机检索 Web of Science、PubMed、The Cochrane Library、Medline、CNKI、CBM、Wan Fang Data、VIP 等数据库，收集关于 BCSs 性相关体验的质性研究。检索时间均从建库至 2019 年 5 月。中文检索词：（"乳腺癌"或"乳癌"或"乳腺肿瘤"）AND（"性"或"性生活"或"性行为"）AND（"体验"或"感受"或"质性研究"或"现象学"或"焦点小组"或"扎根理论"）。英文检索词包括（"breast cancer"或"breast"或"neoplasms"或"breast tumor"）AND（"sex"或"sexual experience"或"sexuality"）AND（"qualitative research"或"qualitative study"或"grounded theory"或"phenomenology"或"participant servation"）。

3. 文献质量评价　采用 2017 年澳大利亚 JBI 循证卫生保健中心质性研究质量评价的 10 项标准每项内容均采用"是"、"否"、"不清楚"和"不适用"来评价，完全满足标准为 A 级、部分满足标准为 B 级、任何标准均不满足则为 C 级。两名研究者在文献筛选、资料提取与质量评价过程中如遇分歧，则由第 3 名研究者协商裁决。

4. Meta 整合　研究者通过对纳入文献进行反复阅读、分析与理解，依据每项研究的主题和意义的基础整合、诠释质性研究结果，形成新的类别，最终将相似类别归纳为整合结果，形成新的概念。

三、结　　果

1. 文献检索结果　检索各数据库后共得到 1807 篇文献，EndNote 软件去重后剩余 1246 篇，选定 38 篇文献进行全文筛选，最终确定 8 篇文献纳入文献分析。

2. 纳入文献的一般资料　文献的基本特征从纳入研究、国家、研究对象、研究内容、研究方法和主要结果等方面进行描述，见表 10-6。

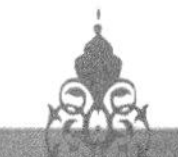

表 10-6 纳入研究基本特征表

纳入研究	国家	研究对象（样本量）	研究内容	研究方法	主要结果
Fouladi 等	伊朗	已手术并完成辅助治疗期的已婚女性乳腺癌患者（n=30）	性体验	半结构式访谈	①性功能衰竭；②努力恢复和重建性功能
Klaeson	瑞典	已婚或拥有固定性伴侣的女性乳腺癌患者（n=12）	性认知与情感体验	焦点小组讨论	①性感觉改变；②身体不受控制；③性欲减弱；④感觉自己不在状态之内；⑤对自我的重新评价
Tat	美国	完成治疗的不同种族的女性乳腺癌患者（n=135）	性健康认知和存在的性问题	半结构式访谈	①性质量低下；②对难以寻找性伴侣及失去伴侣的担忧；③主动建立亲密关系
Vieira	巴西	女性乳腺癌患者（n=23）	性文化对性认知的影响与性体验	把半结构式访谈，焦点小组讨论	①失去性吸引力的原因；②性认知；③性频率与性快感低下；④通过改善亲密关系促进性交流；⑤积极寻求性健康相关信息
裘佳佳	中国	经治疗的年轻女性乳腺癌患者（n=22）	性生活态度体验	现象学研究 / 半结构式访谈	①性生活缺乏交流；②性双方均存在较多顾虑；③患癌是双方情感的转折点；④对性经验专业信息的渴求
周娜	中国	女性乳腺癌患者（n=12）	性态度	现象学研究 / 半结构式访谈	①性需求的合理性及压抑感；②性行为的不确定感；③患病后的无助及无奈感
刘少华	中国	化疗期女性乳腺癌患者（n=19）	性行为认知和需求	现象学研究 / 半结构式访谈	①不良性生理、心理体验；②性行为的不确定感；③体态紊乱对性心理的冲击；④配偶性态度的转变；⑤对健康性行为知识的需求
Santos	巴西	巴西南目圣保罗里比拉奥市女性乳腺患者（n=36）	文化背景对性认知的影响与性体验	半结构式访谈，焦点小组讨论	①对性的认知；②对未来的担忧；③性质量低下；④新的性体验

3. 纳入研究的质量 从纳入研究的哲学基础、研究问题或研究目标与方法学是否一致等 10 项内容对文献进行方法学质量评价，其中有 4 项研究未从文化背景、价值观的角度说明研究者自身的状况，8 项研究均未从研究者对研究的影响做出阐述，这两项评分影响文献总体质量，故纳入所有研究总体质量评价为 B 级，见表 10-7。

表 10-7 纳入研究的质量评价

纳入研究	①	②	③	④	⑤	⑥	⑦	⑧	⑨	⑩	总体评价
Fouladi 等	是	是	是	是	是	是	否	是	是	是	B
Klaeson	是	是	是	是	是	是	否	是	是	是	B
Tat	是	是	是	是	是	否	否	是	是	是	B
Vieira	是	是	是	是	是	是	否	是	是	是	B
裘佳佳	是	是	是	是	是	否	否	是	是	是	B
周娜	是	是	是	是	是	否	否	是	是	是	B
刘少华	是	是	是	是	是	否	否	是	是	是	B
Santos	是	是	是	是	是	是	否	是	是	是	B

注：①～⑩ JBI 评价项目，详见相关内容

4. Meta 整合结果

（1）整合结果 1：意识到性生活的重要意义。①性行为能够维持和增进伴侣关系：随着现代社会的发展，女性在更大程度上享受着性的自由。多数患者表示，在婚姻与非婚姻状态下的两性性关系是增进两者情感发展的关键纽带。②性生活能够增加日常工作效率：健康和丰富的性生活在丰富伴侣双方内心的同时，让患者在日常工作中拥有更大的激情，并以更高效的状态投入工作。

（2）整合结果 2：不断面对不良性体验产生的负性情感。①自卑与无奈：主要包括患者对身体外形改变的自卑感、当配偶出现外遇的无奈感。②内疚与自责：受损的性生活使 BCSs 认为，自身没有尽到妻子应尽责任深感自责与内疚。

（3）整合结果 3：遭受严重的性功能障碍指包括性欲低下和性满意度下降等生理变化与性质量低下。①生理变化：BCSs 经历的乳腺癌相关医学治疗对其性生理状态产生了严重影响，加之部分患者处于更年期阶段等现状。②性质量低下：受乳腺癌化疗药物及其他相关治疗影响，BCSs 普遍表示性欲望减弱和性兴奋体验不良的较低性爱质量。

（4）整合结果 4：渴望得到充足的信息支持。①对性健康相关知识的渴望：多数经激素治疗和手术治疗的患者较多关注自身体相的改变以及进行两性关系时双方体验和感觉，十分渴望得到专业的信息支持。②对合适与充足的信息获取途径的渴望：由于性相关话题涉及隐私问题，BCSs 认为该话题难以向他人启齿，不知道该通过何种途径来获取性健康相关信息，她们表达了对多渠道获取信息的强烈需求。

（5）整合结果 5：逐渐建立新的希望。①采取积极的行为来改善性生活：乳腺切除术以及乳腺癌相关的辅助治疗通常导致患者脱发、乳房缺失、乳房红斑、瘢痕等体征的变化，不熟悉的身体外观让 BCSs 难以接受和适应，因此她们试图通过各种方式来隐藏手术及治疗后的改变。②建立补偿机制来降低不良性生活带来的影响：罹患疾病后部分患者通过自我审视，学会了以不同方式支持和尊重自己，她们通过参与各种家庭关系和社会角色来扩大自己的支持范围，以补偿不良性体验带来的缺失。

四、讨　　论

1. BCSs 认可性行为的重要性，建议树立正确性观念　本研究结果从两方面诠释了 BCSs 对性的认知，一方面 BCSs 普遍认为性在两性关系中扮演着重要角色，该结果与 Veening 和 Barendregte 等研究结果一致。考虑原因可能与婚姻中的性行为与高质量的性生活能够帮助 BCSs 愉悦身心、加强信任、促进疾病康复有关。另一方面，BCSs 认为伴侣间的性爱交流可以激发工作热情增加工作效率，分析原因可能为良好的性交流与互动增加了患者的自信程度与对未来美好生活的希望，建议康复治疗的同时，加强健康教育，帮助患者树立并巩固正确性观念，完善性认知，促进健康性体验。

2. BCSs 遭受多种负性情感，建议加强情感干预　本研究结果中多数 BCSs 因性功能受损或体象改变而出现自卑、自责、无奈与无助等负性情感体验，考虑原因可能与第二性征（乳房）缺失降低了 BCSs 的自信程度，研究表明，BCSs 不良情绪及悲伤、抑郁和自责等负性情感体验可在加重患者心理负担的同时进一步加速其社会角色与功能的退缩。完善 BCSs 的支持系统，增强心理援助，从而达到增加伴侣双方性满意度、弱化 BCSs 负性心理感受的目的。

3. BCSs 性功能受损严重，建议多途径提升性功能水平　本研究结果显示，BCSs 普遍存在不同程度的性功能障碍，该结果与 Carreira 等研究结果一致。性功能低下对患者的性生活与整体生活质量造成严重影响。因此，建议临床医护人员在促进 BCSs 健康性行为与增进和谐性生活方面，一方面可指导患者分别转移至感观器官等性辅助方式改善性欲、促进性唤起。另一方面，针对体象改变的 BCSs，可指导其将注意力转移至面部、服装和气质等方面，实现自身气质与魅力的提升，达到改善性爱体验和提高整体生活质量的目的。

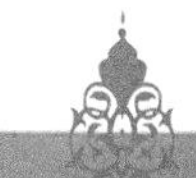

4. BCSs对信息支持渴望强烈，建议规范落实性教育 本研究结果中患者普遍表现出对乳腺癌性相关知识的匮乏，主要表现为患者对术后性知识等各种问题的不确定感，可能与女性患者较多具有内敛、羞涩和矜持保守的特点，一项Meta分析显示，针对乳腺癌患者及其伴侣的性心理干预、性健康教育和开展各种类型的短期（12周以内）性教育培训项目对提高BCSs性生活满意度有显著作用，并且有效减轻了患者如抑郁、焦虑等负性情绪。因此，建议积极构建性健康知识教育项目和性知识教育，改善BCSs性相关知识缺乏现状。

5. BCSs逐渐建立生活希望，建议聚焦引导益处发现 本研究中部分BCSs在性生活中进行积极行为尝试与Venning和Barendregte研究结果相同。研究显示增加对BCSs的积极应对并减少不良应对是促进患者自我概念重塑与自我效能提高的关键因素。因此，建议医务人员引导BCSs积极心理变化感知疾病益处发现，增强自我管理能力，重新发现生活的希望，拥抱美好生活。

五、小　　结

本研究通过质性研究的系统评价与Meta整合将BCSs性体验归纳整合成4个结果、10个类别和48个结果，从认知、生理、心理等方面对BCSs的性体验进行深入分析，对患者性功能的改善、性相关知识的缺乏分别提出针对性的措施，以改善患者身心健康，提高患者整体生活质量。但纳入的文献中，患者处于不同的年龄层次与身份地位，在受教育程度和文化背景方面存在多元性与异质性，可能影响Meta整合结果的全面性。此外，8篇质性研究文献均未提及研究者对本研究的影响，以及研究对研究者的影响，因此未来还需更高质量的BCSs性体验的相关文献。

六、案例评价

1. 报告质量 基于质性研究系统评价的报告规范ENTREQ声明，总体而言，该研究在题目、摘要、结果及讨论部分的报告较为完善，但在方法学部分存在以下不足：①检索资料的来源不全面；②没有明确描述资料提取的过程和方法；③未说明资料编码和分析的人员及数量；④未描述资料编码的过程；⑤未说明获取主题或概念的过程所采用的方法。

2. 存在的不足和建议 该研究采用的Meta整合方法和步骤基本正确，但在以下几个方面仍存在一定的不足。

（1）文献检索：①对灰色文献的检索不充分。②未提供各数据库详细的检索策略，仅提供检索关键词。

建议：规范文献检索报告，增加对灰色文献进行补充检索，并详细说明补充检索的途径和来源。推荐至少提供一个数据库的完整检索策略。在制定检索策略时建议使用“质性研究”过滤器。此外，建议增加Cochrane协作网质性研究小组推荐的心理学数据库PsycINFO的检索。

（2）资料提取和整合：①未说明对原始研究的哪些部分进行了分析，资料是如何从原始研究中提取出来的。②未描述资料编码的过程及参与资料编码和分析的人员。③未说明获取主题或概念的过程所采用的方法。

（3）建议：完整的描述对原始研究的哪些部分进行了分析以及资料提取的方法。完整地报告资料编码、整合的过程，包括参与资料编码和分析的人员。另外，需明确说明是采用归纳法还是演绎法获取主题或概念。

知识强化与小结

本章阐述了质性研究系统评价/Meta整合的概念、意义和基本方法。护理领域常常运用质性研究深刻剖析护理对象在疾病治疗和康复过程中的独特经历和需求，而单一的质性研究结果指导实践具有一定局限性，对质性研究进行系统评价 /Meta 整合是循证护理创证过程的常用方法之一。质性研究 /Meta 整合在考虑各质性研究的哲学思想及其方法学特异性和复杂性的前提下，充分理解他们的研究结果，对结果进行重新解释，归纳组合成新的见解，达到从不同侧面更高程度的概念发展，更实质性地诠释现象，促进以人为本的护理，体现护理服务的人文、社会、伦理特点。

（马　彬、达　瑛、王　倩　编，王新田　审，胡凯燕　校）

复习思考题

1. 什么是质性研究系统评价 /Meta 整合？质性研究系统评价 /Meta 整合最大特点是什么？
2. 护理学领域质性研究系统评价 /Meta 整合对护理学发展有何意义？
3. 质性研究系统评价 /Meta 分析资料的综合方法有哪些？各自的适用范围结果是什么？
4. Meta 整合的主要步骤有哪些？
5. 量性研究系统评价 /Meta 分析与质性研究系统评价 /Meta 整合有何异同？
6. 为什么 Mata 整合可以对来自不同方法学的质性研究进行整合？
7. 举例阐述质性研究系统评价 /Meta 整合构建循证问题的 SPIDER 要素内容。
8. 分析质性研究系统评价 /Meta 整合质量评价工具、内容与方法。

参 考 文 献

成磊，冯升，陆春梅，等，2015. 早产儿出院后父母照顾体验质性研究的系统评价和 Meta 整合 [J]. 中国循证医学杂志，15（09）：1090-1097.

胡雁，郝玉芳，2018. 循证护理学 [M]. 2 版 . 北京：人民卫生出版社 .

胡雁，彭健，2020. 我国质性研究系统评价和 Meta 整合论文的质量评价 [J]. 中国护理管理，20（04）：490-495.

胡雁，王志稳，2017. 护理研究 [M]. 5 版 . 北京：人民卫生出版社 .

黄崇斐，拜争刚，吴淑婷，等，Iris Chi，2015. 质性系统评价的撰写方法介绍 [J]. 中国循证医学杂志，15（09）：1106-1111.

李佩玲，常健博，许影，等，2015. 如何撰写 Campbell 系统评价 [J]. 中国循证医学杂志，15（05）：617-620.

孙皓，时景璞，2014. 循证医学中 PICO 模型的扩展及其在定性研究中的应用 [J]. 中国循证医学杂志，14（05）：505-508.

王家良，2010. 循证医学 [M]. 北京：人民卫生出版社 .

王新田，2014. 实用循证护理学 [M]. 北京：科学出版社 .

王媛媛，靳英辉，陈兴，等，2015. 2004 年至 2013 年国内护理领域个体及焦点小组访谈研究论文的报告学质量评价 [J]. 中国实用护理杂志，31（02）：113-118.

杨克虎，2010. 系统评价指导手册 [M]. 北京：人民卫生出版社 .

张宏伟，2008. 质性研究的基本属性和常用研究方法 [J]. 中国中西医结合杂志，28（2）：167-169.

赵坤，郭君钰，杨光，等，2015.Campbell 图书馆简介 [J]. 中国循证医学杂志，15（1）：120-124.

钟珍梅，刘少堃，赵舒煊，等，2015. 提高质性研究合成报告透明度（ENTREQ）的指南解读 [J]. 循证医学，15（5）：309-313.

朱政，胡雁，邢唯杰，等，2017. 不同类型循证问题的构成 [J]. 护士进修杂志，32（21）：1991-1994.

左红霞，柯玉芳，牛玉明，等，2017.Meta 整合的方法和意义 [J]. 国际护理学杂志，36（21）：2887-2891，2927.

Bohren MA，Hunter EC，Munthe-Kaas HM，et al，2014. Facilitators and barriers to facility-based delivery in low- and middle-income countries：a qualitative evidence synthesis[J]. Reprod Health，11（1）：71.

Bohren MA，Vogel JP，Hunter EC，et al，2015. The Mistreatment of Women during Childbirth in Health Facilities Globally：A Mixed-Methods Systematic Review[J]. PLoS Med，12（6）.

Finfgeld-Connett D，2010. Generalizability and transferability of meta-synthesis research findings[J]. J Adv Nurs，66（2）：246-254.

Munn Z，Porritt K，Lockwood C，et al，2014. Establishing confidence in the output of qualitative research synthesis：the ConQual approach[J]. BMC Med Res Methodol，14：108.

Pearson A，2004. Balancing the evidence：incorporating the synthesis of qualitative data into systematic reviews[J]. JBI Reports，2：45-64.

Tong A，Flemming K，McInnes E，et al，2012. Enhancing transparency in reporting the synthesis of qualitative research：ENTREQ[J]. BMC Med Res Methodol，12：181.

Toye F，Seers K，Allcock N，et al，2014. Meta-ethnography 25 years on：challenges and insights for synthesising a large number of qualitative studies[J]. BMC Med Res Methodol，14：80.

Treloar C，Champness S，Simpson PL，et al，2000. Critical appraisal checklist for qualitative research studies[J]. Indian J Pediatr，67（5）：347-351.

第 11 章　制订护理实践指南的技能

学习目标

1. 解释　护理实践指南的概念；护理实践指南与护理常规和护理标准的关系。
2. 阐述　举例阐述护理实践指南的制订、改编、评价及应用方法。
3. 理解　护理实践指南对临床实践的指导意义。

第一节　概　　述

一、护理实践指南的概念与分类

（一）护理实践指南的概念

1. 护理实践指南的概念　护理实践指南（nursing practice guidelines，NPG）是针对某个临床护理问题的所有研究证据进行整理、总结、评价，最终形成对该问题解决方案明确、清晰、有依据的推荐意见。作为护理指导性文件，指南规范护士的临床行为，帮助护理人员减少护理实践的变异性，促进合理、公平、有效的医疗资源使用。是针对特定临床情境，由多学科合作相关专家制订的、基于系统评价证据形成平衡不同干预措施利弊的推荐，帮助护理工作者做出恰当的处理，提升临床护理质量和专业水平，为患者提供最佳医疗保健服务，是将循证护理与临床护理实践连接起来的桥梁。

2. 护理实践指南与护理常规、护理标准　护理实践指南与一般意义上的护理常规和护理标准（nursing standard）既有区别又有联系。

（1）护理实践指南：制订护理实践指南是为了解决复杂的护理实践问题，形成过程始终以循证实践为基础，对全球范围内的某个特定的护理问题进行系统评价，把其中最新、最真实可靠并具有护理应用价值的研究结果筛选出来。因此，护理实践指南集中了最新和最佳的护理科学研究和专家意见，并由此制订出具有针对性、指导性的护理指南。例如：澳大利亚 JBI 循证卫生保健中心从 1997 年至今发行的《最佳护理实践临床指南》，报道了经过系统评价总结后得出的特定领域的护理实践指南。对制订的流程要求更加严格，特别强调医学文献证据的来源和质量评价。护理实践指南在中国不要求强制执行，但可作为指导临床护理工作的重要参考。

（2）护理常规：护理常规常常由个人或团体制订，一般仅在较局限的范围使用，没有严格制订护理常规的方法学。

（3）护理标准：护理标准可分为国家标准、行业标准及地方标准，可为强制性标准也可能是推荐性标准。标准有统一的制订流程，但不要求循证方法学。

（二）护理实践指南的分类

1. 根据指南的制订方法分类　目前护理实践指南常根据指南的制订方法和指南的终端用户分类。

（1）基于专家共识的护理实践指南：在当前发表的护理实践指南中，此指南类型仍占有较大比重，基于专家共识的指南其优势在于：第一，代表了行业专家的意见，具有一定的行业权威性。第二，制订方法较为简单，可在短期内完成指南的制订。不足之处：第一，专家的认证和选择难以有合理规范的方法。第二，指南推荐意见大多基于专家经验，缺乏规范科学的证据支持。第三，指南推荐意见没有将明确的推荐强度等级与相关证据明确联系起来。第四，指

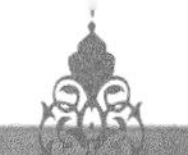

南推荐意见制订时没有考虑患者的价值观和意愿及卫生经济学等因素。

（2）基于循证的护理实践指南：循证性方法制订护理实践指南是当前护理实践指南的发展趋势，已经成为各类国际组织制订指南的主流。针对特定临床问题，广泛收集相关研究，严格评价其质量，对相应结果进行汇总，同时考虑患者的价值观和意愿、资源消耗等因素，进而形成推荐意见。其优势是：第一，指南制订小组成员由多学科专业人员构成。第二，指南推荐意见基于严格评价的证据。第三，有明确的推荐意见形成方法及推荐意见强度。第四，指南推荐意见制订时，充分考虑患者的价值观和意愿、资源消耗等因素，但可能存在的不足之处在于指南制订过程需要大量的人力、物力和时间，且指南制订的方法学较为复杂。

2. 根据指南的终端用户分类

（1）政府决策指南：此类指南主要是为政府制定卫生决策和决策时提供参考，其最大的特征是在终端用户的价值意愿方面，需要从政府制定政策角度考虑，需要进一步考虑全面的政策指导，以及医疗资源的合理分配等。

（2）医疗实践指南：此类指南主要使用人群是临床专业人员，如专科医生或护士，主要用于指导如何在具体的临床实践环境中为患者提供最恰当的诊疗护理手段，附有详细的证据来源及推荐意见。

（3）患者指南：此类指南是护理实践指南中衍生的特殊版本，此类指南的最大特点是用科普的语言告知患者相关疾病的具体情况或结合图片呈现疾病的备选诊疗方案及推荐强度，极大促进患者主动参与临床决策。

此外，也可根据指南的版本不同，分为保准指南、汇编指南、快速指南等。

二、护理实践指南的应用现状

2012年国际护士学会发表的白皮书指出："缩短证据与实践之间的差距"，鼓励全球护理同仁共同努力，促进循证护理实践的发展。循证护理实践领域推荐证据使用者直接查阅成熟的循证资源如临床实践指南，然而国内外的循证护理实践指南发展仍处于起步阶段。近年我国指南数量日益增多，国内各循证护理研究机构在本领域已取得了较大成果，开始尝试构建护理实践指南，如复旦大学构建的PICC置管前评估的临床实践指南、小儿气管插管非计划性拔管的临床实践指南等。北京中医药大学尝试应用循证指南指导临床实践，如脑卒中患者吞咽困难识别与管理的循证实践研究、导尿管相关尿路感染预防和管理的循证实践研究等，通过对国外指南的本土化到临床试点应用，切实促进了临床护理操作的规范化和护理质量的提高。在中医护理领域，北京中医药大学开始探索基于循证理念的优势病种中医护理方案的构建，推动中医护理方案更加科学化发展。然而由于团队建设，经费支持，证据资源等因素的限制，目前国内护理实践指南的开发及应用尚不成熟，存在指南总体质量参差不齐、版本繁多、获取渠道不畅、难以甄别等问题，严重影响了指南的质量和使用效率。国内应用于护理领域的临床实践指南常以护理常规的形式存在，且绝大多数基于专家意见、教科书、传统医疗护理制度等，少数循证临床实践指南的质量仍较低，基于指南的护理实践仍然缺乏，规范指南的制订过程，保证指南的质量，才能进一步有效推动循证护理实践。

第二节　护理实践指南计划书的制订与注册

传统的护理实践指南大多是"基于专家共识的指南"，因其形成过程缺乏严谨的方法学，其科学性和透明性受到了很大质疑。作为证据和实践之间的桥梁，护理实践指南的价值越来越被护理人员认可。采用严谨的指南制订方法，经过综合系统检索、严格评价的最佳证据，充分评估不同干预措施的利弊，结合患者的意愿和价值观，制订"基于证据的临床实践指南"，已经成为指南发展的主流趋势。

一、护理实践指南计划书的制订

目前护理实践指南计划书的制订没有专用的方法学手册或标准，现遵循临床实践指南计划书的制订方法。

1. 指南计划书的概念 指南计划书（guideline proposal or guideline protocol）是概括指南如何制订的计划或系列步骤以及将要使用方法的文件，如在制订指南之前，计划书会确定指南待解决的临床问题、检索及评价证据的方法，用来形成推荐意见的共识方法。指南的计划与注册有助于指南制订过程高效、顺利进行，规范促进指南项目组及其成员的工作并加强其责任感。WHO 指南制订手册中强调了指南计划的重要性，只有早期制订并实施严格完善的计划，才能保证指南制订工作的顺利进行及未来发布的指南能够有效利用。

2. 指南制订计划的核心内容 指南制订前，常常需要明确几个问题：此项指南制订是必需的吗？指南的制订目的是什么？目标用户是谁？有一系列这样的问题，WHO 详细规定了指南计划书的呈报内容及职责分配（表 11-1）。

表 11-1 WHO 指南制订计划的核心内容

主题	内容	负责人
背景	疾病负担、疾病分布	RTO/None
	干预或主题相关的背景	RTO/SG
	这个指南的历史	RTO/None
基本理论	指南构建的必要性	RTO/SG
目标人群	指南的终端用户	SG/GDG
推荐意见影响的人群	使用者、病人或其他推荐意见影响人群	SG/GDG
相关的指南	WHO 相关的指南现状、其他组织制订的相关指南现状	RTO/SG
目的和目标	指南的目的及具体目标	SG/None
人员组成	指南指导小组	RTO/TU
	指南制订小组	SG/None
	系统评价小组	RTO/SG
	外部评审小组	SG/GDG
人员组成	指南方法学家	RTO/SG
	利益相关方	SG/GDG
	外部合作伙伴	SG/GDG
指南制订组的管理	主席、副主席的选择，分组和决策过程	SG/None
利益冲突	收集利益声明信息	RTO/None
	评估利益冲突	RTO，director TU/SG，CRE
	管理利益冲突	RTO，director TU/SG，CRE
	保密协议	RTO/None
形成关键问题	背景问题、关键的问题、关键和重要结局	SG/GDG
系统评价的方法	是否必要进行新的系统评价	SG/SRT，GM
	研究的纳入和排除标准	SG/GDG，SRT，GM
	证据的检索和获得	RTO/information scientist，SRT，GM
	证据的质量评价	SRT/None
	证据的合成	SRT/None
	合成证据体的评价	SRT/RTO，GM

续表

主题	内容	负责人
证据向推荐意见转化的方法	使用 GRADE 框架	SG/SRT，GM
	考虑的因素	SG/SRT，GM，GDG
	形成推荐意见的工具	RTO/GM
书写指南文本	撰写作者、编辑	RTO/None
同行评审	过程	RTO/SG
计划统筹和资源	经费	RTO/SG
	预算	RTO/TU
	时间表	RTO/SG，SRT，GM
	其他一些计划安排	RTO/None
实施和评价	发表格式	SG/None
	衍生的产品	SG/GDG
	实施	SG/GDG
	改编	SG/GDG
	评价	SG/GDG
更新	更新时间、更新方法	SG/None
	确定新的证据的策略	RTO/SG

注：合规、风险管理、伦理办公室（Office of Compliance，Risk Management and Ethics，CRE）；指南制订小组（guideline development group，GDG）；指南方法学家（guideline methodologist，GM）；高级技术人员（responsible technical officer，RTO）；指导小组（steering group，SG）；系统评价小组（systematic review team，SRT）；技术部（technical unit，TU）；信息学专家（information scientist）

二、护理实践指南计划书的注册

指南计划书的制订、注册、发布是指南制订的首要环节，意义重大。指南制订机构或相应的监管或管理部门都应重视计划书的制订，并给予严格审查，以保证未来指南制订的质量，促进其高效完成。目前护理实践指南计划书的注册没有专门的平台，中国护理研究者如果需要进行指南注册，可以登录国际指南注册项目的子平台（http：//www.guidelines-registry.cn/），此平台由国内研究者引进创建，既是为指南制订者专门开发的注册和信息查询平台，又是为临床医务人员、指南制订方法学家和相关人员提供的交流平台，旨在促进指南制订的科学性、透明性，促进指南制订者之间的合作，避免指南的重复制订。截至 2017 年 6 月，已经有超过 50 部指南在此平台注册，包括西医指南、中医药指南、卫生政策简报等。注册时一般要求作者提交指南制订机构及指南制订方法学信息注册信息，主要包括：指南题目、指南版本、指南类型、指南领域、制订状态、制订单位、赞助单位、指南用户、目标人群、卫生保健环境、疾病或卫生问题、患者意愿与价值观、分级方法、共识方法、利益冲突声明、预算、预期或实际开始制订的时间、预期完成的时间、过期时间、计划书等。

指南制订计划除可以从指南注册网站或专业学会网站公开发布外，也可以在期刊发表。经检索目前国内有 5 部指南计划书在期刊发布，分别是《关节腔注射治疗膝关节骨关节炎的临床实践指南计划书》《人血白蛋白用于肝硬化治疗的快速建议指南计划书》《伏立康唑个体化用药指南计划书》《中国癌症症状管理实践指南计划书》《心肌梗死二级预防非药物措施患者指南的研制思路》。

第三节 护理实践指南的制订

指南的制订应基于最新的研究证据，形成对当前临床实践最佳推荐意见并保持与时俱进。许多国家高度重视临床实践指南的开发与应用，在政府的支持下成立了循证临床实践指南制订平台和管理机构，也有一些指南制订机构、学术组织等在制订指南的同时积累经验出台了相应的指南制订手册，即指南的指南（guidance for guideline），用于规范指南的制订、评价、实施和更新。护理实践指南的制订，故参照临床实践指南的制订方法。

一、护理实践指南制订的过程与基本原则

1. 指南制订过程

（1）WHO 指南手册指出，指南制订过程分为决定制订指南与指南评审委员会秘书处讨论、指南计划、构建关键问题、提交出版计划许可、指南评审委员会批准、证据检索、系统评价、GRADE 评价、推荐意见制订、撰写、外部评审等 14 个步骤。

（2）欧洲人类生殖与胚胎学会（European Society of Human Reproduction and Embryology，ESHRE）指南制订过程提出指南制订的 12 步法，主要包括指南主题选择、形成指南制订小组、指南范围确定、指南问题确定、证据检索、证据合成、形成推荐意见等。

（3）苏格兰院际间指南网（Scottish Intercollegiate Guidelines Network，SIGN）、国家临床疗效委员会（National Clinical Effectiveness Committee，NCEC）指南制订过程提出指南计划、指南构建发展、指南传播、实施、评估、修改，形成一个循环往复的过程，如 NCEC 提出指南路径的概念，强调了指南的制订和实施应该是一个良性循环的过程（图 11-1）。

2. 指南制订基本原则 WHO 指南制订需遵循两大基本原则：①推荐意见基于对现有证据的全面客观的评价；②形成推荐意见的流程清晰明确。2011 年，美国医学研究所（Institute of Medicine，IOM）在其出版的著作 *Clinical Practice Guideline We Can Trust* 中明确指出指南应该遵循以下 6 条基本原则：①应该基于当前可获得的系统评价 /Meta 分析。②指南制订应该多学科协作。③必须考虑患者价值观和意愿。④制订过程应该透明，避免利益冲突。⑤明确干预措施与健康结局之间的关系，并对证据质量和推荐强度进行分级。⑥出现新证据时，及时更新指南。

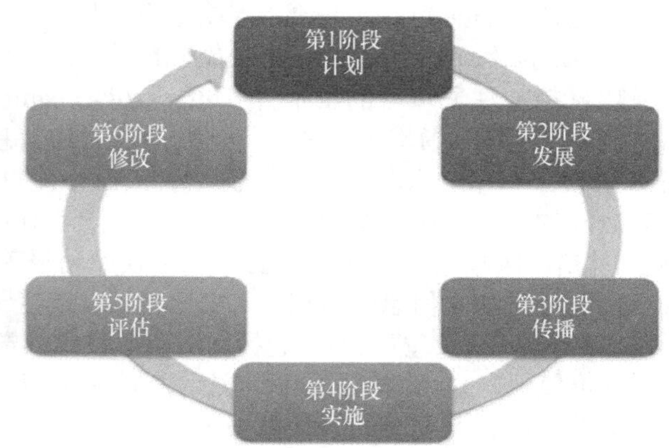

图 11-1 NCEC 指南循环路径（Clinical Guideline Path）

二、护理实践指南制订的核心步骤

护理实践指南制订的核心步骤包括指南范围、主题及问题的确定、指南制订人员及组成分配、证据的检索及评价、证据分级及推荐强度、利益冲突的声明和管理、形成推荐意见、形成

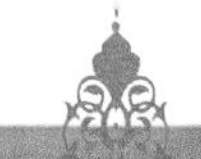

指南、传播与实施、更新等。

1. 指南范围、主题及问题的确定　确立主题即明确指南的目的、意义及适用范围，是制订指南的第一步。确定指南主题一般考虑以下因素：①主题应具有重要的临床意义，如涉及发病率、患病率及死亡率高或经济负担大的疾病等，而指南的实施很有可能改善患者的重要结局，降低医疗成本。②某一在临床实践存在较大差异性的主题。③目前仍未存在的相关主题及有效的临床指南可供使用且研究证据比较充分时。优选的主题可解决临床问题。

指南制订者应结合本专业的背景特点、所选主题等，在充分了解相关信息的基础上，可同时利用文献回顾、质性访谈和问卷调查的方式，明确指南具体临床问题。如《气管插管危重患者口腔护理临床实践指南》制订小组为了解气管插管危重患者口腔护理现状，通过对从事 ICU 一线护理工作并接触气管插管危重患者的护士发放调查问卷，了解目前临床 ICU 护士对气管插管危重症患者口腔护理的看法和态度以及目前国内医院重症监护室中气管插管危重患者口腔护理的现状及存在的问题。并对资深的 ICU 护理管理者进行访谈，深入挖掘气管插管危重症患者口腔护理目前急需解决的问题及管理者对此的反思。

2. 指南制订人员及组成分配　WHO 指南制订时除了强调多学科参与外还考虑尽量平衡各个成员在年龄、性别、技能、专业知识、价值观和专业认知方面的差异。成立指南工作组时应遵循的原则有：①多学科性。应由多学科代表组成小组制订指南。②方法学家参与的重要性。循证制订指南是一个复杂的过程，指南制订过程中会涉及文献的查阅、评价、综合、形成推荐意见等诸多环节，故常需要信息学专业人员、系统评价方法学家、循证医学方法学家、流行病学家、统计学家等人员参与。③考虑患者的价值观意愿。④考虑潜在的利益冲突。

3. 证据的检索及评价

（1）证据的检索：①检索研究类型及顺序。指南构建时查找证据的类型一般包括临床实践指南、系统评价（systematic reviews，SR）、Meta 分析、临床随机对照试验、观察性研究、质性研究、专业共识、专家意见、实例分析、经济学研究等。文献的检索顺序一般情况下按照证据金字塔“从上到下”逐级检索。例如，如果是对护理干预有效性的评价，需要查找临床随机对照试验报告或其他类型试验研究报告；如果是对某些疾病的危险因素进行研究，常常需要查找前瞻性队列研究。如果考虑干预的可接受性则同时需要查找相关质性研究证据或经济学分析报告。②检索词 / 式。检索式的确定仍遵循一般检索式构建原则，即主题词与自由词联合检索以尽可能查全。③检索资源。首先检索 Cochrane 图书馆、JBI 循证卫生保健数据库、Campbell 图书馆等循证机构或数据库，明确关于所确定的主题是否存在已经发表的系统评价。如果尚未找到相关的系统评价，即可以从一般生物医学数据库中开始查找相关原始研究论文，例如 Medline、Embase、CINAHL、SinoMed、CNKI 等。此外，根据情况可能需要进行补充检索，如特定领域的专业数据库及专业学术网站的检索，追溯参考文献等。

（2）证据的评价：方法学质量评价需要根据不同的研究类型选择相应的评价工具，一般情况如下。①系统评价或 Meta 分析采用了系统评价方法学质量评价工具 AMSTAR 2。②指南选用国际通用的指南评审工具 AGREE Ⅱ（Appraisal of Guidelines Research and Evaluation Ⅱ）。③ RCT（Randomized Controlled Trials）采用 Cochrane 图书馆推荐的 RCT 偏倚风险评估工具，即 ROB（Risk Of Bias）量表。

4. 证据分级及推荐强度　目前，护理常用的证据及推荐意见分级标准多为澳大利亚 JBI 循证卫生保健中心证据及推荐意见分级系统。详见本书第 2 章。

5. 形成推荐意见　推荐意见制订过程需综合考虑多种因素（证据质量、干预措施的利弊平衡、结论的可推广性、适宜人群、成本等），然而指南制订小组成员众多，包括相关领域专家、方法学专家、一线临床医务人员和患者代表等，如何得出一致性较高的决策意见，专家共识在这个过程中起到重要作用。专家共识包括正式、非正式两种方式。正式的专家共识方法包括德尔菲、名义群体法、共识形成会议法等。非正式专家共识指没有正式的达成共识的程序和流程，专家们自由讨论，通过自由讨论达成对一个问题的共识。

6. 利益冲突的声明和管理 利益冲突（conflict of interest）是指某人（自然人或法人）在接受委托代表他人做出判断时，其自身利益会干扰他在这个关系中做出合适判断的倾向。指南制订小组和外审组成员及其直系亲属可能存在的利益冲突。利益冲突管理流程图（图 11-2）。

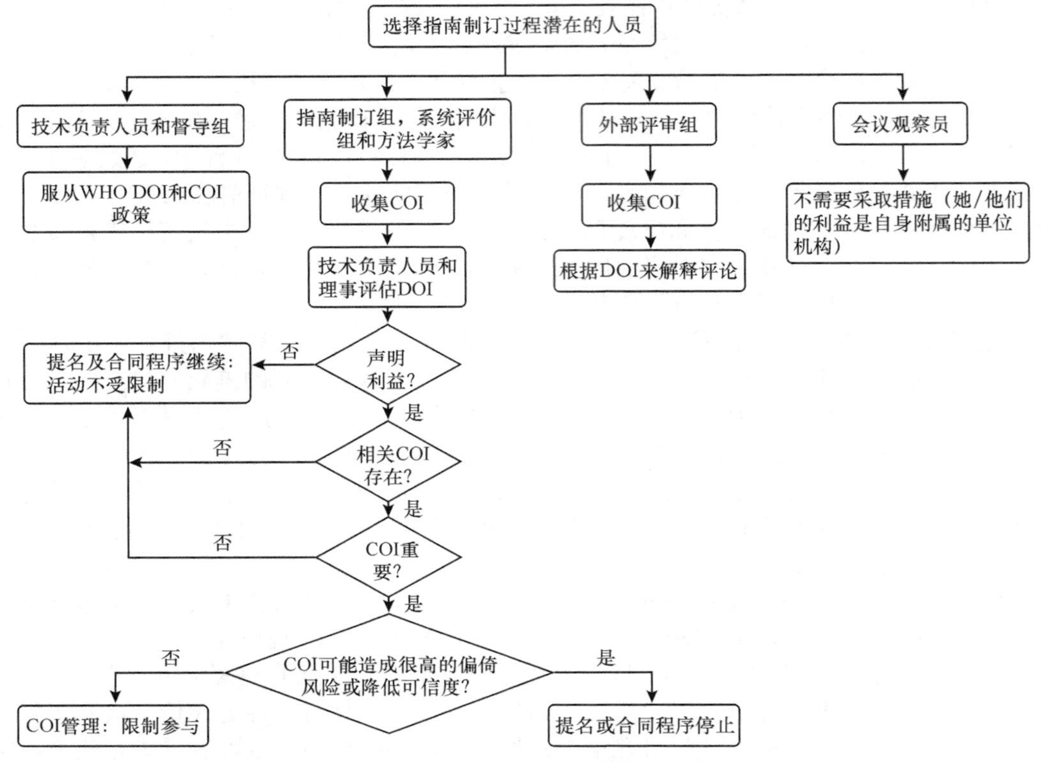

图 11-2 WHO 指南手册的利益冲突评估和管理

注：COI. 利益冲突；DOI. 利益声明

7. 形成指南 指南的内容常包括：①指南的概况，包括指南的背景、目的，指南涉及的临床问题、目标人群、指南使用者、利益说明等。②指南制订的方法学，包括指南制订手册，证据质量评价方法、证据及推荐意见分级标准等。③指南正文，主要包括摘要、流程图、详细的推荐意见与推荐强度、证据摘要与证据表、附录与相关说明等。④参考资料，包括参考文献、文献检索时使用的其他资料。指南初步形成后需进行指南的论证。指南工作小组根据专家反馈的建议修订指南，经小组成员讨论后，形成指南终稿。

8. 指南的传播与实施 指南的应用包括2个步骤 传播（dissemination）和实施（implementation）。指南的传播是指使指南的潜在用户得到指南的方法和过程。包括正式出版、网上发布、邮寄、组织专业人员进行培训等。指南的实施是一个需要临床护士发挥更大主动性的能动过程。在这个过程中可能存在会阻碍护士行为改变的因素，如组织结构（工作负荷、投入等）、态度因素（是否接受指南、是否有改变行为的意愿）等。

9. 指南的更新 护理证据在持续不断的更新中，护理实践指南应当与时俱进，过时的指南将对临床实践造成误导甚至严重影响医疗保健的质量。IOM 2011 年发布的指南相关报告中指出：当足以改变指南重要推荐意见的新证据产生时，指南制订者应及时对指南进行更新。指南制订者在指南制订完成后的一段时间内需对其进行复审，以保证推荐意见在这段时间内是有效的，有效期的长短没有绝对的标准；也可以通过网络等方式对指南实施的情况进行后效评价和追踪，对指南的反馈意见会对下一步的修改工作提供参考。

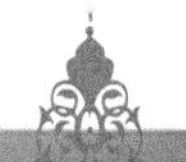

第四节　护理实践指南的改编

一、护理实践指南的改编意义

目前，国外护理实践指南相较于国内更丰富，主要来自指南发布机构或专业学会，如加拿大安大略省护理学会的网站上发布了50余篇护理实践指南，美国静脉输液学会每5年发布“静脉输液指南”，美国、英国、澳大利亚等国的患者安全研究机构发布的“跌倒预防指南”“身体约束管理指南”“压疮预防和处置指南”。针对某一临床护理问题，已经有解决此问题的指南，指南制订者常常面临是基于现有指南进行改编，还是重新制订一部指南的问题。当现有指南与预要解决的临床护理问题非常相关且方法学质量较高，可以考虑对其进行改编，以便指南推荐意见可以在即将应用的地域环境及卫生体系下施行。我国已有相关改编指南用于指导临床护理实践，如2014年和2018年复旦大学护理学专家基于国内外已有的指南，改编形成了《艾滋病临床护理实践指南》和《住院新生儿母乳喂养循证指南》。

二、护理实践指南改编的基本流程和理论框架

目前护理实践指南改编没有专用的方法学手册或标准，故借鉴临床实践指南的改编方法。指南改编与制订新指南相同，也需要遵循方法学，依据理论框架，增加透明性，保证改编指南的质量。指南改编的基本流程可归纳为10个步骤：①选择指南的主题或范围；②成立指南改编专家组；③确定指南改编所需资源与技能；④确定指南改编的优先问题；⑤检索相关指南与文献；⑥筛选并评价相关指南（质量、推荐意见可接受性、适用性、内容一致性等）；⑦确定要进行改编的目标指南；⑧专家组考虑当地的卫生环境和资源等因素对指南进行改编；⑨改编指南的撰写与外部评审；⑩改编指南的发布与更新。指南改编要考虑适用性方面，目前主要的指南改编理论框架来自中高收入国家，仅ADAPTE源自低收入国家，因此低收入国家在使用其他理论框架时，需考虑其可行性。ADAPTE内容包括3个阶段（准备、改编和完成阶段），9个模块和24个步骤，现分别介绍（表11-2）。

表11-2　临床实践指南的改编ADAPTE内容

3个阶段	9个模块	24个步骤
准备阶段	①准备改编框架	①成立指南改编小组将决定指南改编的范围及工作计划 ②明确改编指南的选题 ③确定指南改编是否可行，通过指南网站、数据库等初步检索是否已经存在相关的国际指南 ④确保指南改编所需要的资源和相关技能 ⑤完成准备阶段的任务 ⑥撰写指南改编计划书
改编阶段	②检索指南 ③筛选指南 ④评价指南 ⑤决策和选择 ⑥起草指南初稿	⑦确定健康问题 ⑧检索指南和其他相关内容 ⑨筛选检索到的指南 ⑩对检索到的大量指南进行删减 ⑪评价指南质量：应用被WHO、欧洲委员会和国际指南协作网等采用的AGREE指南评价工具 ⑫评价指南更新情况 ⑬评价指南内容 ⑭评价指南一致性 ⑮评价推荐意见的可接受性或可行性 ⑯汇总评价结果 ⑰在指南和推荐意见中进行选择 ⑱起草改编指南的草稿

续表

3个阶段	9个模块	24个步骤
完成阶段	⑦外部审核 ⑧计划未来更新 ⑨产生最终指南	⑲将草稿发送给指南的潜在用户进行外部审核 ⑳咨询相关的认证机构 ㉑咨询原指南的制订者 ㉒对原指南进行致谢 ㉓计划改编指南未来的更新 ㉔产生最终高质量的改编指南

第五节　护理实践指南的报告与质量评价

一、护理实践指南的报告现状

清晰、明确的指南报告对临床实践的传播和应用具有非常重要的意义。目前我国已发表的护理实践指南的报告质量仍有可改善的空间。具体表现在：①对“指南”这一术语理解不清，常以“共识”、“手册”和“指导”等冠名指南，导致指南的查找或检索困难，进一步影响指南的传播与应用。②指南制订的方法学报告不充分，如未对指南制订成员在制订过程中负责的工作任务进行详细介绍，证据的检索、评价及分级过程需更详尽内容，未说明形成推荐意见方法及过程，未介绍推荐意见制订过程中考虑的因素等。③指南的外审和利益关系声明需要加强，很少有指南制订者报告指南的外审过程，也缺乏报告指南制订过程中可能的利益冲突及如何对其处理等。

二、护理实践指南的报告规范

指南制订手册中均对指南报告的撰写规范做出了相应的规定，主要涉及指南制订的背景、指南制订的方法、指南的推荐意见总结、指南的证据内容、指南的更新、附录等内容。2013年由中国学者发起，联合来自美国、加拿大、英国、德国等12个国家以及包括世界卫生组织、提高卫生研究质量和透明度（Enhancing the Quality and Transparency of Health Research，EQUATOR）协作网、国际指南学会（Guidelines International Network，GIN）、Cochrane协作网、推荐意见分级评估和制定及评价（Grading of Recommendations，Assessment，Development and Evaluation，GRADE）工作组、指南研究与评估的评价（Appraisal of Guidelines for Research and Evaluation，AGREE）工作组7个国际组织的30余名专家，共同成立了国际实践指南报告规范（Reporting Items for Practice Guidelines in Healthcare，RIGHT）工作组，并研发了新的指南报告标准，RIGHT清单包含了22个条目（表11-3），相关信息可查阅网址http：//www.right-statement.org。护理实践指南的报告规范，依然遵循临床实践指南RIGHT标准的报告规范。

RIGHT标准报告清单

表11-3　RIGHT标准报告清单

领域/主题	编号	条目
基本信息		
标题/副标题	1a	能通过题目判断为指南，即题目中应明确报告类似“指南”或“推荐意见”的术语
	1b	报告指南的发表年份
	1c	报告指南的分类，即筛查、诊断、治疗、管理、预防或其他等
执行总结	2	对指南推荐意见进行汇总呈现

续表

领域/主题	编号	条目
术语和缩略语	3	为避免混淆，应对指南中出现的新术语或重要术语进行定义；如果涉及缩略语，应将其列出并给对应的全称
通信作者	4	确定至少一位通信作者或指南制订者的联系方式，以便联系和反馈
背景		
简要描述指南卫生问题	5	应描述问题的基本流行病学，如患病率、发病率、病死率和疾病负担（包括经济负担）
指南的总目标和具体目的	6	应描述指南的总目标和具体要达到的目的，如改善健康结局和相关指标（疾病的患病率和病死率），提高生活质量和节约费用等
目标人群	7a	应描述指南拟实施的主要目标人群
	7b	应描述指南拟实施时需特别考虑的亚组人群
指南的使用者和应用环境	8a	应描述指南的主要使用者（如初级保健提供者、临床专家、公共卫生专家、卫生管理者或政策制定者）以及指南其他潜在的使用人员
	8b	应描述指南针对的具体环境，如初级卫生保健机构、中低收入国家或住院部门（机构）
指南制订小组	9a	应描述参与指南制订的所有贡献者及其作用（如指导小组、指南专家组、外审人员、系统评价小组和方法学家）
	9b	应描述参与指南制订的所有个人，报告其头衔、职务、工作单位等信息
证据		
卫生保健问题	10a	应描述指南推荐意见所基于的关键问题，建议以人群、干预、对照和结局指标（population，interventions，comparisons，outcomes；PICO）格式呈现
	10b	应描述结局遴选和分类的方法
系统评价	11a	应描述该指南基于的系统评价是新制订的，或是使用现有已发表的
	11b	如果指南制订者使用现有已发表的系统评价，应给出参考文献并描述是如何检索和评价的（提供检索策略、筛选标准以及对系统评价的偏倚风险评估），同时报告是否对其进行了更新
评价证据质量	12	应描述对证据质量评价和分级的方法
推荐		
推荐意见	13a	应提供清晰、准确且可实施的推荐意见
	13b	如果证据显示在重要的亚组人群中，某些影响推荐意见的因素存在重大差异，应单独提供针对这些人群的推荐意见
	13c	描述推荐意见的强度以及支持该推荐的证据质量
形成推荐意见的原理和解释说明	14a	描述在形成推荐意见时，是否考虑了目标人群的意愿和价值观。如果考虑，应描述确定和收集这些意愿和价值观的方法；如果未考虑，应给出原因
	14b	描述在形成推荐意见时，是否考虑了成本和资源利用。如果考虑，应描述具体方法（如成本效果分析）并总结结果；如果未考虑，应给出原因
	14c	描述在形成推荐意见时，是否考虑了公平性、可行性和可接受性等其他因素
从证据至推荐	15	应描述指南制订工作组的决策过程和方法，特别是形成推荐意见的方法（如如何确定和达成共识，是否进行投票等）
评审和质量保证	16	应描述指南制订后是否对其进行独立评审，如是，应描述具体的评审过程以及对评审意见的考虑和处理过程
	17	应描述指南是否经过了质量控制程序，如是，则描述其过程
资助与利益冲突声明及管理		
资金来源及作用	18a	描述指南制订各个阶段的资金来源情况
	18b	描述资助者在指南制订不同阶段中的作用，以及在推荐意见的传播和实施过程中的作用

续表

领域 / 主题	编号	条目
利益冲突的声明和管理	19a	描述指南制订相关的利益冲突的类型（如经济利益冲突和非经济利益冲突）
	19b	描述对利益冲突的评价和管理方法以及指南使用者如何获取这些声明
其他方面		
可及性	20	指南的局限性
对未来研究的建议	21	应描述当前实践与研究证据之间的差异，和（或）提供对未来研究的建议
指南的局限性	22	应描述指南制订过程中的所有局限性（如制订小组不是多学科团队，或未考虑患者的价值观和意愿）及其对推荐意见有效性可能产生的影响

三、护理实践指南的质量评价

（一）护理实践指南的质量评价与工具

1. 研发背景 越来越多的专业学术组织着眼于规范的护理实践指南的研发，护理实践指南的质量评价，依然遵循临床实践指南的质量评价。从最早 2003 年发布了指南研究与评价工具 AGREE（Appraisal of Guidelines Research and Evaluation）到 2009 年对第一版修订，发布 AGREE Ⅱ（表 11-3），其内容更加具体和明确，经历了多次更新，最近更新为 2017 年 11 月，此次更新内容为其 6 个领域标准化得分的 4 种解释方式，对确定指南质量高低有十分重要的意义。该评价标准可以登录网址进行学习：http：//www.agreetrust.org/agree-ii/。

2. 指南研究与评价工具（Appraisal of Guidelines for Research & Evaluation，AGREE） AGREE Ⅱ工具条目包括 6 个维度 23 个条目（表 11-4）。每个条目的评分为 1 ～ 7 分，1 分代表指南完全不符合该条目，7 分代表指南完全符合该条目，当条目报道不能满足全部标准或规定时，则根据不同情况给予 2 ～ 6 分，得分越高说明该条目符合程度越高。评价人员的数量 AGREE Ⅱ推荐每个指南至少由 2 名，最好由 4 名评价人员进行评价，这样可以增加评价的可靠性。AGREE Ⅱ各领域得分的计算方法为每个领域得分等于该领域中每一个条目分数的总和，并标准化为该领域可能的最高分数的百分比（表 11-5，以领域一为例）。

表 11-4 AGREE II 具体条目

领域	条目
范围和目的	1. 明确描述了指南的目的
	2. 明确描述了指南所涵盖的卫生问题
	3. 明确描述了指南所应用的目标人群（患者和公众等）
参与人员	4. 指南制订小组包括了所有相关的专家
	5. 指南考虑了目标人群（患者和公众等）的观点和意愿
	6. 明确界定了指南的用户
制订的严谨性	7. 采用系统的方法检索证据
	8. 清楚描述了证据筛选的标准
	9. 清楚描述了证据 / 证据体的质量等级和局限性
	10. 清楚描述了形成推荐意见的方法
	11. 形成推荐意见时考虑了健康获益、副作用和风险
	12. 推荐意见和证据之间有清晰的联系
	13. 指南发表前接受过外部专家的评审

续表

领域	条目
制订的严谨性	14. 提供了指南的更新程序
	15. 推荐建议明确，不模棱两可
清晰性	16. 明确列出了针对某个情境或健康问题的不同选择
	17. 关键性的推荐意见容易识别
	18. 描述了指南应用过程中的促进和阻碍因素
应用性	19. 提供了将推荐意见应用于实践中去的建议和（或）工具
	20. 考虑了推荐意见应用中可能需要的资源
	21. 提供了监测和（或）审查标准
编辑的独立性	22. 资金资助者的观点不影响指南的内容
	23. 记录并公开了指南制订小组成员的利益冲突

表 11-5　领域一（范围和目的）得分的计算方法

评价员	条目 1	条目 2	条目 3	总分
评价员 1	5	6	6	17
评价员 2	6	6	7	19
评价员 3	2	4	3	9
评价员 4	3	3	2	8
总分	16	19	18	53

假如 4 个评价员给领域一的评估分数为表 11-5 所示。

最大可能分值 =7（完全符合）×3（条目数）×4（评价者）=84

最小可能分值 =1（完全不符合）×3（条目数）×4（评价者）=12

领域一的最后得分为：（获得的分值 – 最小可能分值）/（最大可能分值 – 最小可能分值）×100%=（53–12）/（84–12）×100% ≈ 57%

（二）AGREE Ⅱ工具解读

1. 第一领域（条目 1 ～ 3）范围和目的　主要评估临床指南的目的、涵盖的卫生问题和适用范围。

条目 1：制订指南的目的。指南应明确其对社会、患病人群等存在的潜在影响，如预期得到的益处，并落实到具体的临床问题或健康主题。如《成人经鼻胃管喂养临床实践指南》制订的目的是为护理工作者在特定临床条件下，制订鼻饲喂养方案、胃管置管、胃管固定和冲管、鼻饲给药、鼻饲相关并发症的预防及处理等方面提供依据。

条目 2：指南所牵涉的临床问题。指南应详细阐述所涉及的卫生问题，特别是与制订推荐意见相关的目标人群、干预或暴露、结局指标等。《成人经鼻胃管喂养临床实践指南》制订的临床问题：P（人群）鼻饲住院患者，年龄＞ 18 周岁；I（干预措施）：鼻胃管置管长度，胃管位置检查方法，鼻饲喂养方式，营养液加热，鼻饲给药，反流、误吸、腹泻、胃潴留等并发症的预防措施和处理方法等；C（对照措施）：常规、某种其他干预措施或无干预措施；O（结局指标）：鼻饲相关并发症发生率。

条目 3：指南目标人群，包括年龄、性别、临床类型及伴随疾病等。《成人经鼻胃管喂养临床实践指南》适用于在医疗卫生机构接受鼻饲的成人患者，不能应用于以洗胃、胃肠减压等为目的的留置胃管以及< 18 周岁的鼻饲患者。

2. 第二领域（条目 4 ～ 6）参与人员 主要评估指南代表利益相关方观点的程度。

条目 4：制订指南的专家应该是来自各相关专业，并由专人负责组织协调、检索证据、评价证据、指南的撰写等。指南应提供制订小组成员的名单、小组成员各自的研究领域、在指南制订过程中各自担任的职务及任务及制订小组工作原则等。

条目 5：应考虑目标人群的观点和选择。在指南制订的不同阶段可以采取多种方法实现此目的。如和患者或公众一起举行正式的咨询会决定优先解决的问题；让目标人群参与指南制订的过程，或参与指南初稿的外部评审。指南制订小组可以通过对目标人群进行访谈，了解他们的价值观、选择意愿及体验。安大略省注册护士学会（Registered Nurses Association of Ontario）RNAO 编制的《采用创伤知情的方法对成年人进行危机干预：最初的 4 周管理（第三版）》指南制订小组在形成指南初稿之后，通过邮件形式交由外部利益相关者（如独立于指南制订小组的外部临床护理专家、医师和患者等）进行评议。

条目 6：应明确指南的预期用户，以使读者能知道这个指南是否与他们相关。例如《急性心力衰竭护理指南》主要适用于在医院或社区从事心血管领域工作的护理人员。《老年性痴呆居家护理指南》适用于从事社区护理的卫生工作人员或社工及患者家属等，而不适用于老年病房的护士。

3. 第三领域（条目 7 ～ 14）指南制订的严谨性 主要评估指南制订的方法学过程的严谨程度。

条目 7：提供证据检索策略的细节，包括使用的检索术语、检索的数据库和检索方法等。文献查找方法可以使用电子数据库，也可手工检索杂志，查阅会议论文集和其他指南库。检索策略的制订需严密、充分、详细且可复制，可将检索策略的详细内容放在“附录”里完整呈现。《足月儿缺氧缺血性脑病循证治疗指南（2011 标准版）》确定文献检索步骤分为 4 个步骤：确定文献检索的数据库、确定文献检索的语种、确定证据研究类型的种类、确定检索的时间限制。

条目 8：研究者应该根据指南的撰写目的清晰地描述证据的纳入 / 排除标准，并说明理由。例如《足月儿缺氧缺血性脑病循证治疗指南（2011 标准版）》其文献纳入标准：文献类型：Meta 分析、RCT、非随机对照试验、观察性研究和病例报告等。文献排除标准：对照组除给予支持对症治疗外，还包括特殊神经保护治疗等。

条目 9：清楚地描述证据 / 证据体的等级和局限性，如使用哪种工具或方法评价单个研究的偏倚风险，和（或）证据体的质量。例如《成人经鼻胃管喂养临床实践指南》对检索到的指南采用国际通用的指南评价工具 AGREE Ⅱ进行评价。对检索到的系统评价采用 OQAQ 工具进行质量评价。对检索的原始研究采用 Cochrane 系统评价手册 5.1 进行质量评价。对纳入的诊断性研究采用 QUADAS 进行质量评价，使用 JBI2014 年的推荐等级和证据水平划分表，标注相应的证据等级和推荐意见。

条目 10：详细阐述指南形成推荐意见的方法以及解决分歧的方式。例如，投票法、德尔菲法等。《成人经鼻胃管喂养临床实践指南》通过小组成员内部评审和投票表决（对于存在争议的推荐意见，采用投票表决，50% 以上小组成员同意推荐时，保留推荐意见，否则，删除该推荐意见），最终形成内部共识的推荐意见，即指南初稿。

条目 11：在形成推荐意见时，充分考虑了各项措施可能会产生的益处、副作用、风险等。

条目 12：指南应明确建立每条推荐意见与关键证据之间的联系。例如《成人经鼻胃管喂养临床实践指南》将推荐意见汇总成摘要表，并且在证据讨论部分呈现推荐意见与关键证据之间的联系。

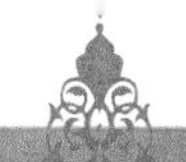

条目 13：在指南出版前，应该由该领域没有参与指南制订的临床专家和患者对指南进行评价，即指南的外审。可以在指南报告中清晰描述外审人员的相关信息；使用的外审方法，如评分量表；如何将外审的结果应用到指南的制订中，如指南制订小组在最终推荐意见形成时考虑外审专家的意见。《成人经鼻胃管喂养临床实践指南》将初稿发送给指南的潜在用户进行外部审核，指南初稿形成后，首先选取上海市某病房的护士进行指南可应用性的问卷调查。然后结合调查结果，邀请护理学、临床医学、医院管理、质量控制等领域的专家对指南初稿进行书面评审和现场论证。

条目 14：指南应报告关于指南更新的具体操作规程。例如，描述更新的时间表、介绍负责指南更新的人员及更新的方法等。

4. 第四领域（条目 15 ～ 17）表达的清晰性　主要评估指南的语言和格式。

条目 15：推荐意见应明确阐述在什么情况下，对何种患者，如何实施干预，干预方案的强度、频率、持续时间等。一个明确的推荐意见的例子是：《成人经鼻胃管喂养临床实践指南》推荐血性胃内容物＜ 100ml，继续全量全速或全量减速（20 ～ 50ml/h）喂养，每天检测胃内容物隐血试验 1 次，直至 2 次均正常；血性胃内容物＞ 100ml，暂停喂养，必要时改为肠外营养。（5b 级证据，B 级证据）。

条目 16：明确列出针对某一情况或卫生问题的不同选择。

条目 17：容易辨识重要的推荐意见。指南可以以下划线、黑字体、信息框等形式对指南中关键的推荐意见进行标注，方便用户查找相关信息。《成人经鼻胃管喂养临床实践指南》将推荐意见汇总表放在指南的首页，便于用户使用。

5. 第五领域（条目 18 ～ 21）应用性　主要评估指南应用的相关情况，包括了组织、行为和费用等方面。

条目 18：指南描述了应用时的促进和阻碍因素。如《足月儿缺氧缺血性脑病循证治疗指南（2011 标准版）》指南描述了指南应用时的促进和阻碍因素。①有利因素：随着基于医学伦理学的临床研究被高度重视，也随着循证医学的思想在中国儿科医师中的普及和深入，临床医师对高质量的循证指南的需求意愿更强烈。②不利因素：本指南的语种为中文，可能限制了在非汉语国家和地区的应用。

条目 19：促进指南推荐意见付诸实践，需要一些附加的材料或工具。如快速参考手册、培训资料、患者书面说明、计算机辅助支持。RNAO 指南采用统一的实施工具包，提供指南实施资源且在网址上免费获取。

条目 20：考虑推荐意见实施时潜在的资源投入。例如《足月儿缺氧缺血性脑病循证治疗指南（2011 标准版）》部分推荐意见指出其实施需要投入更多的专业人员、新的设备和昂贵的治疗药物，这些可能增加卫生保健的预算。

条目 21：指南提供了可供监测的关键性标准。例如临床实践指南的主要推荐意见应该有明确的监控和审查标准，这些标准可能是过程测试、行为测量、临床或健康结局的测量，以方便指南用户实施指南和对指南的应用效果进行考评。RNAO 指南实施的评价和监测主要依靠其网络数据资源—— 护理质量指标报告和评估系统，是从每一个指南实践推荐中提取出来的质量指标系统，包括 3 种指标类型：结构指标、过程指标和结局指标。

6. 第六领域（条目 22 ～ 23）编辑的独立性　主要评估指南申明关于指南所涉及的利益冲突的情况。

条目 22：赞助单位的观点应不影响指南的制订过程。许多指南制订时使用外部赞助（如政府、专业团体、慈善组织和制药公司）。可能以资金捐助的形式对整个制订过程进行支持，也可能是资助指南制订中的部分过程（如指南的印刷），但是外来的资金只能作为财政上的资助，不能以任何赞助商的名义进行指南的编辑发表，赞助商也不可以影响指南的制作过程，尤其是证据的筛选、评价及推荐意见生成环节。指南中应有一个明确的声明：不存在利益关系，或赞助单位或利益不会影响最终推荐建议的结论。例如《成人经鼻胃管喂养临床实践指南》在制订的过程中，未接受任何来自医药器械公司的赞助，包括资金和会务服务支持。

条目 23：指南制订小组成员的利益冲突。指南制订小组成员可能会存在利益冲突。如指南制订小组中某个成员与某些推荐意见有关的医疗器材厂家有关，故参与指南制订小组的所有成员都应声明他们是否存在利益冲突。《成人经鼻胃管喂养临床实践指南》制订小组成员与医药器械公司不存在任何形式的利益关系和冲突。

（三）使用 AGREE Ⅱ时的注意事项

1. 评价者在应用 AGREE Ⅱ之前，应仔细阅读整个指南文件以获得指南制订过程及最后结果的所有信息，需注意指南推荐意见的文件可能和方法学部分在同一个文件里，也可能被总结在一篇独立的技术报告或方法学手册里。

2. 对 AGREE Ⅱ每个领域的评分分别进行计算，6 个领域评分是独立的，不能合并为一个单一的质量评分。尽管这些维度的总分数可以用来粗略比较指南，帮助决定是否推荐或者使用某个指南，但是不能对总得分设立一个阈值来评价一个指南的好坏。AGREE Ⅱ可以用来评价地方、国家、国际组织或联合政府组织发行的新指南、现有指南或更新版指南，并且适用于任何疾病领域的指南，包括诊断、健康促进、治疗或干预、护理等。AGREE 标准研制的初衷就是为了评价指南的方法学质量，虽然研究者普遍认为它可以同时作为指南报告质量的评价工具，但指南制订与报告领域的专家和研究人员指出应该对方法学质量和报告质量进行明确区分，不应该将其混淆与合并。

（四）中国护理实践指南的质量评价标准

中国护理实践指南质量评价标准与目前国际上公认的指南研究与评价（AGREE Ⅱ）工具相比，条目从 23 条精简到 15 条，且采用了更符合中国人评价的 0 ～ 5 分制对每个条目进行评价，并对评分给出了细致、可操作性强的解释和说明，确保了不同评价者对同一条目及评价的一致性。本评价标准还根据不同条目对指南质量的影响不同，制定了相应的权重，改变了 AGREE Ⅱ工具中每个条目对指南质量影响相同的评价方法，从影响指南质量的核心要素来看，本指南评价标准更客观，更科学。评分标准主要从 3 个方面进行了修改和完善。

1. 评分内容 从评分内容上，根据护理学科的特点进行了修改、补充和完善，如指南制订小组中应纳入护理人员及方法学专家的参与，文献检索策略中应纳入护理领域内的数据库并考虑护理领域内证据的多元性等。

2. 评分标准 从评分标准上，全部按照 0 ～ 5 分评分制，列出清晰的评分方法和依据。

3. 评分方法 从评分方法上，采用逐级评分的方法，将定性描述和定量评价结合，采用无（0%）、少部分（＜ 25%）、部分（26% ～ 50%）、大部分（51% ～ 75%）、绝大部分（＞ 75%）、全部（100%）进行明确评价，确保不同评价者对同一条目评价的一致性。

第六节　护理实践指南的应用与传播

护理实践指南的应用与传播是循证护理实践和知识转化的重要环节。目前国际上已经有多种模式的证据转化方式，如 JBI 循证卫生保健模式、i-PARIHS 循证理论框架、Johns Hopkins 循证护理实践模式等。国内复旦大学 JBI 循证护理合作中心形成了“复旦循证护理实践路径图”Fudan Evidence-based Nursing Practice Pathway 提出了本土化的证据应用模式，指导指南的转化和应用。护理实践指南的应用过程大致步骤如下。

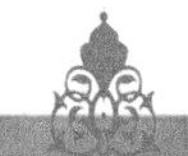

一、获取指南

目前，护理实践指南多由专业学会、组织或机构制订而成，多发布于相应学会、组织或机构官网，也常见于指南库，偶尔在常用普通数据库中也可以查询到。全球有较多享有声明的各种专业学会，如美国国家综合癌症网（National Comprehensive Cancer Network，NCCN）作为美国 20 多家顶尖肿瘤中心组成的非营利学术组织，其宗旨是为在全球范围内提高肿瘤服务水平，其每年发布的各种恶性肿瘤临床实践指南，得到全球临床医务工作者的认可和遵循。加拿大安大略省注册护士学会（Registered Nurses，Association of Ontario，RNAO）始建于 1904 年，致力于临床护理实践的标准和指南。另外美国心脏协会、美国艾滋病资讯学会、美国急症护理学会（www.ena.org/）等也会向全球发布临床实践指南。

常见的临床实践指南库本书第二章已有相关介绍，在此不再赘述。各指南库收录的指南涉及的领域不同，如 WHO 发布的指南包括儿童健康、传染性疾病、环境健康、营养学和患者安全等 12 个主题，NICE 涵盖所有疾病领域，SIGN 指南涉及的领域包括癌症、心脑血管病、慢性非传染性疾病、儿童健康、精神健康等。目前尤以 GIN 发布的指南数量最多，已收录了来自 76 个国家的 96 个组织的 6000 多份指南。

二、构建指南应用小组

指南是由循证医学专家、临床专家、流行病学家等多学科专家合作制订而成，其对方法学要求较为严谨，涉及专业术语如证据质量、证据等级、推荐强度等。在指南实施时，也需要方法学专家的参与，以便正确解读指南的内容。同时，指南实施环境管理者、临床医生、护师、营养师等也需要共同合作。保持指南应用小组的多学科化，才能在正确理解指南推荐意见内容的基础上，不断推动指南实施过程，持续促进临床护理质量改进。

三、评价指南及证据筛选

护理实践指南推荐意见适用的目标人群、医疗环境等可能与即将应用人群或卫生资源环境存在一定的差异。指南使用者在证据使用前必须考虑应用指南的质量、是否适合自己的患者、现有的医疗条件是否满足指南使用等因素，因此应对护理实践指南的真实性和适用性进行评价。

1. 指南真实性评价 指南使用者可以参考 AGREE II 工具对指南进行评价，其中主要评价指南的严谨性，如：①指南的制订是否基于当前可得的最佳证据。②是否采用了严格的方法评价证据质量并对证据质量进行了分级。③是否对推荐意见进行了证据的标识，并可以追溯它们的来源。

2. 指南适用性评价 主要目的是分析指南实施过程可能遇到的障碍或阻碍因素，它涉及指南自身存在的问题，组织机构方面因素、患者因素、经济因素等外部障碍因素。①临床实践指南是否回答了临床需要解决的问题。②组织机构方面。③患者方面。④经济方面。

四、构建基于证据的实践方案

循证护理实践方案是开展循证护理实践的重要步骤，方案构建的合理性和可靠性直接决定循证护理实践是否真正可行和后续实施效果。一般情况下，方案的构建过程需要具备以下要素：

1. 若有必要，需征得证据使用单位行政机构的同意。

2. 明确指南实施团队成员对指南实施的态度和意愿，并组织进行指南实施过程涉及相关知识技能培训。

3. 制订指南实施方案计划书，结合前期的指南适用性分析确定指南应用的目标、时间表、实践方法、预计各阶段可能遇到的问题和应对方案。

4. 实践方案论证，循证实践方案需要由实践场所中的管理者和实践者进行论证，论证内容包括方案是否来源于评价后的指南资源、是否适合所在临床情境、是否具有可操作性、成本上是否可行、是否具有安全性、患者能否接受等方面。综合论证结果，对方案进行修订和调试，最后确定完整的实践方案。

五、应用指南

根据实践方案计划书应用指南，这个过程需要指南应用小组积极协作、克服障碍，促进实施方案的顺利实施。指南应用过程中应定期评估，及时发现问题，调整循证实践方案。

六、反馈总结

管理者、实践者、研究者在指南应用过程中，不断评议、反思、总结，以进一步提高指南实施的质量。

知识强化与小结

护理实践指南越来越倍受关注，在临床护理实践中的地位也逐渐凸显。护理实践指南的制订应遵从国际指南制订要求，规范方法学以提高其严谨性。护理指南制订也有其特殊性，比如护理问题的研究类型，质性研究在指南制订中的应用，特殊的证据分级体系等。制订指南有时并不是必需的，改编高质量国际指南也是一个很好的方法。但是在改编引进前要注意可行性的评估和指南质量的评价。AGREE Ⅱ是国际指南评价工具，工具使用前应对评价员统一培训，充分理解条目的内涵和评价方法。

（靳英辉、王新田、王　倩、路兴华 编、王新田 审，王云云 校）

复习思考题

1. 阅读现有的指南制订手册，分析护理实践指南制订的步骤与方法。
2. 如何完整及透明地报告护理实践指南？
3. 护理实践指南方法学评价应从哪些方面进行？

参考文献

陈恳，陈耀龙，张相林，等，2017. 伏立康唑个体化用药指南计划书 [J]. 药物流行病学杂志，4（26）：289-293.

陈耀龙，王小琴，王琪，等，2018. 遵循指南报告规范提升指南报告质量 [J]. 中华内科杂志，57（3）：168-170.

陈耀龙，张先卓，周奇，等，2020. 临床实践指南的改编 [J]. 协和医学杂志，11（01）：102-108.

胡雁，郝玉芳，2018. 循证护理学 [M]. 2 版 . 北京：人民卫生出版社：202-221.

胡雁，朱政，傅亮，等，2016. 临床实践指南的发展和应用 [J]. 中国护理管理，16（9）：1156-1160.

黄笛，黄瑞秀，郭晨煜，等，2018. 临床实践指南制定方法—— 证据分级与推荐强度 [J]. 中国循证心血管医学杂志，10（7）：769-776.

靳英辉，段冬雪，曾宪涛，等，2018. 临床实践指南制定方法—— 指南的注册与计划书设计与撰写 [J]. 中国循证心血管医学杂志，10（2）：129-132，137.

靳英辉，韩斐，王强，等，2018. 临床实践指南制定方法—— 指南范围、主题及问题的确定 [J]. 中国循证心血管医学杂志，10（3）：257-261.

靳英辉，王丹琦，李艳，等，2018. 临床实践指南制定方法—— 国内外临床实践指南制定手册概要 [J]. 中国循证心血管医学杂志，10（1）：1-10.

靳英辉，张林，黄笛，等，2018. 临床实践指南制定方法—— 指南制定参与人员及组成分配 [J]. 中国循证心血管医学杂志，10（4）：385-391.

李朝煜，牛玉婷，王薇，等，2017. 关注循证实践本质的循证护理模式研究进展 [J]. 中国护理管理，17（12）：1720-1725.

李慧博，门鹏，徐小元，等，2017. 人血白蛋白用于肝硬化治疗的快速建议指南计划书 [J]. 药物流行病学杂志，26（11）：781-785.

李艳，陈耀龙，陈静，等，2016. 心肌梗死二级预防非药物措施患者指南的研制思路 [J]. 中国循证医学杂志，16（5）：617-620.

梁丹丹，刘洁，曾宪涛，等，2018. 临床实践指南制订方法—— 证据的检索及评价 [J]. 中国循证心血管医学杂志，10（6）：641-646.

王斌，邢丹，侯云飞，等，2017. 关节腔注射治疗膝关节骨关节炎的临床实践指南计划书 [J]. 中国循证医学杂志，5（17）：598-602.

王波，詹思延，2013. 国外循证临床实践指南制定的方法与经验 [J]. 中国循证心血管医学杂志，5（4）：334-336.

王行环，2016. 循证临床实践指南的研发与评价 [M]. 北京：中国协和医科大学出版社：1-60.

王新田，2014. 实用循证护理学 [M]. 北京：科学出版社：81-84.

王云云，靳英辉，陈耀龙，等，2017. 循证临床实践指南推荐意见形成的方法分析 [J]. 中国循证医学杂志，17（9）：1085-1092.

王云云，靳英辉，梅晓凤，等，2018. 2014—2016 年中国临床护理实践指南的质量评价 [J]. 护理研究，32（5）：665-673.

韦当，王小琴，吴琼芳，等，2013. 中国临床实践指南质量评价 [J]. 中国循证医学杂志，13（6）：760-763.

吴梦佳，张士靖，周志超，等，2016. 我国临床实践指南利用和需求调查 [J]. 中国医学图书情报杂志，25（1）：37-42.

晏利姣，高尚谦，韩柳，等，2019. 护理临床实践指南临床应用的方法学研究 [J]. 中国循证医学杂志，19（07）：863-870.

赵明娟，靳英辉，张菁，等，2018. 临床实践指南制定方法—— 利益冲突的声明和管理 [J]. 中国循证心血管医学杂志，10（5）：513-517.

中国抗癌学会肿瘤护理专业委员会，2018. 中国癌症症状管理实践指南计划书 [J]. 护理研究，32（1）：168-172.

周芬，郝玉芳，丛雪，等，2018. 指南研究与评价工具 AGREE Ⅱ及各领域分值的补充解释及思考 [J]. 护理学报，25（18）：56-58.

周英凤，王强，胡雁，等，2018. 中国护理临床实践指南质量评价标准的构建 [J]. 中国循证医学杂志，18（9）：990-994.

AGREE Collaboration，2003. Development and validation of an international appraisal instrument for assessing the quality of clinical practice guidelines：the AGREE project[J]. QualSaf Health Care，12：18-23. DOI：10.1136/qhc.12.1.18.

Brouwers MC，Kho ME，Browman GP，et al，2010. AGREE Ⅱ：advancing guideline development，reporting and evaluation in health care[J]. CMAJ，182（18）：E839-E842.

Chen Y，Yang K，Marušic A，et al，2017. A Reporting Tool for Practice Guidelines in Health Care：The RIGHT Statement[J]. Ann Intern Med，166（2）：128-132.

Chen YL，Yao L，Xiao XJ，et al，2012. Quality assessment of clinical guidelines in China：1993 - 2010[J].

Chin Med J（Engl），125（20）：3660-3664.

Darzi A，Abou-Jaoude EA，Agarwal A，et al，2017. A methodological survey identified eight proposed frameworks for the adaptation of health related guidelines[J]. J Clin Epidemiol，86：3-10.

Institute of Medicine，2011. Clinical Practice Guidelines We Can Trust[M]. Washington，DC：The National Academies Press. https：//doi.org/10.17226/13058.

Jin Y，Wang Y，Zhang Y，et al，2016. Nursing Practice Guidelines in China do Need Reform：A Critical Appraisal Using the AGREE II Instrument[J]. Worldviews Evid Based Nurs，13（2）：124-138.

Wang Z，Norris SL，Bero L，2018. The advantages and limitations of guideline adaptation frameworks[J]. Implement Sci，13（1）：72. Published 2018 May 29.

第 12 章　循证护理实践与知识转化和证据应用的技能

学习目标

1. 解释　循证护理实践、知识转化和证据应用的概念。
2. 阐述　举例阐述循证护理实践与知识转化和证据应用的方法与步骤。
3. 理解　循证护理实践与知识转化和证据应用的常见模式与内涵。

随着 2012 年国际护士会“循证护理实践”主题的提出，一系列循证护理实践项目逐步开展，这不仅提高护理人员的循证意识，节约医疗卫生资源，还保障护理实践安全性和规范性，最终有效提升临床护理质量。如何有效开展循证护理实践，克服临床证据转化带来的困难和障碍，是护理人员面临的重要问题。

第一节　循证护理实践与知识转化和证据应用的概述

循证实践（evidence-based practice，EBP）将致力于现有最佳证据应用于临床，是实现知识转化的重要途径，已成为当今国内外护理学科发展的关注热点。知识转化（knowledge transformation，KT）是全球卫生保健关注点，通过转化缩短研究与实践之间的差距。

一、循证护理实践的基本概念

1. 循证实践（evidence-based practice，EBP）　循证实践是指卫生保健人员审慎地、准确地、明智地将所能获得的最佳科学证据与其临床知识和经验结合，结合患者的意愿，在某一特定的领域做出符合患者需求的临床变革。EBP 的概念是建立在临床专业知识、疾病机制和病理生理学知识的基础上，认识到医疗保健是个性化的、动态的并且涉及不确定性和各种可能性。循证实践强调卫生保健人员必须以最新证据和知识为依据，进行相应的干预和专业活动。

2. 循证护理实践（evidence-based nursing practice，EBNP）　循证护理实践是依据科学证据为基础的临床实践，是整合患者主、客观资料与科学研究证据为最佳状态，是结合护理临床经验与最好的研究证据对患者进行护理的全过程，是整合获得的最佳科学知识与护理经验，要求护士严格评价相关科学数据或研究证据，并将高质量干预措施用于护理实践。EBNP 在临床实践中的成功整合包括 5 个基本过程：①提出临床实践需要解决的护理问题。②检索和发现解决问题的证据。③评价和综合证据。④整合具有个人临床专业知识、患者意愿、价值观和情境的证据。⑤评估决策干预措施实践变化的有效性，这些过程要求护士具备足够的知识和技能，并且以积极的态度整合护理实践环境中的最佳证据。

二、知识转化和证据应用的概述

（一）知识转化和证据应用产生背景

为了促进研究证据在临床实践中的应用，美国医疗保健研究与质量机构（Agency for Health

Care Research and Quality，AHRQ）提出了促进研究转化的长远目标，以保证 AHRQ 研究广泛传播，并在医疗保健决策中发挥作用。1999 年美国 AHRQ 推出了第一个将研究转化为实践的项目（translating research into practice，TRIP），其目标是确保严谨的证据提高医护质量，促进研究结果能够广泛传播和应用。为了更清晰地阐述研究结果向实践转化这一过程，2000 年由加拿大卫生研究院共同参与并建立了世界上第一个知识转化项目并界定了知识转化的概念与内涵。知识转化的主要目的是将现有的知识进行整合并应用于临床实践中，提高服务效果。因此知识转化是顺应循证卫生保健发展的趋势，寻求最好机制，加强研究人员与卫生保健知识之间的关系，促进对知识转化的理解，加速知识应用于卫生保健实践的过程，在此背景下以知识转化和证据应用为核心的研究备受关注，并成为循证卫生保健未来发展的必然趋势。

（二）知识转化的概念

知识转化（knowledge translation）这一术语 20 世纪 50 年代就在医学文献中出现，其理念可追溯到 20 世纪 70 年代，以“研究利用（research utilization）”的术语出现在文献中。

2000 年加拿大卫生研究院（Canada Institute of Health Research，CIHR）将知识转化的概念定义为“有效、及时将符合伦理整合的知识应用于卫生保健实践，促进研究者与实践者的互动，保证最大限度发挥卫生保健体系潜力，获得卫生保健的最佳效果”，并强调知识转化是一个系统的、复杂的、动态的、循环的过程，包括：知识整合（knowledge integration）、知识传播（knowledge difussion）、知识交换（knowledge exchange）和符合伦理的应用过程，涉及循证实践的各个环节，通过对证据的整合、传播及在实践中的合理应用，提供更有效的保健服务，改善健康状况，提高卫生系统绩效。通过知识转化提升健康水平，提供更有效的干预措施，稳固医疗卫生系统，这也是目前被世界卫生组织（WHO）等机构普遍接受的概念。

2011 年，多伦多大学和加拿大卫生研究院对这个定义又做了进一步的阐述，即“知识转化是知识在医疗决策中的应用”，强调知识转化不仅仅是知识的传播，还包括知识在医疗环境中的贯彻和实施，最终影响临床工作者的诊疗决策，这是知识转化区别于教育等传统手段的关键特征。

（三）知识转化的内容

Graham 等将知识转化分为以下 3 部分。

1. 知识创造（knowledge creation） 知识创造包括知识查询（knowledge inquiry）、知识整合（knowledge synthesis）、知识体系（knowledge systems）。原始研究的方法学质量将直接影响到知识的价值，也影响基于该研究的二次研究结果的准确性（如系统评价、综述等）。知识的整合形式包括系统评价，将二次研究和原始研究进行高度整合，整合临床决策的知识体系，如临床指南（practice guideline）、临床路径实施方案等，为临床提供可靠的证据。

2. 知识传递（knowledge transfer） 知识传递包括知识扩散（diffusion）、知识传播（dissemination）、知识互换（exchange）。知识扩散是指同一社交系统的人群通过某一特定渠道将一项新措施相互传递的过程。知识传播是指在确定目标后，将信息整理后借助媒介将信息传递给目标的过程。知识互换指知识应用者与研究者之间的交流及共同学习的过程。

3. 知识应用（knowledge utilization） 知识应用是指应用者将从不同渠道获取到的知识应用于适当的人群，从而改善人群健康状况的过程。

第二节　循证护理实践与知识转化和证据应用的常见模式

循证护理实践（evidence-based nursing practice，EBNP）是一项多环节、多层次、多阶段的系统工程，在实施中需要以概念框架或理论模式为指导。目前国外循证医学和循证护理领域的学者提出了多项循证实践模式，这些模式关注知识转化和证据应用的过程，涵盖具体的操作模型或实施步骤，循序渐进地规划和指导循证实践。

一、循证护理实践的常见模式

循证护理实践的常见模式比较，见表12-1。

表12-1　循证护理实践的常见模式比较

比较要点	JBI循证卫生保健模式	i-PARIHS循证理论框架
发展历程	2005年提出，于2016年更新	1998年提出，分别于2003年、2008年和2016年更新
目的	阐释循证卫生保健的核心概念，明确各概念之间的逻辑关系	阐明循证实践的多维度和复杂性
主要观点	循证实践由全球健康驱动，从证据生成、综合、传播、应用，最终达到全球健康的积极、主动、动态的循环	研究结果的成功应用是促进因素协调、对比，整合了革新、接收者、内外部环境的条件下完成的
核心概念	循证实践的4个属性：有效性、可行性、适宜性、临床意义	研究结果的成功应用、革新、创新、接收者、环境、促进因素
实施步骤	证据生成、证据综合、证据传播、证据应用	—
应用人群	组织+个人水平	组织水平
特点	强调循证实践是环环相扣，持续推进的积极过程；提供一系列循证实践网络平台和工具；提供丰富的循证证据资源	强调环境是循证实践的核心影响因素；注重将评估贯穿于循证实践的整个过程；重视接受者对于循证实践的影响；强调不同层次促进者的作用

内容	Johns Hopkins循证护理实践模式	ARCC循证实践模式
发展历程	2007年提出，于2010年更新	1999年提出，于2002年更新
目的	协助临床护士将证据转化为临床护理、护理教育及实践中的具体策略	通过促进循证实践的实施策略解决循证实践过程的障碍，从而全面系统地实施和持续推进循证实践
主要观点	强调证据是循证实践的核心，组织作为一个开放的系统，其内外部因素都可能影响循证实践	发展高级实践护士和其他护士成为循证实践导师，有助于其所在组织形成以循证护理为基础的组织文化
核心概念	证据、内部因素、外部因素	循证实践导师
实施步骤	循证问题、证据产生、证据应用	评估、判断优势和劣势、培养循证实践导师、实施循证实践、评价结局
应用人群	组织+个人水平	组织水平
特点	发展了一系列可独立应用于其他研究的各种评估及总结表单和实践过程中的技巧；与其他模式相比，还适用于学生循证实践的教学活动	注重培养和利用循证实践导师；强调应用于医院、社区等大型组织系统

（一）JBI循证卫生保健模式

1. 新版JBI循证卫生保健模式及其内容　澳大利亚循证卫生保健中心Alan Pearson等教授2016年基于2005年原JBI循证卫生保健模式，推出了更新版JBI循证卫生保健模式（JBI

Model of Evidence-Based Health Care），新版模式秉承原模式的基本框架，对其核心要素、宗旨和关键步骤进行了更新和完善，见图 12-1。

新版 JBI 模式四大属性，内圈由 5 个呈楔形的板块组成，分别代表循证卫生保健的宗旨和四大步骤，外圈为内圈相对应的循证卫生保健宗旨和步骤提供了可操作的实践方法。该模式中循证实践共包括一个宗旨，即全球健康（global health）和 4 个关键步骤，即证据生成（evidence generation）、证据综合（evidence synthesis）、证据传递（evidence transfer）和证据应用（evidence implementation）。

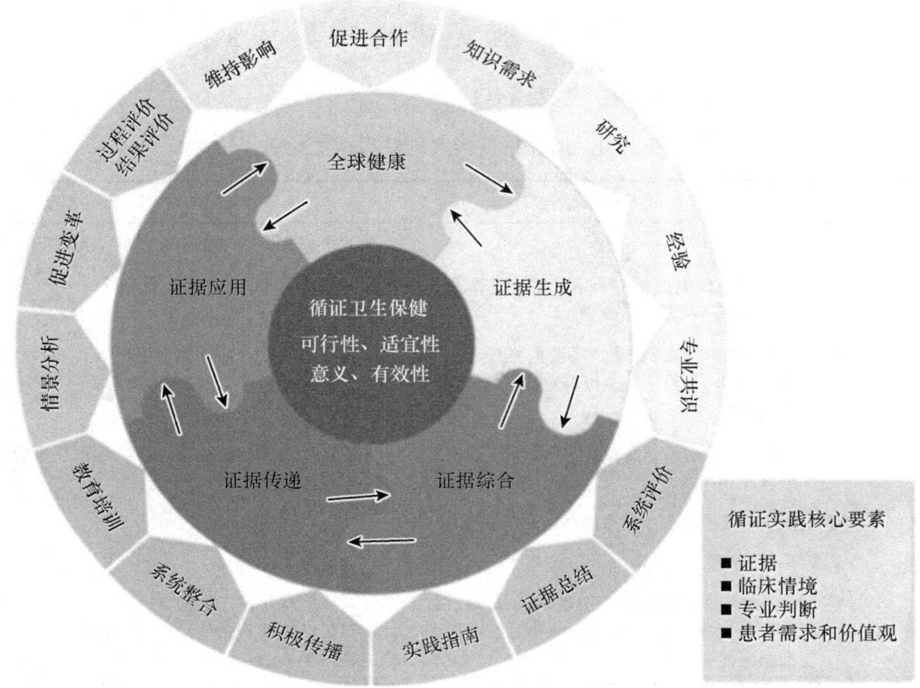

图 12-1　2016 新版 JBI 循证卫生保健模式

2. JBI 循证卫生保健模式的基本步骤

（1）证据生成（evidence generation）：更新的 JBI 模式指出，知识既可来自原始研究，又来自二次研究，强调系统评价与原始研究在证据生成环节同等重要，并考虑到证据的 FAME 属性与整个模式的每个环节都密切相关，因此在更新的 JBI 模式中，将证据的 FAME 四大属性即可行性、适宜性、临床意义和有效性从证据生成环节移到中间作为循证实践的核心要素。

（2）证据综合（evidence synthesis）：更新的 JBI 模式基于证据综合的内涵（即针对特定主题，对所有证据进行严谨评价与科学整合，以帮助卫生保健决策），证据综合包括系统评价（systematic review）、证据总结（evidence summary）和实践指南（clinical guideline）三部分。系统评价包括量性和质性研究的系统评价，是证据综合的重要形式。

（3）证据传播（evidence transfer）：更新的 JBI 模式指出，证据传播应该包括积极传播（active dissemination）、教育培训（education programs）及系统整合（system integration）三部分，强调通过周密的计划、针对特定的目标人群及情境、将证据组织成简洁易读且可操作性强的形式、以最经济的方式、通过多种途径将证据传播到卫生保健人员及机构中。

（4）证据应用（evidence implementation）：更新的 JBI 模式将证据应用由原来的 evidence utilization 更改为 evidence implementation，更强调证据应用是一个有目的的、动态的实践变革过程，不但关注证据引入对卫生系统、护理过程及护理结果的评价，并注重采取策略维持证据

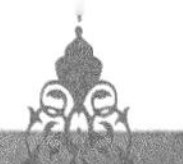

转化的效果。更新的 JBI 模式从证据应用的流程出发，根据英国约克大学评论与传播中心关于证据应用的观点，将证据应用内容更改为情境分析、促进变革及过程和结果评价三部分，针对新问题不断引入证据，动态循环，促进持续质量改进。

（二）i-PARIHS 循证理论框架

1. i-PARIHS 核心概念　SI = Fac^n（I+R+C）的等式中，其中 SI 为证据的成功应用，“Fac”（facilitation）意为“促进”，提出该模式的团队认为数学符号“n”可理解为在变革、接受者和组织环境的“n”个层面的“促进”；“n”也可理解为“n”种不同方式的“促进”，也可代表“n”级强度的促进。I（innovation）为变革；R（recipient）为接受者；C（context）为组织环境，充分发挥“促进”的组织、协作、指引、支持、反馈作用，有效推进证据的临床转化。i-PARIHS 对其概念等式中的核心元素解释为：证据是嵌入变革中的多维元素，由个人或团队在跨多层次的环境中实施，其中“促进”作为活性元素，评估、调整并整合入其他三个概念结构，促进证据成功应用于临床实践。i-PARIHS 更详细地定义了“证据的成功应用”，即指达成变革活动拟定的实施目标或项目目标，基于证据的变革被采用并整合到实践中，个人、团队和利益相关者都积极参与，并认同创新做法，且组织环境因变革产生 的改变最小。

2. i-PARIHS 螺旋线型结构　螺旋线中包含了 4 层内容。由内向外来看，螺旋的最中间为需要改变和创新的内容即“变革”，以及期望改变的参与整个实践的人群即“接受者”。第二层为变革所在场所的环境如病房、诊所即“现场环境”。第三层为医疗机构层面的环境即“组织机构环境”，最后一层为整个卫生保健系统环境即“外部环境”（图 12-2）。i-PARIHS 采用螺旋线型结构表示各元素之间的相互联系，同时也帮助变革促进者理解变革实施的动态性并提供实际指导。

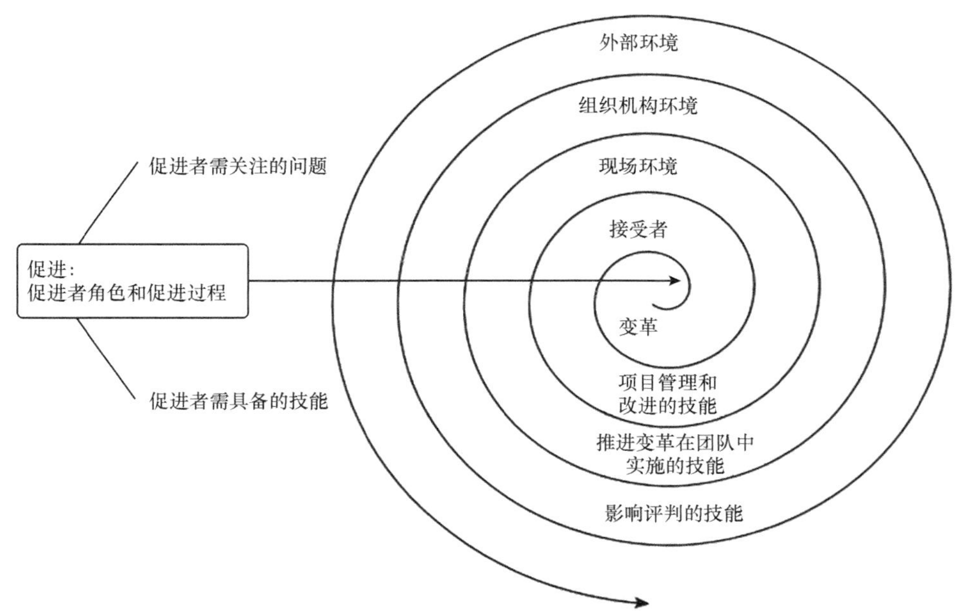

图 12-2　i-PARIHS 的螺旋线型结构示意图

3. i-PARIHS 要素组成　i-PARIHS 进一步明确了 3 种促进者角色。①新手型促进者：在变革活动中，首先需要确定现场环境中的新手型促进者人选，通过接受相应的指导和支持，新手型促进者最初在自己所处的环境中推动变革，然后跨部门，最终跨越整个机构层面进行变革。②经验型促进者：处于促进者的中间发展阶段，新手型促进者经过几个月或几年的时间学习推进变革实施的技巧和技术成长为经验丰富的促进者。③专家型促进者：是变革活动的总体战略角色。

i-PARIHS 将所有证据应用过程中需要思考、评估、计划的问题均考虑在内，并在螺旋结构外围标注了每一层，分别包含哪些因素，以及促进者需要具备怎样的技术和能力等，使得变革促进者能够在整体上对于需要解决的问题有较为清晰的概念。

（三）Johns Hopkins 循证护理实践模式

1. 概述 Johns Hopkins 循证护理实践模式由约翰斯·霍普金斯医院护理部和约翰斯·霍普金斯大学护理学院于 2007 年共同研发提出，旨将护理临床、管理和教育领域的证据转化为实践策略。

2. Johns Hopkins 循证护理实践步骤 该模式基本结构把循证护理实践视为一个开放性系统，由护理实践、护理教育和护理研究 3 个基本要素构成模型的基本点，以最佳证据作为理论框架的核心元素，并受到内因和外因的共同影响，3 大基本要素在证据获取和应用过程中相互作用，强调创建支持循证实践环境并构建组织文化的重要性，针对整个实践过程提出了 Johns Hopkins 循证护理实践的 3 个流程，即 PET 流程，包括 18 个步骤，简称 PET 模型。图 12-3。

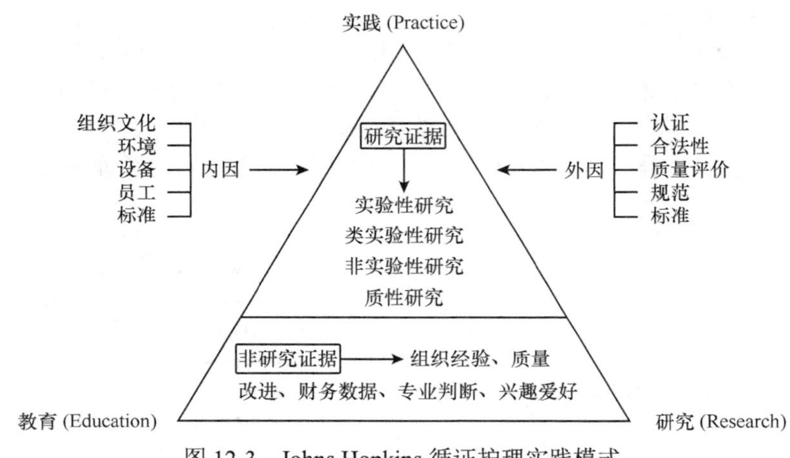

图 12-3 Johns Hopkins 循证护理实践模式

（1）第 1 流程：P 实践问题（practice problem，P），包括 5 个步骤：①确定循证问题：基于临床情境提出具体的临床实践问题，并采用 PICO 格式将问题结构化。②界定问题范畴。③分配职责：明确具体的研究人群和利益相关者。④建立多学科团队及工作小组。⑤定期召开团队小组会议。

（2）第 2 流程：E 证据生成（evidence generation，E），包括 5 个步骤：①检索内外证据；②评价证据；③总结证据；④证据强度分级；⑤推荐意见。在 Johns Hopkins 循证护理实践模式质量评价体系中，采用Ⅰ～Ⅴ级来划分证据强度，Ⅰ代表证据强度最强，Ⅴ代表证据强度最弱。质量评价根据高、中、低等级分别划分为 A、B、C 3 个级别。Johns Hopkins 循证护理实践模式针对该阶段的各个步骤设计了专门的操作工具，包括《证据评价工具》、《单项证据总结工具》和《综合与建议工具》来帮助护理人员更规范、条理性地完成这一阶段工作。

（3）第 3 流程：T 证据转化（evidence translation，T），证据转化包括 8 个步骤：①组建 EBP 团队；②分析证据；③转化证据的适宜性和可行性；④构建行动方案；⑤实施变革；⑥评价效果；⑦明确后续方案；⑧传播实践成果。该流程尤为重要的是，在有组织的有力支持

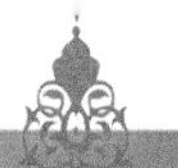

和资源有效分配下，通过团队培训、流程优化和使用评价工具等方式，及时对方案进行不断评价、修订和验证，才能真正有效地实施变革，改善患者结局以及护理知识、行为和信念，实现系统的良性运转和不断循环发展。

（四）ARCC 循证护理实践模式

ARCC 循证实践模式全称为 Advancing Research and Clinical Practice through Close Collaboration Model，由 Melnyk 等于 1999 年提出，其理论基础为控制理论和认知行为理论（cognitive behavioral theory，CBT）。该模式首先对机构的循证实践文化氛围和意愿进行评估，之后确定循证护理实践的主要优势和障碍，在此基础上，着手培养循证护理实践导师，在导师具体指导下开展循证实践，循证护理实践导师由高级实践护士（advanced practice nurse，APN）或具有本科学历的护士担任，其职责具体包括：①持续评估该机构循证实践文化的保持能力。②通过小组互动和一对一指导，不断积累循证实践知识和技能。③激励、推动并教育医护人员形成循证实践文化，并着力克服循证实践障碍。④为循证实践树立榜样。⑤实施 ARCC 策略以促进循证实践。⑥与同事合作，通过质量改进、结局管理和循证活动，形成内部证据。⑦鼓励同事参与到科研过程中，产生外部证据。⑧利用证据培育最佳实践。⑨与跨专业人员合作，以促进并保持循证实践。该模式将循证护理实践导师与临床人员密切结合，将研究结果和临床实践进行全面整合，使护理实践和教育实现良好对接，适用于 APN 数量较多的机构。

（五）Rosswurm 和 Larrabee 循证实践变革模式

循证实践变革模式（model for change to evidence-based practice）是由美国西弗吉尼亚大学护理学院的 Rosswurm 和 Larrabee 于 1999 年提出的，该模式通过对循证实践、研究结果应用及变革理论的研究和文献分析，基于传统及经验决策转变为基于科学证据进行决策，包括 6 个步骤。

1. 评估变革需求 实践人员通过对内部资料的分析，包括患者满意度报告、质量改进数据、实践者提出的问题、各类评估报告、新的研究数据等，并通过头脑风暴、投票、流程分析等方法，与所有利益相关人员包括管理者、决策者、实践者及患者进行讨论，将现状（内部数据）与基准（外部数据）进行比较，分析与问题相关的现有措施和结果，明确潜在变革需求。

2. 检索最佳证据 实践者需要清晰界定变革问题，确定证据的来源和类型，包括临床实践指南、系统评价、高质量的原始研究、严格评价的专业共识及专家意见等，详细的检索策略，并进行系统的证据检索。

3. 严格评价证据 对检索到的证据进行严谨的质量评价，明确证据级别，并综合现有的最佳证据，评价将证据应用到实践中的可行性、益处及潜在风险，确定现有的证据是否支持实践变革。如果现有的证据比较弱或者不足，应开展原始研究。如果现有的证据支持实践变革，则设计变革方案促进实践变革。

4. 设计变革方案 在明确现有的最佳证据的基础上设计变革方案，包括确定变革流程、标准、所需资源及评价方法，设计预试验方案及变革实施方案。变革方案应纳入重要利益相关者，并充分考虑实践环境的具体情况，包括现有的资源、上下级的反馈机制等。

5. 实施评价变革 实践变革预试验，对过程及结果进行评价，包括质量改进、结果改善及成本情况，重点关注实践方案的可行性、收益和风险。根据评价结果结合利益相关者的反馈，决定该实践变革方案是采纳、调整还是放弃。

6. 整合维持变革 如果预试验的结果支持变革方案，则扩大实施并维持变革效果，将最佳证据整合到现有的实践标准中，定期监测变革的过程和结果，并定期向利益相关人群反馈变革的效果。

二、知识转化和证据应用的理论模式

知识转化和证据应用最常用的理论模式，包括证据临床转化模式、KTA 知识转化行动模式、基于临床证据实践应用系统（PACES）、复旦大学循证护理实践路径模式和基于证据质量持续改进模式等。

（一）证据临床转化模式（evidence of clinical transformation model，ECTM）

2016 年以促进全球健康照护领域循证实践发展为宗旨的全球组织提出“构建数据化的、可信的证据生态系统”，强调最佳证据应在开展原始研究及证据综合的研究者、推动证据传播、应用和评价效果的专业实践者之间实现证据的可持续性循环。证据临床转化模式（evidence of clinical transformation model，ECTM），是以“基于证据，团队协作，项目管理，持续改进”为核心概念，突出证据转化的起点是科学证据，强调证据临床转化的关键是建立多学科协作的团队，提出实现证据临床转化的方式是开展项目管理，注重证据临床转化渠道是开展持续质量改进。该模式的步骤包括：准备、实施、评价和维持 4 个阶段，具体分为 14 个步骤，见图 12-4。

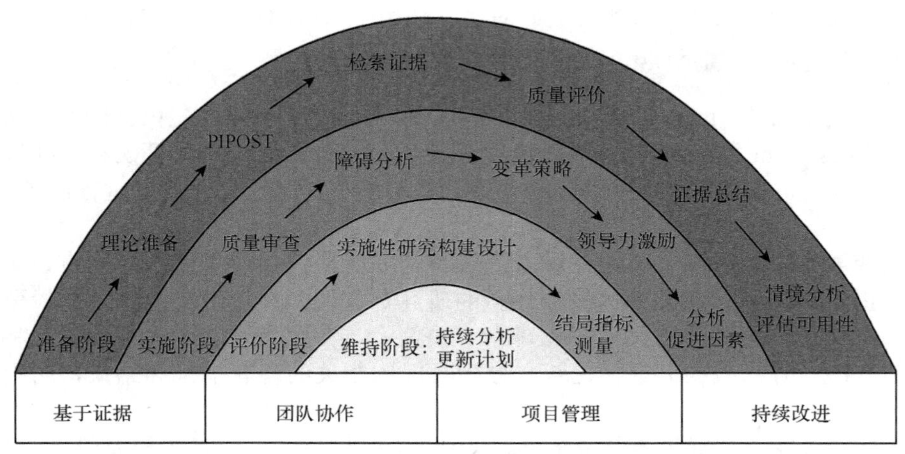

图 12-4　证据临床转化模式

1. 准备阶段　①正确理解循证实践的核心概念、理论模式及步骤。②明确循证实践中的问题并采用 PIPOST 结构化，明确关键要素。P（population）：指证据转化和临床应用的目标人群，I（intervention）：指一系列干预措施；P（professional）：指证据转化过程涉及的多学科相关专业人员；O（outcome）：指证据转化所期待产生变化的结局指标（包括系统、实践者、患者结局）；S（setting）：指对证据应用场所的情境分析和与证据之间的差距分析；T（type of evidence）：指证据类型。③检索证据资源：证据 6S 模型，从 6S 金字塔顶层由上至下开始检索。④严格质量评价：评价其真实性和有效性，遵循循证医学的原则和方法学规范，评价证据质量是证据转化的技术性关键环节。⑤形成证据总结：依据标准化的方法，保证其质量和可靠性。⑥通过情境分析，分析差距，评估证据的可用性和实用性。（图 12-5）

2. 实施阶段　①构建质量审查指标并开展基线审查；②分析障碍因素；③构建变革策略；④通过领导力促进变革；⑤分析证据临床转化过程中的促进因素和促进者角色。

3. 评价阶段　①实施性研究的设计；②结局指标的构建及测量。

4. 维持阶段　在维持阶段应开展项目可持续性分析和策略构建。

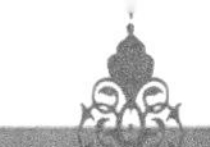

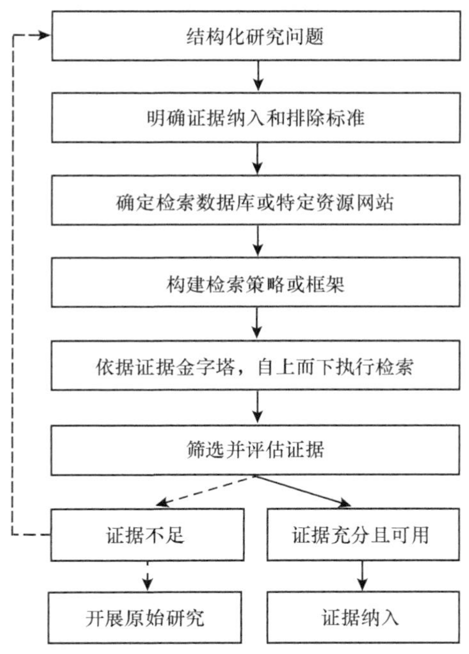

图 12-5　证据临床转化模式准备阶段流程图

（二）知识转化行动（knowledge transformation actions，KTA）模式

KTA 模式于 2006 年由加拿大渥太华卫生研究所（Ottawa Health Research Institute）的 Graham 等在 31 个行动计划理论概念分析的基础上，发展成为知识转化行动模式，促进知识的整合、传播和应用。该模式内容与步骤包括以下 2 个环节（图 12-6）。

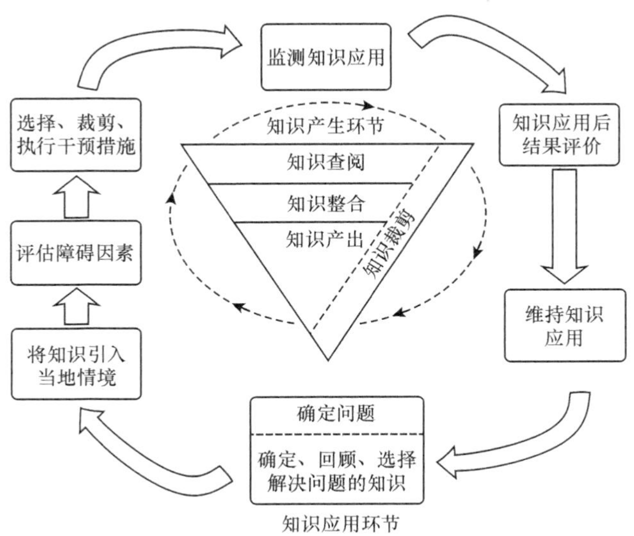

图 12-6　KTA 知识转化行动模式内容与步骤

1. 知识产生环节　是指对研究证据的提取过程，知识产生环节由知识查阅、知识整合、知识产出 3 个步骤组成，通过 3 个步骤的过滤和浓缩，证据内容变得更符合利益相关人群的需求且证据形式变得更简洁。

2. 知识应用环节 包括7个步骤：①确定及解决问题所需要的知识；②将知识引入当地情境；③评估障碍因素和促进因素：可从知识、态度、行为3个方面评估障碍因素和促进因素；④选择、裁剪、执行干预策略；⑤监测知识应用；⑥结果评价；⑦维持知识应用。这7个步骤组成了一个相互影响的实践环节，实施时可按先后顺序或同时进行。该模式强调：①结合实践环境选择干预措施并进行“因地制宜”的裁剪。②注重知识生产者和应用者之间协调合作互动交流，及时反馈和评估证据应用时的问题。③实施时要评估障碍因素。该模式局限性：①不是每个阶段都有可指导行动的理论。②实践者易按部就班地按照框架实施该模式，而对实施过程中某阶段可能出现的反复未进行阐述。

（三）基于临床证据实践应用系统（PACES）

澳大利亚 JBI 循证卫生保健中心在其证据资源库 JBI COnNECT+（即循证照护和治疗临床在线网络）下开发了基于临床证据实践应用系统（practical application of clinical evidence system，PACES）。PACES 系统步骤如下。

1. 界定最佳实践 ①确定审查主题：管理者、实践者和患者应共同参与确定需要进行质量改进的领域以及目前的临床问题，如不良事件报告、临床路径变异度报告及发病率、死亡率报告等可为确定主题提供参考，并可优先考虑利益相关人群，密切关注临床实践变异度大、发病率和死亡率高、资源耗费大、成本高等问题，例如老年人卫生间的跌倒问题。②收集最佳证据：包括对证据的质量评价及评价证据的可行性、适宜性、临床意义及有效性等方面。③制定审查指标：审查指标尽量涵盖结构、过程及结果层面的指标，有效、可信、可测量，并有很好的相关性，以全面评价临床实践现状及最佳实践实施状况。

2. 测量与比较 ①确定审查场所及对象；②确定资料收集方法；③开展基线审查。

3. 实施变革 ①将证据引入临床实践；②开展第二轮审查。

通过以上3个步骤，明确存在的问题，获取最佳证据，制定基于证据的审查指标，在实践中引入证据、实施变革及评价效果，如此循环往复，推动最佳实践的实施，促进临床护理质量持续改进。

（四）复旦大学循证护理实践路径模式

复旦大学循证护理中心在多年循证理论及实践研究的基础上于2015年提出循证护理实践路径图，该路径图是国内首个循证护理实践路径图。根据该路径图，循证护理实践路径模式包括以下4个环节（图12-7）。

1. 证据生成 证据来源多样化，主要有干预性研究、观察性研究、质性研究、专业共识、专家经验，但必须经过严格的质量评价，才可成为证据。

2. 证据综合 循证证据是用证和创证的过程。循证护理实践是应用证据开展循证实践的用证过程。应首先提出基于用证结构化的循证问题，应重点考虑证据应用的目标人群、干预措施、应用证据的专业人员、证据应用的场所、证据应用的结局及证据的类型等，应从证据金字塔顶层由上而下开始检索证据资源。

3. 证据传播 包括通过有效的方法在机构层面和个人层面传播证据，证据传播的对象是临床实践中的利益相关人群（包括决策者、一线护理管理者、一线护士、患者等）。

4. 证据应用 该阶段应充分结合临床情境、患者意愿、价值观、专业判断以及成本考量，真正实现证据的转化，并通过后效评价，最终将证据融入护理系统中，实现系统的良性运转和可持续发展。

上述过程与开展原创性研究密切相关，该循证护理实践路径模式图可指导护理研究者和护理实践者，以评判性思维正确分析护理问题，通过科学的路径、有效的资源利用、理性的判断，促进科学有效的护理决策。

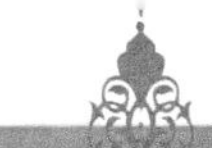

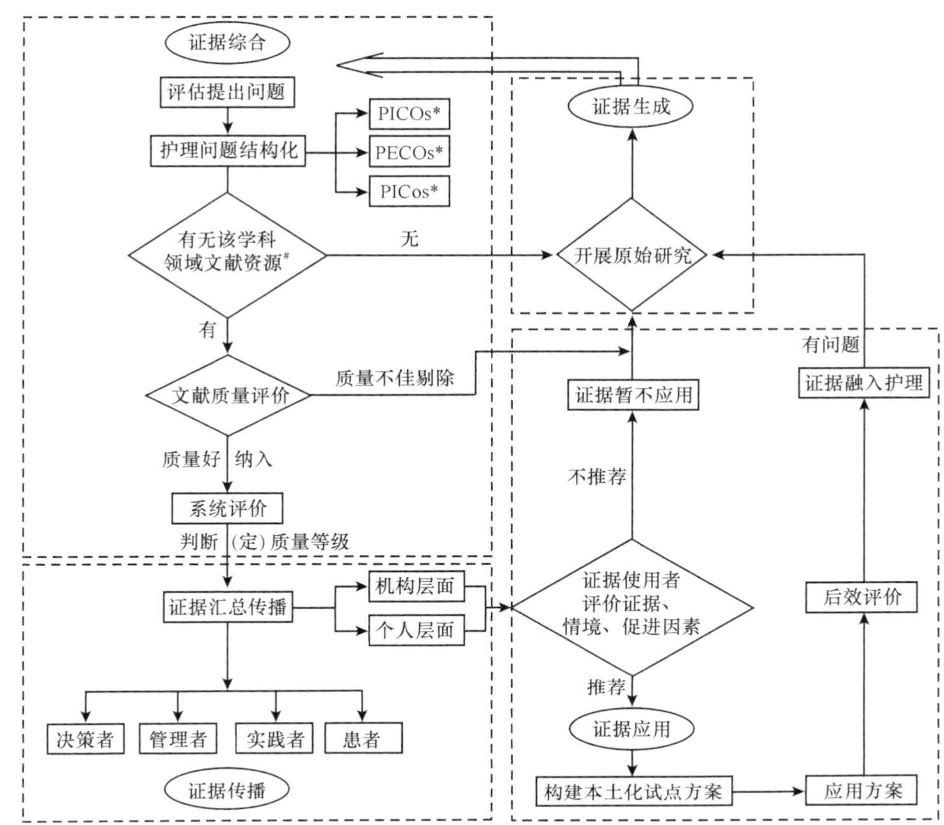

图 12-7　循证护理实践路径模式图

*PICOs：P- 研究对象，I- 干预，C- 对照，O- 结局，s- 干预性研究类型；PECOs：P- 研究对象，E- 暴露，C- 对照，O- 结局，s- 观察性研究类型；PICos：P- 研究对象，I- 研究现象，Co- 研究场境，s- 质性研究类型；# 文献资源：包括原始研究、系统评价、临床实践指南、专家共识等

（五）基于证据质量持续改进的模式

以 PDCA 循环为指导，“基于证据质量持续改进的模式”，由 4 个阶段 12 个步骤构成，以流程的方式阐述了针对临床实践中的问题，从证据获取、现状审查、证据引入到效果评价的证据应用全过程，每个阶段，都提供了具体的步骤作为操作性方法，并强调通过证据应用后的效果评价，对存在的问题转入下一个循环的动态循证实践过程（图 12-8）。

1. 证据获取　证据获取阶段，包括 3 个步骤：①确定问题。②检索证据：根据确定的不同问题和研究设计，采用 PICOs/PECOs/PICos 格式将临床问题结构化，根据“6S”模型，从证据顶端开始检索。③制定指标。

2. 现状审查　现状审查阶段，包括 3 个步骤：①构建团队；②收集资料；③分析比较。

3. 证据引入　证据引入阶段，包括 3 个步骤：①分析障碍：包括来自系统层面和个人层面的障碍因素。系统层面的障碍因素包括组织文化、流程、规范、资源。个体层面包括实践者层面（如知识、态度、技能、意愿、价值观等方面）及患者 / 家属层面（如知识、态度、需求、愿望、经济状况等）。②构建策略。③采取行动。根据干预策略和行动方案，采取行动促进证据向实践的转化。

4. 效果评价　效果评价阶段，包括 3 个步骤：①评价证据应用的系统改变；②实践者改变；③患者改变。

通过以上 4 个阶段，就发现的问题，进入下一个循环，如此循环往复，不断推动证据应用与最佳实践的实施，促进临床护理质量持续改进。

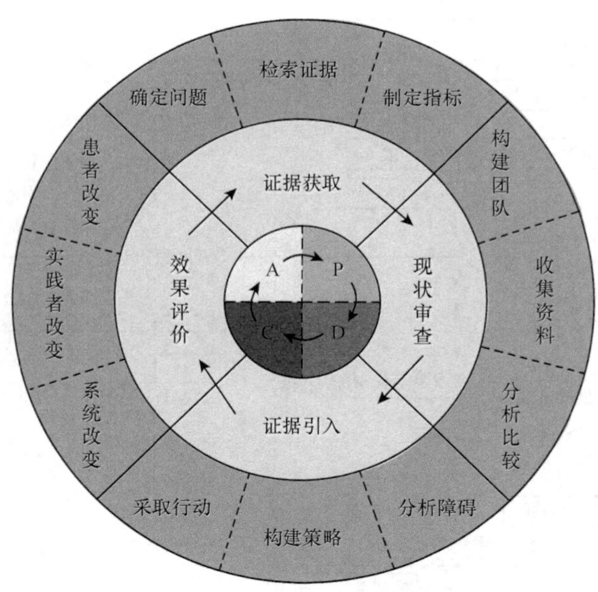

图 12-8　基于证据质量持续改进模式图

（六）ACE Star 模式

ACE Star 模式由美国循证实践学术中心（Academic Center for Evidence-Based Practice，ACE）Stevens 于 2004 年提出，此模式由发现证据、证据总结、证据转换、证据融合、证据评价 5 个步骤组成并依次进行，不断循环。模式的框架以五角星为中心，外加一个循环式的圆形构成模式的整体框架。五角星的每一个角对应一个步骤，从五角星的一个角到下一个角的 5 个步骤循环展开（图 12-9）。这个模式清晰地描述了多种形式知识之间的联系以及新的研究证据如何经过各个步骤应用于实践，由实践又丰富知识的过程，因此它不仅是实践的模式，也是知识发展的模式。该模式提出现有的医疗照护因一系列障碍而不能有效利用现有的知识和证据，主要的障碍来源于知识的复杂性（complexity of knowledge）和可及的知识形式（form of available knowledge），在研究结果应用于临床决策之前，将知识和证据进行转换非常必要。因此本模式强调只有可被直接利用的证据形式才能直接影响临床决策和实践。

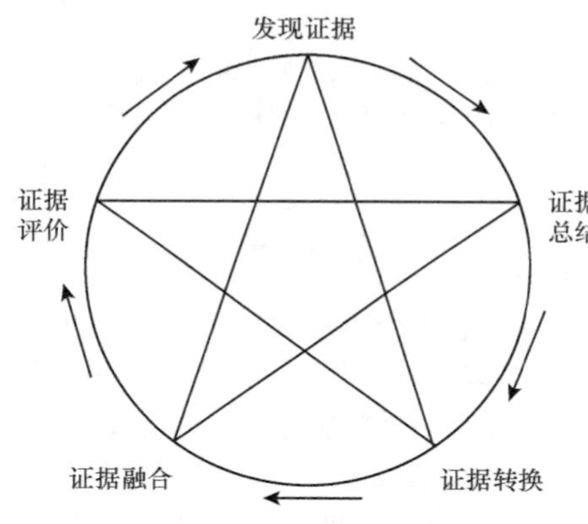

图 12-9　ACE Star 模式

（七）渥太华研究应用模式

渥太华研究应用模式（Ottawa Model of Research Use，OMRU）是由加拿大 · 渥太华大学 Jo Logan 和 Ian D.Graham 等人于 1998 年所构建，并分别在 2004 年和 2006 年进行了更新。OMRU 认为将研究应用于实践是一个动态的、互动的过程，包括 6 个核心要素，即基于证据的变革、潜在采纳者、实践环境、促进证据应用的干预策略、变革采纳及结果评价，这六大要素之间相互作用、相互关联，反映了证据应用过程的复杂性。该模式指出证据应用包括 3 个阶段：评估、监控和评价。

1. 第 1 阶段：评估　将研究应用于实践之前，首先应评估证据应用的障碍因素和促进因素，可从以下 3 个方面进行评价。①基于证据的变革；②潜在采纳者；③实践环境。对实践环

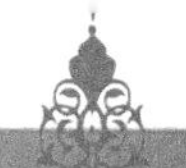

境评估可从以下 5 个方面进行，即患者因素、文化和社会因素、组织因素、经济因素及不可控因素。

2. 第 2 阶段：监控　监控可以从 2 个方面进行：①促进证据应用的干预策略，明确变革的障碍和促进因素后，即可制定促进证据应用的干预策略。②变革采纳：变革采纳是实践者采纳证据并应用于实践。证据应用有 3 种形式：概念型应用（证据应用以改变采纳者的态度和观念）、工具型应用（证据应用于临床以改变采纳者的行为）及策略型应用（证据应用于实践以证明实践行为的合理性）。

3. 第 3 阶段：结果评价　基于证据变革的结果评价包括变革对患者、实践者和系统的影响，可通过定性的方法（如对采纳者、患者进行访谈）或定量的方法（如数据的统计学分析，经济学成本分析）进行后效评价。

中国循证护理相关文献检索结果表明，证据应用团队基本没有采用相关的实践模式来指导研究转化和结果评价等过程，即开展证据应用缺乏理论框架支持。克服 OMRU 的局限性，促进证据应用的动态循环过程，推动 OMRU 本土化应用，为实践者提供推动证据向实践转化和维持实践变革的方向。

（八）Stetler 循证实践模式

Stetler 循证实践模式（Stetler Model of Evidence-based Practice）由美国曼彻斯特大学 Stetler 等人于 1976 年提出，并于 2001 年和 2009 年更新为 Stetler 循证实践模式。该模式主要包括以下 5 个步骤。

1. 准备　包括定义并确认主要问题，检索文献，选择证据类型，考虑相关影响因素，明确研究目标和相关结局。

2. 验证　包括评价证据和综合证据，仅对现有研究结果进行证据总结，而不是开展原始研究产生新证据，对获得的证据质量和应用价值进行评价，并做相应记录。如果经证据评价得出现有证据全部被排除，则停止循证实践。

3. 比较评价和决策制定　基于一系列标准，对证据综合结果进行比较并根据证据的可证实性、情境适用性、可行性以及目前实践情况，就相关证据在本实践变革中是否可以应用进行决策。

4. 转译 / 应用　将证据转化为临床变革措施，并付诸实践。

5. 评价　评价实践变革过程以及相关结果是否达到预期目标。

Stetler 研究应用模式强调在证据应用过程中，先对总结的证据与实施环境、可行性、证据水平和现有的实践内容进行对比，决定是否使用并强调培养和使用评判性思维。

（九）Iowa 模式

Iowa 模式由美国 Titler 等教授于 1994 年提出，并于 2001 年、2015 年进行了更新。Iowa 模式特点：①强调在循证小组或组织层面开展循证实践。②强调了实施决策点，提醒实践者不断反思研究问题的优先性、现有研究证据充足与否、预实验设计是否合理等，评估贯穿该模式始终。③除决策点评估外，强调整合和维持实践变革，持续地监测和评估才能保证循证变革真正改变了临床实践。2015 版 Iowa 模式共有 10 个步骤：①识别“触发”问题或契机；②陈述问题或目的；③确定问题是否需要优先考虑；④组建团队；⑤收集、评价和整合证据；⑥确定是否有充足的证据；⑦设计循证实践方案和开展实践变革试点；⑧确定实践改变是否适宜；⑨整合和维持实践变革；⑩结果传播、推广。

在上述步骤中，包含了循证实践的 3 个关键决策点：①明确问题是否需要优先考虑；②明确目前是否有充足的证据；③明确实践变革是否适宜。这 3 个决策点直接决定了循证实践能否持续推进。

第三节 循证护理实践的方法与基本步骤

循证护理实践是一个系统证据应用的过程，涉及护理组织与各级各层护理人员。循证护理实践具体过程包括 8 个步骤。现以“预防含氟尿嘧啶（5-FU）方案化疗所致口腔黏膜炎”为例，介绍循证护理实践的过程与步骤。

1. 提出问题 PIPOST 格式构建循证问题，第一个 P（population）为证据应用的目标人群；I（intervention）为干预措施；第二个 P（professional）为应用证据的专业人员；O（outcome）为结局指标（系统、实践者、患者）；S（setting）为证据应用的场所背景；T（type of evidence）为证据类型。例如“在某肿瘤专科医院化疗科病房的癌症化疗患者应用含 5-Fu 的化疗方案化疗时，该病房的医生、护士可采用哪些现有证据证明有效的漱口液，既能有效降低化疗患者口腔黏膜炎的发生率，又能确保这些方案被患者接受？”转化为 PIPOST 问题：第一个 P 为癌症化疗患者，化疗方案中含 5-Fu；I 为被证明有效的漱口液；第二个 P 为化疗科医师、护士；O 为口腔黏膜炎发生率和患者的满意度；S 为某肿瘤专科医院化疗科病房；T 为相关证据，即临床实践指南、系统评价和证据总结等资源。循证问题：采取 5-FU 化疗方案的患者每天使用所致口腔黏膜炎 0.05% 碳酸氢钠漱口液漱口是否较生理盐水漱口发生口腔黏膜炎的概率低？临床问题结构化利于证据的系统检索。

2. 检索证据 系统检索相关数据库，以“口腔黏膜炎”“口腔溃疡”“化疗”“5-FU”“预防”“碳酸氢钠含漱”等为中文检索词检索并获得相关研究结果。

3. 严格评价证据 对纳入各项研究质量进行评价，包括严谨性、准确性和有效性，研究结果的实用意义，筛选符合排除、纳入标准的研究。

4. 综合证据 对纳入研究分类、总结、对同质性多项干预性研究进行 Meta 分析，对不能 Meta 分析的同类研究定性总结与分析，形成“预防 5-FU 化疗所致口腔黏膜炎措施的系统评价”，依相关证据分级原则进行分级。

5. 传播证据 将结果编成 1 ～ 2 页“预防 5-FU 化疗所致口腔黏膜炎的最佳实践报告”或“预防 5-FU 化疗所致口腔黏膜炎的证据总结”，根据医院特点、培训要求，项目不同等形式，将该最佳实践报告通知到有化疗患者的医疗机构和医护人员中。

6. 引入证据 对证据的真实性、相关性评价，肿瘤化疗科的护理人员在质控小组支持下组织循证护理小组，根据医院条件，结合自身经验和患者需求，评估证据应用到本医院 5-FU 化疗患者的口腔黏膜炎的预防上。

7. 应用证据 循证小组集体达成共识，做出决策，引入相关内容，制定该医院化疗病房的“预防 5-FU 化疗所致口腔黏膜炎的护理流程”和“化疗患者口腔护理质量评价标准”。用创新的“预防 5-FU 化疗所致口腔黏膜炎的护理流程”和“化疗患者口腔护理质量评价标准”替代原有的流程和标准，开展预防化疗所致口腔黏膜炎的循证护理实践，优化流程，应用新标准进行质量管理并反馈结果。

8. 评价证据实施结果 动态随访实施后的护理人员的工作程序是否符合实践指南要求，患者口腔黏膜炎的发生率是否下降。

第四节 循证护理实践与知识转化和证据应用常见模式的临床应用与案例分析

一、“基于 JBI 证据应用系统 PACES 模式”的循证护理实践过程与步骤

现以“李玲玲，彭飞，等，2018. 妇科短期留置导尿管清洁的最佳证据应用 . 护士进修杂

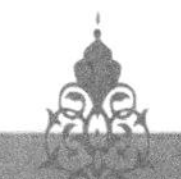

志，33（19）.”为例，阐述与分析“基于 JBI 临床证据实践应用系统 PACES 模式”的循证护理实践过程与步骤。

（一）方法

本研究遵循 JBI 的临床证据实践应用系统（practical application of clinical evidence system，PACES）的标准程序，包括证据应用前基线审查、实践变革和证据应用后变革效果的再审查。

1. 证据应用前的基线审查　①确定临床问题：基于循证的妇科短期留置尿管清洁方式的最佳证据是否与现行的临床实践相符合。②组建证据应用项目小组。

2. 证据检索　①界定 PIPOST：第一个 P 为妇科短期留置导尿管患者；I 为温开水清洁尿管口及会阴；第二个 P 为实施导管清洁的护士、院感办公室人员、床位医生；O：O_1 为患者舒适度，O_2 为导尿管感染率（尿常规检查），O_3 为护士接受温开水清洁会阴；O_4 为导尿管护理规范改变，O_5 为科室成本效益；S 为上海长征医院妇产科病房，每天留置导尿管的患者约有 10 人，原有的留置导尿管清洁方式为每日 2 次氯己定（又名洗必泰）棉球擦拭导尿管口及会阴部皮肤；T 为系统评价（SR）、证据总结（ES）、最佳实践和指南。②确定纳入标准和排除标准。③制定检索相关中英文关键词并检索证据相关资源数据库。④检索结果。

3. 证据质量评价及总结　经过筛选，最终纳入本项目的证据资源有 3 篇，其中 2 篇 SR，1 篇 ES，再次查找 ES 的来源，查到 1 篇 SR，1 篇临床指南，由 2 位通过循证护理培训的人员使用 AMSTAR 工具对 SR 文章分别进行独立阅读及质量评价，证据等级评定使用 JBI 2014 版干预性研究预分级。使用 AGREE Ⅱ 量表评价临床指南的质量，证据等级评定使用 GRADE 证据的质量等级，总体评价结果均为纳入。2 人共同对查找到的循证资源进行质量评价后，形成妇科短期留置尿管护理的最佳证据总结如下：①建议用生理盐水、灭菌注射用水或温开水清洗尿道口、会阴区、导管表面，不建议常规使用抗菌溶液、乳霜或软膏清洁尿道口、会阴区、导管表面（A 级推荐）。②建议采用清洁水等非消毒液进行留置导尿护理（A 级推荐）。③直饮水对于清洁外阴是足够的（B 级推荐）。④医护人员应在接触患者尿管前洗手并戴上清洁的非无菌手套（B 级推荐）。

4. 制定基于证据的审查标准　根据 JBI 证据推荐级别（2010 版），A 级推荐为证据有力支持，可应用；B 级推荐为证据中度支持，考虑应用；C 级推荐为证据不支持。本研究对检索到的 B 级证据全部应用，同时结合具体的临床情境，评价证据的可行性、适宜性、临床意义及有效性，由证据应用项目小组成员共同参与制定了 5 条审查标准（标准 1 ～ 5 略）

5. 确定适合审查标准的数据收集方法　根据每一条审查标准的特点，选择科学、可行的数据收集方法：①现场观察法：采用单盲法。②患者访谈：补充收集护士是否执行了标准 2、4、5。③结果质量审查。

6. 实践变革　根据 JBI 临床证据应用系统，将证据融入实践程序，具体步骤包括：①根据证据应用前的审查结果，了解护士执行留置导尿管清洁护理的行为基于证据的审查标准的依从性。②分析依从性不佳的原因和障碍。③将现有的护理证据融入实践变革过程中，可采取的措施有教育培训、制定相应的规章制度、建立流程、添置硬件设备等。证据应用小组成员使用鱼骨图及头脑风暴法对标准：①②③及标准。④依从性不佳原因进行分析及实践变革的对策拟定，总结如下：①无相应的制度及操作流程。②护士缺乏基于循证的相关知识。③护士操作不规范。④硬件设施不完备。

7. 证据应用后变革效果的再审查　经过证据在临床的应用，实践变革后，研究期间以同样的方法收集资料。①效果评价：a. 护士对基于循证的妇科短期留置尿管清洁的依从性；b. 证据应用前后短期留置尿管清洁结果质量评估。②统计学方法：$P < 0.05$ 为差异有统计学意义。

（二）结果

1. 证据应用前后依从性　比较证据应用前后护士对基于证据的妇科短期留置尿管清洁的

依从性比较，证据应用后，标准 1、2、3 的依从率由 0 上升到 100%，标准 4 的依从率由 76% 上升到 100%，护士循证行为依从性显著提高。

2. 证据应用前后质量比较 证据应用前后妇科短期留置导尿管清洁的结果质量比较，证据应用前后所有患者均未发生留置尿管感染。

（三）讨论

（1）临床证据实践应用系统程序可促进证据向临床实践转化：本次质量审查以留置尿管清洁这一具体临床问题作为切入点，收集最佳证据，在此基础上制定审查标准，从而使质量审查项目与解决临床实际问题得以良好的契合，临床证据实践应用系统程序为促进证据向临床实践转化、缩短证据与实践的差距提供了科学、有效的方法。

（2）质量审查可以促进护士行为。

（3）证据应用应充分考虑临床的可行性和适宜性。

（4）使用温开水进行留置尿管清洁的最佳证据应用，提高了临床护理质量。

（四）结论

本次循证护理实践活动，将留置尿管清洁的最佳证据应用于临床实践，改变了临床护理人员根深蒂固地使用消毒剂进行尿管清洁的思维习惯，将温开水冲洗用于留置尿管清洁护理，在未发生留置尿管感染率的同时提高了患者舒适度，提高了临床护理质量。由于本项目开展时间短，感染率方面的研究还需要更多的临床观察来证实。下一步将使用较大样本量并采用同期对照研究的方法进一步验证使用温开水进行短期留置尿管清洁护理的效果。在本项目中通过一轮的质量审查，5 条标准均达到了 100%，这可能与数据收集的方法有关，后期考虑在评价方法上有待改进。同时研究者应重视行为固化，以便后期全院推广应用。

二、“基于证据持续质量改进的模式”的循证护理实践过程与步骤

现以 PDCA 循环为指导，以“陈青青，陈恋，等，2019. 提升 ICU 病人睡眠质量的循证实践方案 . 护理研究，33（1）.”为例，阐述“基于证据的持续质量改进模式”的循证护理实践过程与步骤。

（一）项目背景

有研究表明严重的睡眠障碍影响患者的住院天数及病死率。ICU 收治急危重的患者，其睡眠状况更应引起关注，而 ICU 患者却存在着严重睡眠障碍。改善 ICU 患者的睡眠质量是临床面临的严峻问题。本研究将提高 ICU 患者睡眠质量的非药物性干预最佳循证证据应用于临床，旨在提高 ICU 患者睡眠质量。

（二）方法

本研究采用复旦大学 JBI 循证护理合作中心所构建的“基于证据的持续质量改进模式图”，由 4 个阶段、12 个步骤构成，以 PDCA 为循环流程的方式针对临床中所存在的问题，从证据获取、现状审查、证据引入、效果评价 4 个步骤，针对存在的问题转入下一个循环的动态循证实践过程。

1. 证据获取 包括确定临床问题、证据检索和制定审查指标 3 个步骤。①确定临床问题。②证据检索文献类型：为临床指南、系统评价、证据总结。纳入标准：收入 ICU 超过 24h，意识清醒患者。排除标准：诊断为重症呼吸睡眠障碍、老年痴呆患者；提高非重症患者或药物介入的睡眠措施。关键词检索中英文等数据库和指南网及专科学会网站。剔除不符合标准文献后，共纳入 3 篇。其中 2 篇系统评价，1 篇证据总结，采用 AMSTAR 评价工具，证据总结回

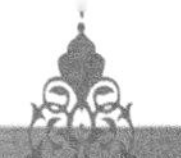

溯到原始研究共8篇，针对原始类实验研究采用JBI评价标准，队列研究采用英国牛津评价项目（CASP）标准，最终纳入5篇原始研究，并以JBI标准对证据等级及推荐级别进行评价。③制定审查指标：通过FAME评价证据的可行性（F）、适宜性（A）、临床意义（M）及有效性（E）。

2. 现况审查 现况审查阶段，包括构建团队、收集资料和分析比较3个步骤。①构建团队。②收集资料：主要资料收集方法有现场调查、分贝仪测量、查看记录、问卷测试等。③分析比较。

3. 证据引入 将证据引入临床实践，包括分析障碍、构建策略及采取行动3个步骤。①分析障碍，在证据引入时，针对本院ICU情况进行障碍分析，针对不同指标分别给予障碍分析。②构建策略。③采取行动：a. 制定耳塞、眼罩使用标准作业规范。b. 拟定降低噪声的措施。c. 拟定ICU患者睡眠品质评估规范。d. 进行睡眠噪声相关知识在职教育训练。e. 规范灯管的亮度标准。f. 制定维护科室安静公约，证据应用后审查。

4. 效果评价 进行证据应用后审查，评价内容包括系统、患者及实践者3个部分。

（三）结果

①审查标准执行率；②噪声大小；③灯管的亮度；④患者睡眠质量；⑤医护人员对于睡眠噪声相关知识的认知水平。

（四）讨论

①提升ICU患者睡眠质量循证证据应用的临床意义；②提升ICU患者睡眠质量循证证据应用的可行性；③ ICU患者睡眠质量改进方案后续的方向。

（五）小结

本次以循证证据为基础，提供非药物性干预措施，结合本科室的实际情况，通过定期举办在职教育训练，拟定睡眠评估标准作业规范等，规范ICU医护团队噪声控制行为，同时设计睡眠评估工具等措施，达到改进ICU患者睡眠质量，提升ICU患者照护品质，促进疾病恢复的目的。

三、Johns Hopkins 循证护理实践模式的应用研究

Johns Hopkins循证护理实践模式自2005年开发以来，广泛用于社区护理、精神病护理、五官科护理等多个领域的实践活动及相关研究。

1. 以Johns Hopkins循证护理实践模式作为理论框架的应用研究 主要包括以Johns Hopkins循证护理实践模式作为理论框架，指导临床护理实践活动以及采用Johns Hopkins循证护理实践模式中的证据评估工具对证据等级和质量进行评价。在证据评价方面，Santos等采用Johns Hopkins证据评价工具对成人鼻饲管内部插入长度方法的相关文献进行整合性评估，从而确定鼻饲管插入长度的最佳测量方法，最后指出传统“鼻尖—耳垂—胸骨剑突”导管长度的测量方法不能使导管正确到达胃内。马里兰大学Grant教授等用该工具系统回顾并评价了目前促进有效沟通技巧的教育方法，框架和评估工具方面证据情况，并提出研究中使用概念框架以及基于信度和效度有效检验工具的重要性。我国学者也采用Johns Hopkins循证护理实践模式工具对现有证据进行评估，并结合Delphi法制定了最佳压疮预防策略和综合医院护理质量敏感性指标体系。

2. 以Johns Hopkins循证护理实践模式作为实践框架的应用研究 在实践应用方面，Schwarzrock为规范发生脑水肿的脑肿瘤患者高剂量采用地塞米松进行药物管理，从而促进开处方者和照顾团队更合理地对这类特殊患者的管理，采用Johns Hopkins循证实践模式用于指导实践的具体实施过程。同时指出，临床实践指南的制定应包括开处方和护理措施，且在用药

监管中和学科间的合作是极其重要的，以该模式为指导探索减少全膝关节置换术和全髋关节置换术患者手术部位感染耐甲氧西林金黄色葡萄球菌的发生率最佳实践。Buchko 等研究了预防女性泌尿系统手术后住院期间因膀胱膨胀而发生尿潴留的最佳循证实践，指出该模式在临床实践指导中的可操作性和系统性。

四、Rosswurm 与 Larrabee 循证实践变革模式在护理实践中的应用

循证实践变革模式已被应用于多个临床实践领域，这些循证实践项目表明循证实践变革模式作为证据应用的理论框架，在变革实践过程中能够有效地指导实践者通过评估需求以明确变革问题，检索文献以获取证据并对证据进行适应性调整，设计和实施循证实践变革方案，以促进证据在临床的转化和应用。Oddie 等开展的肿瘤放疗所致皮炎的循证实践中，实践团队对肿瘤放疗所致皮炎评估和管理的临床实践现状的调查表明，50% 左右的护士未对肿瘤放疗患者进行皮肤状况评估，皮肤评估缺乏统一的工具，皮肤管理缺乏统一的标准，多数护士希望加强学科间的合作来提升护理质量。因此，实践团队认为开展肿瘤放疗所致皮炎评估和管理的循证实践是非常必要的。

知识强化与小结

循证实践致力于将现有最佳证据应用于临床，是实现知识转化的重要途径，成为当今国内外护理学科发展的必然趋势。通过知识转化可缩短研究与实践之间的差距，知识转化已成为全球卫生保健关注热点。目前，国外循证医学和循证护理领域的学者提出了多项循证实践模式，包括 JBI 循证卫生保健模式、i-PARIHS 循证理论框架、Johns Hopkins 循证护理实践模式、ARCC 循证护理实践模式和 Rosswurm 与 Larrabee 循证实践变革模式等。知识转化和证据应用模式包括证据临床转化模式（ECTM）、KTA 知识转化框架模式、基于临床证据实践应用系统（PACES）、复旦大学循证护理路径模式、基于证据持续质量改进模式图（PDCA）、渥太华研究应用模式（OMRU）、Stetler 研究应用模式、Iowa 模式和 ACE Star 模式等，上述模式关注循证护理实践和知识转化与证据应用的过程，内容涵盖具体的操作模型或实施步骤，循序渐进地规划和指导循证护理实践与证据转化。本章重点阐述了 2016 年更新版的 JBI 循证卫生保健模式，该模式对其核心要素、宗旨和关键步骤进行了更新和完善，阐释循证卫生保健的核心概念，明确各概念之间的逻辑关系，全球健康和证据生成、证据综合、证据传播和证据应用构成循证卫生保健的宗旨和四大步骤。i-PARIHS 循证理论框架要素组成明确了新手型促进者、经验型促进者和专家型促进者 3 种促进者角色。Johns Hopkins 循证护理实践流程简称 PET 模型，其基本结构把循证护理实践看作一个开放性系统，由护理实践、教育和研究 3 个基本要素构成模型的基本点，以最佳证据作为理论框架的核心元素。循证实践变革模式包括评估变革需求、检索最佳证据、严格评价证据、设计变革方案、实施评价变革、整合维持变革 6 个步骤。证据临床转化模式的步骤包括准备、实施、评价和维持 4 个阶段，具体包括 14 个步骤。KTA 知识转化行动模式内容与步骤包括知识产生环节和知识应用 2 个环节。用案例详尽阐述了基于临床证据实践应用系统（PACES）模式和基于证据持续质量改进模式的循证护理实践过程与步骤，介绍了 Johns Hopkins 循证护理实践，Rosswurm 与 Larrabee 循证实践变革模式在护理实践中的应用与研究现状。

（王新田、王　倩、路兴华　编，田　旭　审，豆欣蔓　校）

复习思考题

1. 目前循证护理实践和知识转化与证据应用的常见模式有哪些？
2. 阐述新版JBI循证卫生保健模式的内容与步骤。
3. 举例阐述循证护理实践的基本步骤与过程。
4. 举例分析循证护理实践与知识转化和证据应用常见模式的临床应用。

参考文献

卞薇，Kim Bissett，田旭，等，2017. Johns Hopkins循证护理实践模式的研究进展[J]. 护理学报，7：26-27.

陈青青，陈恋，等，2019. 提升ICU病人睡眠质量的循证实践方案[J]. 护理研究，33（1）.

杜世正，Anna Gawlinski，Dana Rutledge，2016. 循证护理实践模式及应用启示[J]. 护理学杂志，31（2）：88-89.

顾莺，胡雁，周英凤，等，2020. 推动证据向临床转化（十二）促进者角色与促进策略[J]. 护士进修杂志，35（18）.

胡雁，郝玉芳，2018. 循证护理学[M]. 2版. 北京：人民卫生出版社：5-11.

胡雁，周英凤，邢唯杰，等，2020. 推动证据临床转化（一）促进健康照护领域科学决策[J]. 护士进修杂志，35（7）:607-609.

李朝煜，牛玉婷，王薇，等，2017. 关注循证实践本质的循证护理模式研究进展[J]. 中国护理管理，18（3）：1720-1725.

李玲玲，彭飞，等，2018. 妇科短期留置导尿管清洁的最佳证据应用[J]. 护士进修杂志，33（19）.

李缘婷，郭东群，田莹，等，2020. 循证护理理论在临床实践中的应用进展[J]. 护理实践与研究，17（3）：57-59.

王新田，2014. 实用循证护理学[M]. 北京：科学出版社：211-217.

杨瑞，2018. 循证护理与临床医学知识转化理论应用[J]. 继续医学教育，32（7）：1-4.

张立华，顾莺，2019. 临床实践变革的概念框架：从PARIHS到i-PARIHS 2[J]. 中国循证医学杂志，19（6）：742-744.

钟婕，周英凤，2017. Rosswurm & Larrabee循证实践变革模式及其在护理实践中的应用[J]. 护理研究，31（34）：4319-4323.

钟婕，周英凤，2017. 渥太华研究应用模式及其护理实践[J]. 护理学杂志，32（18）：93-95.

钟婕，周英凤，2017. 知识转化模式在护理实践中的应用进展[J]. 中华护理杂志，52（11）：1366-1370.

周英凤，胡雁，顾莺，等，2017. 基于证据的持续质量改进模式图的构建[J]. 中国循证医学杂志，17（5）：603-606.

周英凤，胡雁，朱政，等，2017. JBI循证卫生保健模式的更新及发展[J]. 护理学杂志，32（3）：81-83.

周英凤，朱政，胡雁，等，2020. 推动证据向临床转化（二）如何选择知识转化理论模式[J]. 护士进修杂志，35（8）：707-712.

Bazyka D，2017. Twenty five years of the National Academy of Medical Sciences of Ukraine-progress and priorities for future of radiation medicine and biology[J]. Probl Radiac Med Radiobiol，（22）：10-14.

Ciliska DK，2001. Resources to enhance evidence-based nursing practice[J]. AACN Clin Issues，12（4）：520-528.

Hannele S，Lynn GF，TarjaK，et al，2019. Practicing health care professionals evidence-Based practice competencies：an overview of systematic reviews[J].Worldviews Evidence -Based Nurs，16（3）：176-185.

Harvey G，Kitson A，2016. PARIHS revisited：from heuristic to integrated framework for the successful implementation of knowledge into practice[J]. Implement Sci，11：33.

Labrague LJ，McEnroe-Pettite D，Tsaras K，et al，2019. Predictors of evidence-based Practice knowledge，skills， and attudes among nursing students[J]. Nurs Forum，54（2）：238-245.

Sackett，DL，Rosenberg，WM，Gray，JA，et al，1996. Evidence based medicine： what it is and what it isn't[J]. British Medical Journal，312（7023）：71-72.

Stetler CB，Damschroder LJ，Helfrich CD，et al，2011. A guide for applying a revised version of the PARIHS framework for implementation[J]. Implement Sci，6：99.